中国心血管病报告 2014

REPORT ON CARDIOVASCULAR DISEASES IN CHINA 2014

国家心血管病中心

National Center for Cardiovascular Diseases, China

中国大百科全书出版社

Encyclopedia of China Publishing House

图书在版编目（CIP）数据
中国心血管病报告．2014/国家心血管病中心编著．—北京：中国大百科全书出版社，2015.1
ISBN 978-7-5000-9510-1
Ⅰ.①中… Ⅱ.①国… Ⅲ.①心脏血管疾病－研究报告－中国－2014 Ⅳ.①R54
中国版本图书馆CIP数据核字（2015）第031213号

责任编辑：韩小群

中国大百科全书出版社 出版发行
（北京阜成门北大街17号 邮政编码：100037 电话：010-88390634）
http://www.ecph.com.cn
北京骏驰印刷有限公司印刷（北京市海淀区西北旺镇屯佃工业园区289号）
新华书店经销
开本：889×1194毫米 1/16印张：12 字数:300千字
2015年1月第一次印刷
印数：1－4000册
ISBN 978-7-5000-9510-1
定价:138.00元

《中国心血管病报告2014》编委会

编写说明

随着社会经济的发展，国民生活方式发生了深刻的变化。尤其是人口老龄化及城镇化进程的加速，中国心血管病危险因素流行趋势明显，导致了心血管病的发病人数持续增加。预计今后10年心血管病患病人数仍将快速增长。

目前，心血管病死亡占城乡居民总死亡原因的首位，农村为44.8%，城市为41.9%。心血管病的疾病负担日渐加重，已成为重大的公共卫生问题，加强政府主导下的心血管病防治工作刻不容缓。2012年5月国家卫生计生委等15个部委联合发布《中国慢性病防治工作规划》（2012～2015年），为以心血管病为代表的慢性病防治提供了指导性意见，全社会应当积极贯彻执行。

国家心血管病中心自2005年以来每年组织心内科、心外科、神经内科、肾脏科、糖尿病科、流行病学、人群防治、卫生经济学和卫生统计学等相关学科的专家编撰《中国心血管病报告》，旨在为心血管病防治研究提供技术指导与权威评价，为政府制定相关政策与策略提供技术决策依据，为开展国际交流与合作提供信息交流平台。

常用缩略词：

腹主动脉瘤：AAA
单腔心房起搏：AAI/R
踝臂指数：ABI
血管紧张素转换酶抑制剂：ACEI
急性冠状动脉综合征：ACS
急性心肌梗死：AMI
体重指数：BMI
冠状动脉旁路移植术：CABG
颈动脉粥样硬化性疾病CAD
中国胆固醇教育计划：CCEP
中华医学会糖尿病分会：CDS
中国健康与营养调查：CHNS
心血管病：CVD
冠心病：CHD
可信区间：CI
慢性肾脏病：CKD
中国糖尿病和代谢异常研究：CNDMDS
慢性阻塞性肺疾病：COPD
心脏再同步化治疗：CRT
慢性血栓栓塞性肺动脉高压：CTEPH
伤残调整生命年：DALY
体外膜肺氧合：ECMO
终末期肾病：ESRD
主动腔内修复治疗：EVAR
肾小球滤过率：GFR
糖化血红蛋白：HbA1c
血清高密度脂蛋白-胆固醇：HDL-C
心力衰竭：HF
风险比：HR
心脏转复律除颤器：ICD
缺血性心脏病：IHD
颈动脉内中膜厚度：IMT
国际标准化比值：INR
特发性肺动脉高压：IPAH
单纯收缩期高血压：ISH
下肢动脉硬化性疾病：LEAD
血清低密度脂蛋白-胆固醇：LDL-C
左室舒张末内径：LVEDD
左室射血分数：LVEF
睡眠呼吸暂停低通气综合征：OSAHS
代谢当量：Met
代谢综合征：MS
外周动脉疾病：PAD
肺动脉高压：PAH
人群归因危险：PARP
经皮冠状动脉介入：PCI
经皮冠状动脉腔内血管成形术：PTCA
脉搏波传导速度：PWV
射频消融术：RFCA
相对危险：RR
二手烟暴露：SHS
ST段抬高型心肌梗死：STEMI
血清总胆固醇：TC
血清甘油三酯：TG
腰围：WC
腰围身高比：WHtR
健康寿命损失年：YLD

注：本书所称心血管病包括心血管疾病、脑血管疾病及其相关疾病。

目 录

《中国心血管病报告 2014》概要

1. 心血管病患病与死亡情况

1.1 心血管病患病情况

中国心血管病患病率处于持续上升阶段。目前，估计全国有心血管病患者2.9亿，其中高血压2.7亿，脑卒中至少700万，心肌梗死250万，心力衰竭450万，肺心病500万，风心病250万，先心病200万。每5个成人中有1人患心血管病。

1.2 心血管病死亡情况

2009～2012年，中国心血管病死亡率的上升趋势趋缓。2013年农村、城市的心血管病死亡率分别为293.69/100 000和259.40/100 000；心血管病占居民疾病死亡构成在农村为44.8%，在城市为41.9%，居各种疾病之首，高于肿瘤及其他疾病。每5例死亡中就有2例死于心血管病。

心血管病死亡率的上升趋势主要是由于缺血性心脏病（IHD）死亡上升所致。全国疾病监测系统2004～2011年死因监测数据显示，全国各类地区35岁以上人群IHD标化死亡率均呈明显上升趋势，男性IHD死亡率的年增长率为5.00%，女性为3.65%。农村居民IHD死亡率上升速度较快，农村居民无论男性还是女性，IHD标化死亡率均由2004年的低于城市居民上升为2011年的高于城市居民。

2010年中国第六次人口普查结果：中国人口零岁人均期望寿命是74.8岁，男性72.4岁，女性77.4岁。脑血管疾病死亡是影响中国居民期望寿命的主要原因之一。应用CDC全国疾病监测系统2005年和2010年的死亡数据分析表明，2010年中国居民总死亡率773万/10万。2010年去脑血管疾病死因增寿年为2.26岁，城市/农村分别为1.79岁/2.41岁，其中97%归因于>40岁人群的去脑血管疾病死亡。与2005年相比，2010年脑血管疾病死亡率有所降低，降低幅度城市明显大于农村。

2. 心血管病危险因素

2.1 高血压

高血压是最常见的慢性非传染性疾病，也是心血管病最重要的危险因素。血压从115/75mmHg开始，随着血压的增高，心血管病的发生风险随之增加。据2010年全球疾病负担研究(GBD 2010)中国部分的结果显示，中国每年由于血压升高而导致的过早死亡人数高达200万，每年直接医疗费用达366亿元。

（1）据2002年调查，中国18岁以上成人高血压患病率为18.8%。近几年各地调查的高血压患病率都呈上升趋势。北方地区高于南方，部分北方地区高达30%以上。从1979～2002年的演变趋势看，不同性别人群的患病率都呈上升趋势，城、乡人群高血压患病率差别在缩小，城、乡人群高血压患病率在1979年分别为10.8% vs 6.2%，在2002年分别为19.3% vs 18.6%。

（2）队列研究表明，高血压的发病率呈上升趋势。从1991～1997年队列的2.9/100人年增加到2004～2009年队列的5.3/100人年。

（3）正常高值血压：成人正常高值血压检出率呈上升趋势，北方高于南方，肥胖人群高于非肥胖人群。据2002年调查，中国18岁以上居民正常高值血压检出率为34%，男性高于女性，正常高值检出率在40～59岁年龄段最高。估算全国有3亿人为正常高值血压。与正常血压人群相比，正常高值血压人群脑卒中发病危险增加56%，冠心病危险增加44%，总的心血管病危险增加52%。

（4）高血压的知晓率、治疗率和控制率：2009～2010年13省18岁及以上50 171名参与者的调查显示，高血压的知晓率、治疗率、控制率和治疗控制率分别为42.6%、34.1%、9.3%和27.4%，女性均高于男性，城市高于农村。较2002年的30.2%、24.7%、6.1%和25.0%有所提高。

（5）中国人群高血压的危险因素包括高钠低钾膳食、超重和肥胖、过量饮酒、精神紧张、高血压家族史、缺乏体力活动、年龄、甘油三酯和总胆固醇偏高、高密度脂蛋白胆固醇偏低、长时间服用非甾体类消炎药等。中心性肥胖者即使BMI正常，也与高血压风险呈正相关。传统北方饮食模式与患高血压的风险呈正相关，而南方饮食模式患高血压的风险较低。

（6）不同年龄、性别儿童的血压水平均呈上升趋势。1991～2009年中国健康和营养调查显示，少年儿童的高血压患病率呈持续上升趋势，从1991年的7.1%上升到2009年的13.8%，年均上升率为0.47%。2010年全国学生体质调研19万余名7～17岁汉族学龄儿童血压，结果显示：2010年中国儿童高血压患病率为14.5%（其中男生16.1%，女生12.9%），且不同性别的高血压患病率均随年龄呈上升趋势。

（7）超重、肥胖、糖脂代谢异常、高血压家族史、出生低体重（<2.6千克）、睡眠不足是少年儿童患高血压的危险因素。出生体重过大（≥4千克）、宫内及早期营养不良、出生早期的饥荒、儿童时期的盐敏感是成年早期高血压的危险因素。高血压组儿童成年后罹患高血压的风险高，且儿童至成年持续高血压组人群出现心、肾功能损害的风险比血压始终正常人群增加了3倍。

（8）住院高血压患儿的病因以继发性高血压为主（占52.0%），且年龄低于原发性高血压儿童。肾源性疾病始终占据首位，占儿童继发性高血压的1/3～2/3；近年发现，药物因素导致的继发性高血压成为第二位病因，占18.3%。

2.2 吸烟

（1）吸烟率：根据2010年全球成人烟草调查（GATS）中国项目报告，中国15岁及以上男性总吸烟率为62.8%，现在吸烟率52.9%，男性吸烟者总数达3.4亿，现在吸烟者2.9亿；女性总吸烟率为3.1%，现在吸烟率为2.4%，女性吸烟者总数为1 639万，现在吸烟者1 046万。目前15岁以上总吸烟人数3.56亿，被动吸烟者7.38亿。全人群吸烟率农村人群明显高于城市人群（29.8% vs 26.1%）

全球青少年烟草调查（GYTS）2014-中国项目是规模最大的青少年烟草调查，覆盖全国31个省，155 117名13～15岁学生完成调查。结果显示，中国青少年的总体烟草使用率为6.9%。学生尝试吸烟率18.8%，男生为28.9%，女生为7.7%。尝试吸烟者中13岁以前尝试吸烟的比例为82.3%。现在吸烟者中，尝试过戒烟的比例为71.8%。超过一半的学生报告在室内公共场所（57.2%）和学校（54.5%）暴露于二手烟。

大学生吸烟率为6.1%，其中男生为11.5%，女生为1.4%。

60岁以上老年冠心病患者有吸烟史者达62.6%，已戒烟者占19.1%。

（2）戒烟率：近年来，人群戒烟率虽略有增加，但控烟任务依旧艰巨。戒烟率从1996年的9.42%上升到2002年的11.5%，2010年继续上升至16.9%，戒烟人数增加了1500万人。2010年GATS中国项目调查显示16.1%的现在吸烟者打算在未来12个月内戒烟。复吸率高，复吸比例在1996年为10.5%，2002年为32.5%，2010年为33.1%

（3）吸烟和被动吸烟者心血管病发病与死亡风险增加。中国多省市心血管危险因素队列研究，对3万名35～64岁人群的10年随访研究结果：吸烟是急性冠心病事件、急性缺血性卒中的独立危险因素之一。19.9%的急性冠心病事件和11%的急性缺血性卒中事件归因于吸烟。1986年～2000年间多中心前瞻性队列研究，对26 607名成人平均随访9.5年的资料进行分析显示：中国男性现在吸烟者发生各型脑卒中的总风险比为1.39，主要是缺血性卒中风险的增加，风险比为1.49。戒烟显著减少死亡风险。

2.3 血脂异常

（1）2010年全国调查显示，TC≥6.22mmol/L的患病率在18岁以上男性、女性分别为3.4%和3.2%，TG≥2.26mmol/L的患病率在男女分别为13.8%和8.6%。城市高于农村；东部地区高于中、西部地区；男性45～59岁和女性≥60岁年龄组高胆固醇血症患病率最高。

（2）2007～2008年中国糖尿病和代谢异常研究调查了20岁以上人群高胆固醇血症的患病率、知晓率、治疗率和控制率，TC≥6.22mmol/L者男女的患病率分别为8.7%和9.3%，知晓率分别为27.6%和20.7%，治疗率分别为21.4%和14.0%，控制率分别为18.3%和11.2%，治疗控制率分别为88.1%和78.4%。

（3）2011年中国血脂异常患者管理和胆固醇达标情况调查的12 040血脂异常患者中，39%的患者接受降脂治疗，其中大多数使用他汀类药物。LDL-C的达标率仅为25.8%，心血管危险分层为高危和极高危者达标率分别仅为19.9%和21.1%。2012年血脂异常国际研究-中国（DYSIS-China）住院患者他汀治疗率88.9%。在所有接受降脂药物治疗的患者中，38.5%未达到LDL-C目标值，且心血管病危险分层较高组不达标率较高。

2.4 糖尿病

（1）2010年中国慢性病调查（18岁以上成人98 658人）研究显示，成人糖尿病患病率为11.6%，男性12.1%，女性11.0%；其中新诊断的糖尿病占8.1%，男性8.5%，女性7.7%；有糖尿病史者为3.5%，男性3.6%，女性3.4%。糖尿病患病率城市高于农村。

成人糖尿病前期检出率为50.1%，男性52.1%，女性48.1%。

糖尿病知晓率为30.1%，男性29.7%，女性 30.5%；治疗率为25.8%，男性25.5%，女性26.2%；治疗达标（HbA1c小于7.0%）率为39.7%，男性40.7%，女性38.6%。糖尿病知晓率、治疗率和治疗控制率都是城市高于农村，发达和中等发达地区高于不发达地区。

（2）3B研究（blood glucose，blood pressure，and blood lipids）入选了104家医院的2型糖尿病患者25 817例，调查显示糖尿病患者的血糖、血脂、血压综合达标率只有5.6%。

（3）大庆糖尿病预防研究是世界上开展最早、历时最长的生活方式干预预防糖尿病的研究。该研究20年跟踪随访的结果表明，生活方式干预组在积极干预的6年期间，糖尿病发病率降低了51%；在20年的随访中，干预组糖尿病发病率比对照组降低43%，干预组发生糖尿病比对照组平均晚3.6年。生活方式干预组23年心血管病死亡降低41%，全因死亡降低29%，新发糖尿病风险降低45%。

2.5 超重/肥胖

（1）近10年来人群超重、肥胖率呈进一步上升趋势，2010年中国慢性病监测项目表明中国成人超重率、肥胖率和中心性肥胖率分别达到30.6%、12.0%和40.7%，比2002年明显增加。对年龄在60岁以上的近2万名调查对象的分析显示，随着腰围水平的增加，罹患高血压和糖尿病的风险显著升高。

（2）青少年的超重、肥胖率也明显增加，1985～2010年全国共进行过5次学生体质与健康抽样调查，2010年超重、肥胖率分别是1985年8.7倍和38.1倍。

2.6 体力活动不足

（1）中国健康与营养调查（CHNS）结果显示，18～49岁居民体力活动量呈明显下降趋势，与1997年相比，2009年男、女总体力活动量分别下降29%和38%。2010年中国慢性病监测项目表明，成年人经常参加体育锻炼率仅为11.9%，青壮年人群（25～44岁）参加体育锻炼的比例低于其他年龄组。

（2）体力活动量与体重指数、腰围和体脂含量呈显著的负关联，体力活动不足者糖尿病的发病风险显著增加。基线体育锻炼量与总死亡和心血管病死亡呈显著的负关联。

2.7 不合理膳食

（1）CHNS显示，居民总能量摄入呈下降趋势，但一些膳食特点明显不利于心血管病的预防，如碳水化合物供能比减少，脂肪供能比呈明显上升趋势，膳食胆固醇的摄入量明显增加。钙的摄入量虽有增加，但平均摄入量也仅达到推荐量的一半左右。食盐摄入大大超标，蔬菜水果摄入较少，维生素C摄入不足。

（2）同样的情况也见于青少年。青少年食用西式快餐的比例明显增加，是造成青少年膳食不合理的重要因素之一。膳食结构偏向西方型的青少年，罹患肥胖、高血压的风险明显升高。

(3）INTERHEART China研究显示，维生素和微量元素膳食评分高者，发生急性心肌梗死（AMI）的风险较小；而脂肪和蛋白质膳食评分高者罹患AMI的风险增加。

2.8 代谢综合征

2002年CHNS表明，依据中华医学会糖尿病分会（CDS）和美国ATPⅢ代谢综合征诊断标准，中国18岁以上成人代谢综合征的患病率分别为6.6%和13.8%。

3. 心血管病

3.1 脑卒中

（1）自1993年开始，卫生部每5年一次的国家卫生服务调查显示，中国脑血管病患病率呈上升趋势，城市高于农村。

（2）根据《中国卫生统计年鉴 2014》，2003～2013年中国脑血管病死亡率农村高于城市，男性高于女性。2013年中国城市居民脑血管病死亡率为125.56/10万。农村居民脑血管病死亡率为150.17/10万。据此估算，依据第六次人口普查数据，中国2013年死于脑血管病的城镇居民为83.58万人，农村居民101.2万人。

（3）高血压、饮酒、吸烟、肥胖、颅内动脉狭窄增加卒中发生的风险，空气污染增加卒中死亡的风险。

（4）中国国家卒中登记（CNSR）研究表明，卒中患者降压药服药依从性低，低依从性显著增加卒中复发的风险；华法林的使用率低；房颤患者抗凝剂使用不充分。

3.2 冠心病

（1）2008年中国卫生服务调查第四次家庭健康询问调查的结果显示：城市地区缺血性心脏病的患病率为15.9‰，农村地区为4.8‰，城乡合计为7.7‰。以此数据为基础，根据2010年第六次人口普查数据推算，2008年中国大陆地区缺血性心脏病的患病人数约为1 031.59万人。

（2）2002～2013年冠心病死亡率总体上呈现上升态势。根据《中国卫生和计划生育统计年鉴 2014》，2013年城市居民冠心病死亡率为100.86/10万，农村居民为98.68/10万，与2012年(93.17/10万、68.62/10万)相比均有所上升。总体上看城市冠心病死亡率高于农村，男性高于女性。

（3）AMI死亡率总体亦呈现上升态势。农村地区从2005年开始，AMI死亡率呈现快速上升趋势。与2012年相比，2013年农村地区AMI死亡率明显升高，AMI死亡率大幅超过城市平均水平。无论城市、农村，男性或女性，AMI死亡率均随年龄的增加而增加，40岁开始显著上升，其递增趋势近似于指数关系。

（4）根据国家卫生计生委PCI网络申报数据结果，中国大陆经皮冠状动脉介入治疗（PCI）病例数稳定增长。2013年达到454 505例。

（5）China PEACE-Retrospective AMI研究，对2001～2011年间13 815例STEMI患者分析，结果显示：2001～2011年因STEMI住院率逐年上升，2001年3.5/10万人，2006年7.9/10万人，2011年15.4/10万人；入院24小时内阿司匹林和氯吡格雷的使用显著增加；虽然直接经皮冠状动脉介入术使用增加，但接受再灌注治疗的患者比例10年间并未提高；β受体阻滞剂和ACEI（或ARB）应用不足，院内病死率并无显著降低。

3.3 心律失常

（1）2004年对10个地区的调查显示，35～59岁人群房颤的患病率为0.77%（男性0.78%，女性0.76%）。男性中19.0%和女性中30.9%的房颤患者有心脏瓣膜病。校正年龄性别后，心肌梗死病史、左心室肥厚、肥胖、饮酒是房颤的危险因素。

中国自2008年开始建立了全国房颤注册研究网络平台，截至2010年，已接收到近2万例病例资料（实际例数应远超过注册数量），房颤射频消融4 253例。目前房颤导管消融仍以环肺静脉电隔离为主，占总体消融量的65.1%。

（2）对全国22家省级医院心内科住院患者的回顾性调查显示，心内科住院患者中心律失常占26.8%。其中，房颤所占比例最高(35.0%)，其次为阵发性室上性心动过速、病态窦房结综合征和室性早搏，分别为28.0%、11.9%和11.6%。

（3）根据2013年国家卫生计生委网上注册资料，2013年植入起搏器大约51 752例，比2012年（49 502例）增长5.0%。2013年起搏器适应证中病态窦房结综合征的比例51%（26 318例），房室传导阻滞的比例39%（20 240例）。2013年中国植入ICD 1 903例，比2012年增长15.2%，其中双腔ICD 603例，占32%。2013年中国射频消融手术量83 450例，比2012年增长13.5%，其中房颤RFCA手术比例近17.7%。

（4）2005年7月至2006年6月对678 718人群随访1年的结果，心脏性猝死（SCD）发生率为41.8/10万人。男性高于女性（44.6/10万 vs 39.0/10万），SCD的发生率随着年龄的增加显著增加。估计全国每年发生SCD54.4万例。

3.4 心力衰竭

（1）人群慢性心力衰竭（CHF）患病率为0.9%；男性0.7%，女性1.0%。CHF的患病率随着年龄增加显著上升。CHF患病率北方高于南方（1.4% vs 0.5%），城市高于农村（1.1% vs 0.8%）。近二三十年来，引起CHF的主要原因已从风湿性瓣膜性心脏病转为冠心病。

（2）北京301医院的学者对15年CHF住院患者回顾性分析研究显示：CHF住院患者30天死亡率为5.4%。

3.5 肺血管病

（1）阜外心血管病医院住院治疗的先天性心脏病中，房间隔缺损、室间隔缺损和动脉导管未闭分别占27.0%、65.9%和7.1%。发生先天性心脏病相关性肺动脉高压（PAH-CHD）者47.5%，艾森曼格综合征患者占PAH-CHD的31.9%。随着年龄增长，心脏间隔缺损内径增加，发生PAH的风险增加。室间隔缺损和动脉导管未闭患者更易发生PAH。

（2）国家"十一五"科技支撑计划项目"提高肺动脉高压诊治水平的研究"，包括全国31家三级甲等医院的调查表明，PAH的病因构成比为：先天性心脏病相关性PAH 49.6%，特发性PAH 27.2%，结缔组织病相关性PAH和慢性血栓栓塞性PAH均为11.6%。

（3）慢性血栓栓塞性肺动脉高压（CTEPH）患者中，中央型CTEPH患者行肺动脉血栓内膜剥脱术外科治疗的长期生存率显著优于内科药物治疗，周围型CTEPH患者两种治疗之间长期生存率无显著差别。

（4）2007年七省市40岁以上人群的流行学研究结果显示：慢性阻塞性肺病（COPD）的患病率为8.2%，农村为8.8%，城市为7.8%。男性患病率高于女性：12.4% vs 5.1%。估算全国有4300万名COPD患者。根据2008年国家卫生计生委公布的数据，COPD在城市和农村分别为排名第四和第三的死亡原因，从1990～2008年COPD的死亡率呈逐年下降趋势。

3.6 心血管外科

（1）近10年来，中国大陆心脏外科年手术量逐年递增，2013年为207 881例；其中体外循环手术量为162 320例。中国香港特区实施心脏外科手术1 593例；其中体外循环手术1 559例。2013年大陆及香港地区共完成先天性心脏病矫治手术85 578例，占所有心脏主动脉外科手术的41%，居首位。心脏瓣膜手术57 184例，冠状动脉旁路移植术37 861例，主动脉血管手术9 032例，心脏移植250例（其中包括1例心肺联合移植），开展ECMO辅助治疗541例。

（2）先天性心脏病患病率在各个地区差别很大，但各地先心病构成谱均显示，室间隔缺损、房间隔缺损和动脉导管未闭三种畸形可占到先心病总量的75%～80%。

（3）2012 年，中国大陆全年先心病介入治疗病例累计28 296 例，遥遥领先于欧美国家。据国家卫生计生委统计信息中心网络申报数据，2009～2012年间，不包括部队医院的主要地方医院，先心病介入治疗总量达8万余例，总的技术成功率达97.69%，严重并发症0.17%，死亡率0.03%。

（4）阜外心血管病医院比较该院2007年6月至2010年12月间分别接受Hybrid手术、不停跳CABG和PCI治疗的三组冠状动脉多支血管病变患者术后三年随访的结果，Hybrid手术治疗在降低术后主要不良心脑血管事件发生率方面具有优势。

3.7　慢性肾脏病

（1）2009年9月至2010年9月在13个省市47 204名成人中进行的中国慢性肾脏病（CKD）调查结果表明，CKD总患病率达10.8%，其中，以eGFR<60ml/min/1.73m^{2}诊断的患病率为1.7%，而以尿白蛋白与肌酐比值>30mg/g诊断的CKD的患病率为9.4%。推算CKD患者近1.2亿。

（2）PATRIOTIC研究是一项针对CKD患者高血压的患病率、知晓率和治疗率进行的全国性调查，老年CKD患者高血压的患病率、知晓率、治疗率分别为82.0%、90.7%、87.3%，控制率按<140/90mmHg的标准为29.6%，按<130/80mmHg的标准为12.1%。

3.8　外周血管病

下肢动脉粥样硬化性疾病（LEAD）和颈动脉粥样硬化性疾病（CAD）都是中老年人常见的疾病，患病率在有危险因素者中较高，且随年龄而增高。30%的脑血管病患者、25%的缺血性心脏病患者并存LEAD，LEAD患者的死亡率明显高于同龄非LEAD者，且随ABI的减低逐步增高。

北京43～81岁人群颈动脉超声斑块的检出率为60.3%（男性66.7%，女性56.2%）；颈动脉斑块主要分布在颈动脉膨大部。

4．心血管病社区防治

（1） 心血管病社区防治工作概况：1969年阜外医院在首都钢铁公司开展的心血管病人群防治是中国第一个人群防治工作的典范，控制高血压可降低50%的脑卒中风险。40多年来，心血管病社区防治已逐步由点及面地向政府主导的多部门合作、全社会参与的综合防治方向发展。

（2） 开滦煤矿职业人群高血压管理模式：

2009年开始，开滦集团有限责任公司对在职职工进行以高血压干预为主的综合管理。在集团公司层面设立安全健康委员会，人力资源部负责协调指导，各级工会负责员工安全健康保障体系建设的日常管理，建立起四级职工健康保障体系：定点医院、保健站、井下急救站、班组急救员。高血压管理包括：制度性筛查，即全体员工每2年进行一次健康体检，体检发现的高血压人群，纳入高血压管理；进行高血压防治健康宣教和康复指导；生活方式干预；药物干预，免费发放螺内酯、氢氯噻嗪、卡托普利、尼群地平四种降压药品；医生指导长期规律服药；所有员工均建立健康档案，形成数据库。

高血压管理成效：通过近5年的努力，高血压管理率、知晓率、治疗率均达100%，控制率52%。管理人群平均收缩压下降了12.29mmHg、平均舒张压下降了9.42mmHg；在岗猝死人群由2008年的37例，下降到2013年的2例。高血压管理显著降低了管理人群的血压水平及心脑血管疾病的发生和发展。

5．心脑血管病医疗与费用

（1）心脑血管病出院人数及变化趋势

2013年中国医院心脑血管病患者出院总人次数为1599.62万人次，占同期出院总人次数的12.47%；其中，心血管病患者出院人次数为833.81万人次，占同期出院总人次数的6.50%；脑血管病患者出院人次数为765.81万人次，占同期出院总人次数的5.97%。

心脑血管病患者出院人次数中，以缺血性心脏病患者（572.95万人次，其中AMI 49.36万人次）和脑梗死（471.96万人次）患者为主，分别占35.82%和29.50%；其余依次为高血压患者235.74万人次（其中高血压性心脏和肾脏病患者20.30万人次），颅内出血患者126.80万人次，风湿性心脏病患者25.11万人次。2013年糖尿病患者出院人次数为281.42万人次。1980～2013年间，心脑血管病患者出院人次数年平均增长速度为9.51%，快于同期出院总人次数的年平均增长速度（6.23%）。心脑血管病中年平均增长速度前四位分别为脑梗死（12.29%）、缺血性心脏病（11.66%）、AMI（10.35%）和颅内出血（9.99%）。

（2）心脑血管病住院费用

心脑血管病住院总费用和次均费用逐年上升，2013年AMI的住院总费用为114.70亿元，颅内出血为192.38亿元，脑梗死为398.08亿元；扣除物价因素的影响，自2004年以来，年均增长速度分别为33.46%、19.86%和25.37%。

次均住院费用AMI为23 236.1元，颅内出血为15 171.8元，脑梗死为8 434.6元；扣除物价影响因素后，自2004年以来，年均增长速度分别为8.67%、6.50%和2.28%。

第一部分 心血管病患病与死亡情况

1.1 心血管病患病情况

中国心血管病患病率处于持续上升阶段。推算心血管病现患人数2.9亿，每5个成年人中有1人患心血管病。

中国现患脑卒中至少700万，心肌梗死250万，心衰450万，肺心病500万，风心病250万，先心病200万。

根据1959～2002年四次全国高血压患病率调查，高血压患病率年均增长率约为3.1%左右，采用几何级数法测算，2012年中国15岁以上人口高血压患病率为24%，估算全国现患高血压约2.7亿。

1.2 心血管病死亡情况

1.2.1 心血管病死亡率[1, 2]

2009～2012年，中国心血管病死亡率的上升速度明显趋缓，2013年农村居民的心肌梗死死亡率明显上升。2013年心血管病死亡率仍居首位，高于肿瘤及其他疾病，见图1-2-1，图1-2-2。农村心血管病死亡率从2009年起超过并持续高于城市水平。2013年农村、城市的心血管病死亡率分别为293.69/10万和259.40/10万，见图1-2-3。估计每年约350万人死于心血管病，即每天9 590人，每小时400人，每10秒钟1人死于心血管病。

[1] 中华人民共和国卫生部.中国卫生统计年鉴2009-2012. 北京:中国协和医科大学出版社.

[2] 国家卫生和计划生育委员会.中国卫生和计划生育统计年鉴2014.北京:中国协和医科大学出版社.

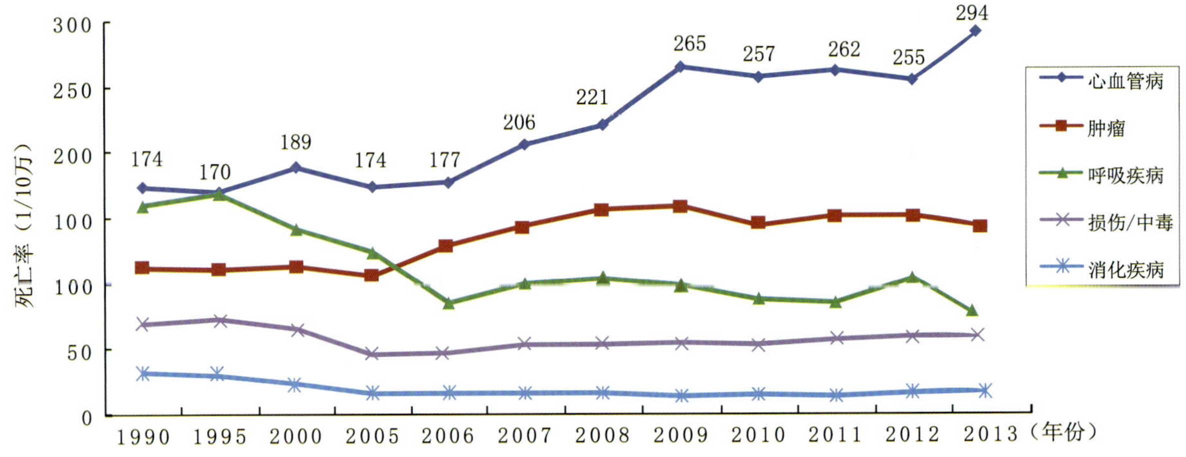

图1-2-1 1990～2013年中国农村居民主要疾病死亡率变化

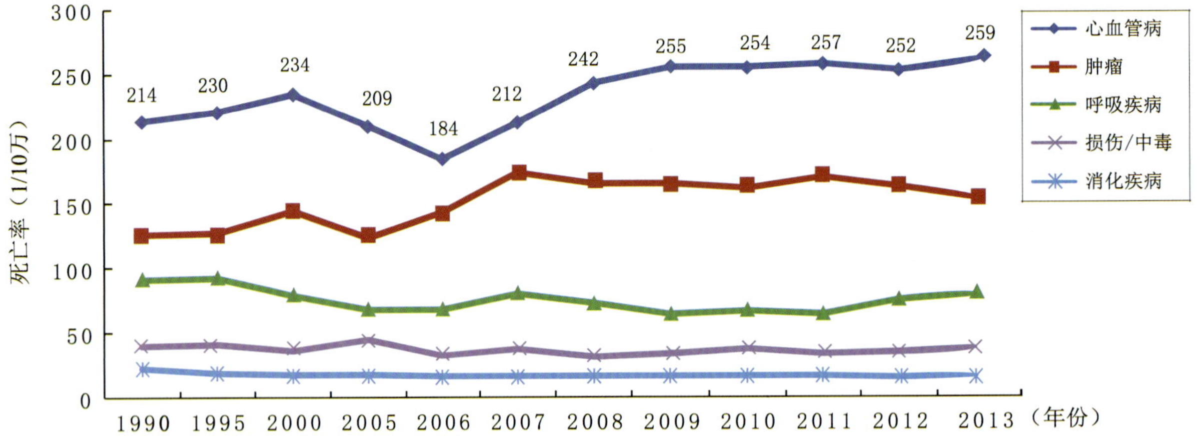

图1-2-2 1990～2013年中国城市居民主要疾病死亡率变化

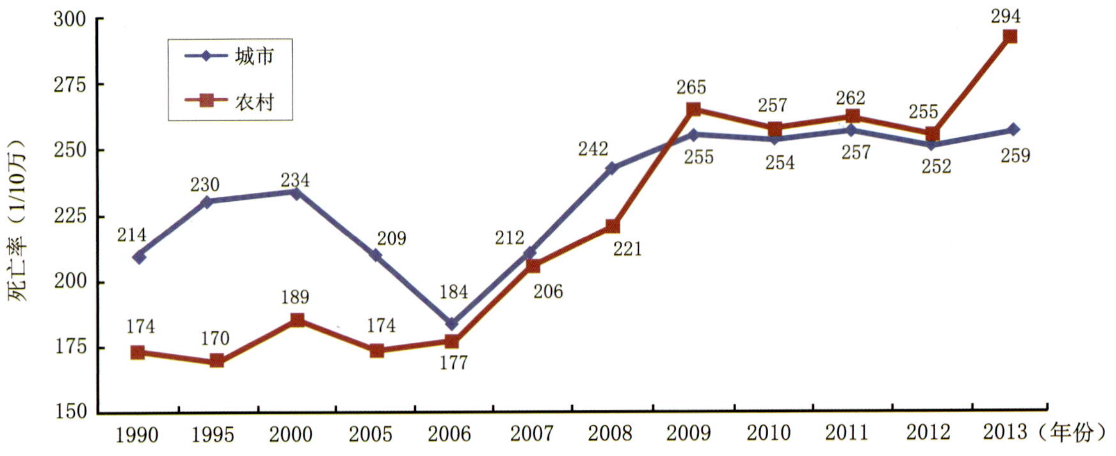

图1-2-3 1990～2013年中国城乡居民心血管病死亡率变化

1.2.2 心血管病占死因构成比[1]

城乡居民疾病死亡构成比中，心血管病占首位。2013年农村、城市居民心血管病死亡分别占死因的44.8%和41.9%，见图1–2–4，1–2–5。每5例死亡中就有2例死于心血管病。

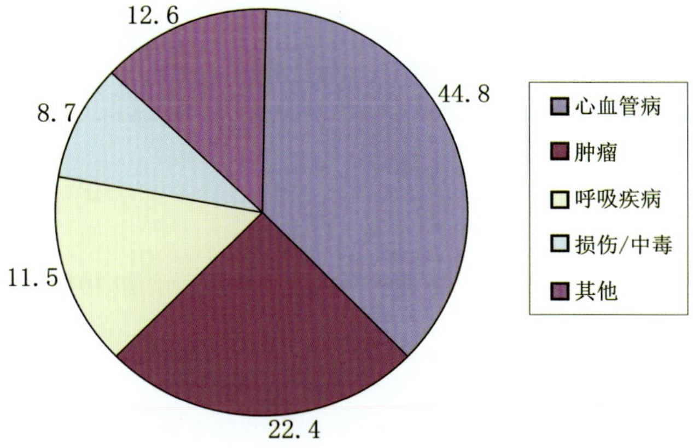

图1–2–4 2013年中国农村居民主要疾病死因构成比（%）

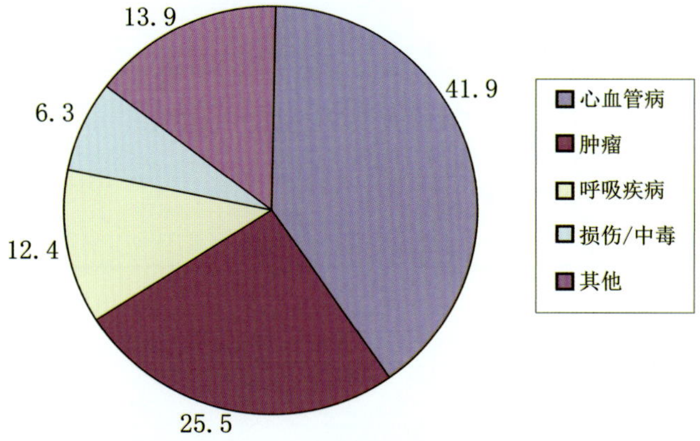

图1–2–5 2013年中国城市居民主要疾病死因构成比（%）

1.2.3 缺血性心脏病死亡趋势[2]

应用全国疾病监测系统2004～2011年死因监测数据，选取中国不同地区35岁以上人群缺血性心脏病（IHD）死亡病例信息，分析IHD标化死亡率的变化情况。共纳入493 274例，采用对数线性回归方法对标化死亡率的年度变化进行分析。

结果显示，2004～2011年全国各类地区35岁以上人群IHD标化死亡率均呈明显上升趋势。尤其是农村地区上升速度较大，农村地区无论男性还是女性，IHD标化死亡率均已由

[1] 国家卫生和计划生育委员会.中国卫生和计划生育统计年鉴2014.北京:中国协和医科大学出版社.

[2] 刘明波，王文，周脉耕. 2004-2011年中国35岁以上人群缺血性心脏病死亡趋势与特征分析.中华流行病学杂志，2014，48(6): 502-506.

2004年的低于城市上升为2011年的高于城市。不同地区的IHD标化死亡率，中部高于东、西部，中部男性最高，西部女性最低，见表1–2–1，图1–2–6，1–2–7。男性IHD死亡率的年增长率为5.00%，女性为3.65%。其中农村男性年上升幅度最为明显（7.09%），其次是农村女性（5.06%），城市女性年上升幅度最低（1.69%）。

表1–2–1　不同性别和地区调查对象2004～2011年缺血性心脏病标化死亡率（1/10万）

性别	2004年	2005年	2006年	2007年	2008年	2009年	2010年	2011年
男性								
城市	176.2	188.7	173.5	187.2	199.9	183.5	202.2	204.6
农村	164.4	168.6	153.7	186.0	230.1	232.1	239.1	236.8
东部	159.9	168.6	168.5	184.2	212.5	194.7	205.8	201.7
中部	214.8	226.7	212.0	239.0	264.8	261.1	271.2	274.9
西部	128.7	129.6	91.2	131.4	161.3	172.1	188.8	187.7
全国	168.7	175.9	161.6	186.5	217.2	210.6	223.3	223.1
女性								
城市	131.7	137.2	126.4	135.4	149.1	133.9	146.3	147.9
农村	122.2	128.3	108.7	129.0	160.0	157.4	167.0	151.5
东部	116.3	125.1	116.2	128.8	149.7	135.1	146.1	129.0
中部	164.3	168.6	154.9	165.9	190.2	184.3	191.3	190.2
西部	92.4	96.6	64.4	92.4	115.3	120.0	133.3	128.2
全国	125.6	131.5	115.6	131.5	155.4	147.5	158.2	148.7

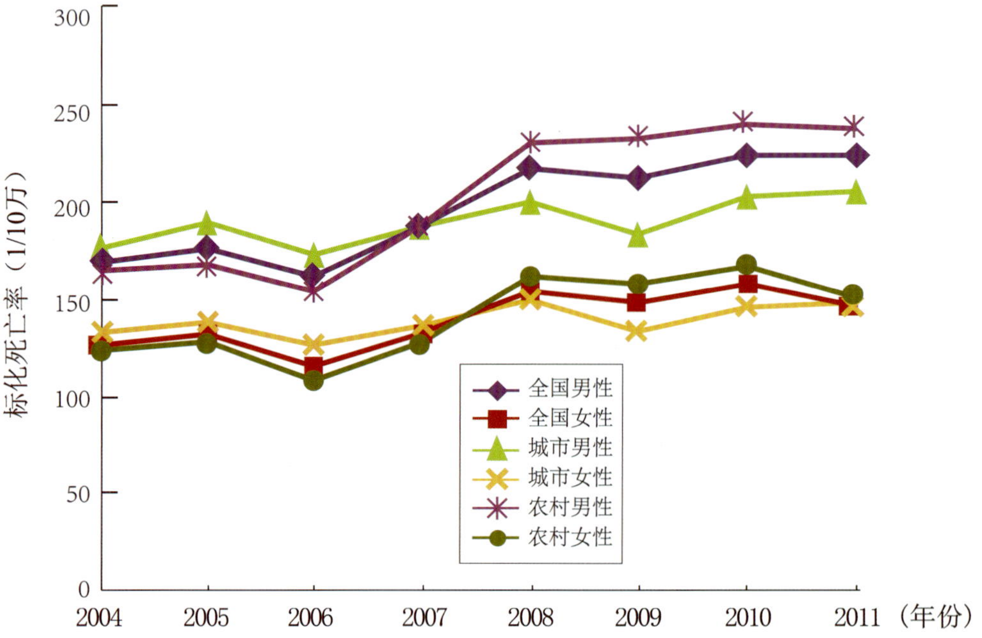

图1–2–6　2004～2011年调查对象分地区、性别缺血性心脏病标化死亡率变化趋势

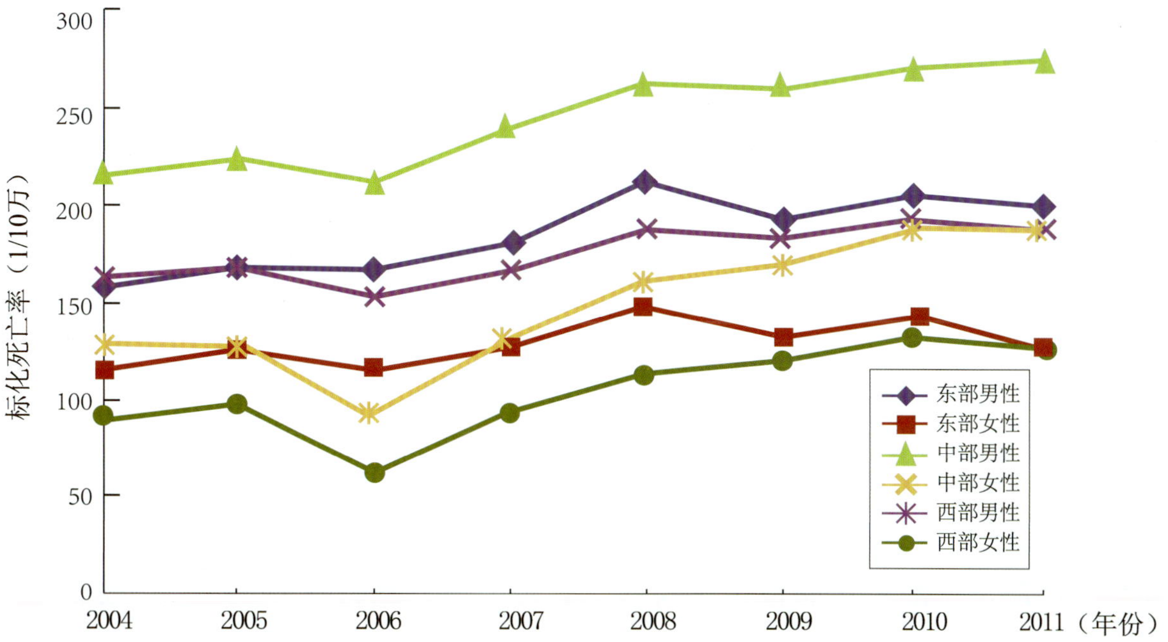

图1-2-7　2004～2011年东、中、西部地区不同性别调查对象缺血性心脏病标化死亡率变化趋势

1.2.4　脑血管疾病死亡对中国居民期望寿命的影响

2010年中国第六次人口普查结果[1]：中国人口零岁人均期望寿命是74.8岁，男性72.4岁，女性77.4岁。脑血管疾病死亡是影响中国居民期望寿命的主要原因之一。应用中国疾病预防控制中心全国疾病监测系统2005年和2010年的死亡数据，经死亡漏报调整和城乡人口结构调整，采用寿命表法计算期望寿命及各主要疾病去死因期望寿命。结果表明，2010年中国居民总死亡率773万/10万。2010年去脑血管疾病死因增寿年为2.26岁，城市/农村分别为1.79岁/2.41岁，见表1-2-2。其中97%归因于>40岁人群的去脑血管疾病死亡。与2005年相比，2010年脑血管疾病死亡率有所降低，降低幅度城市明显大于农村[2]。

表1-2-2　2010年脑血管疾病死亡对我国居民期望寿命影响（岁）

年龄组（岁）	总人群	男性	女性	城市	农村
0～4	0.0051	0.0065	0.0030	0.0025	0.0057
5～14	0.0024	0.0032	0.0016	0.0018	0.0027
15～39	0.0588	0.0781	0.0339	0.0440	0.0636
40～64	0.6552	0.7443	0.5253	0.4494	0.7314
65～80	1.1031	1.0930	1.0669	0.8124	1.1964
80～	0.4334	0.3212	0.5624	0.4786	0.4055
合计	2.2580	2.2462	2.1932	1.7887	2.4052

[1] 国家卫生和计划生育委员会编.《2014中国卫生和计划生育统计提要》.中国协和医科大学出版社.
[2] 李国奇，范杰，刘静等.脑血管疾病死亡对我国大陆居民期望寿命的影响.中华内科杂志, 2013, 52(3):188-191.

第二部分 心血管病危险因素

2.1 高血压

中国高血压流行现状

高血压是最常见的慢性非传染性疾病，也是心血管病最重要的危险因素。血压从115/75mmHg开始，随着血压的增高，心血管病的发生风险也随之增加。据2010年全球疾病负担研究（GBD 2010）中国部分的结果[1]显示，中国人群因高血压造成的伤残调整寿命年（DALY）高达3 794万人年，早逝损失寿命年（YLD）为236.5万人年，伤残损失寿命年（YLL）为3 557万人年，合计占总DALY的12%。全国每年由于血压升高而导致的过早死亡人数高达200万，每年直接医疗费用达366亿元。因此，及时、准确、全面地了解高血压的流行现状，对于心血管病的防治具有重大意义[2]。

2.1.1 原发性高血压

2.1.1.1 高血压患病率

- 四次全国高血压调查的患病率

我国建国以来共进行过4次全国性的大规模高血压患病率调查，分别为1958～1959年、1979～1980年、1991年和2002年，虽然在诊断标准和方法上略有不同，但从历次调查的结果依旧可以看出高血压的患病率呈明显的上升趋势，见图2-1-1。

[1] 刘明波, 李镒冲, 刘世炜等. 2010年中国人群高血压疾病负担. 中华流行病学杂志, 2014, 35(6):65-68.

[2] 王增武, 黄艳红. 中国高血压患病率与知晓率和控制率现状.中华健康管理学杂志, 2013, 7(2): 139-140.

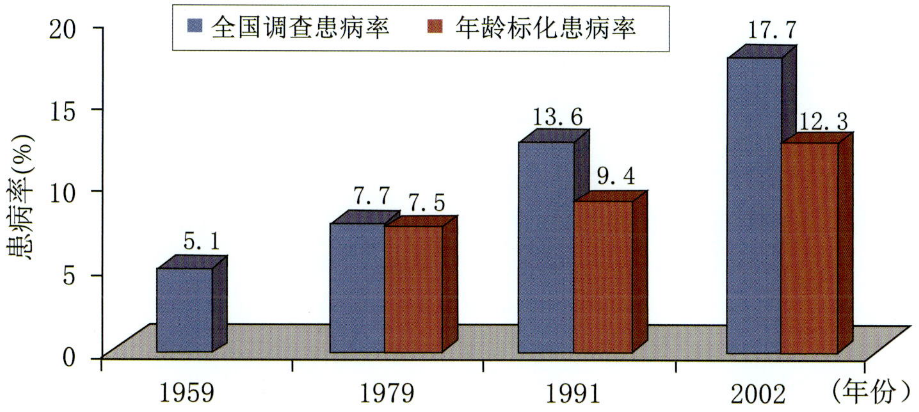

图2—1—1　四次全国高血压调查15岁以上人群高血压患病率的比较

注：各次调查高血压的诊断标准不尽相同：1959年为DBP>90mmHg和/或39岁以下SBP>140mmHg，40岁以上年龄每增加10岁SBP的标准提高10mmHg；1979~1980年为SBP≥141mmHg和/或DBP≥91mmHg，且未考虑2周内服药情况；1991年为SBP≥140mmHg和/或DBP≥90mmHg，或近两周内未服降压药；2002年同1991年。
■为调查当年全国估计患病率。
■为年龄标化患病率。诊断标准统一采用1979~1980年标准，标准人口统一采用1964年全国人口，调查对象年龄均为15岁以上。

- 2002中国居民营养与健康状况调查的高血压患病率

2002年中国居民营养与健康状况调查显示[1]，中国18岁以上成年人高血压的患病率为18.8%。高血压的患病率随年龄的增加呈明显上升趋势，见图2—1—2。45岁以前，男性高血压患病率高于女性，50岁以后女性反超男性。

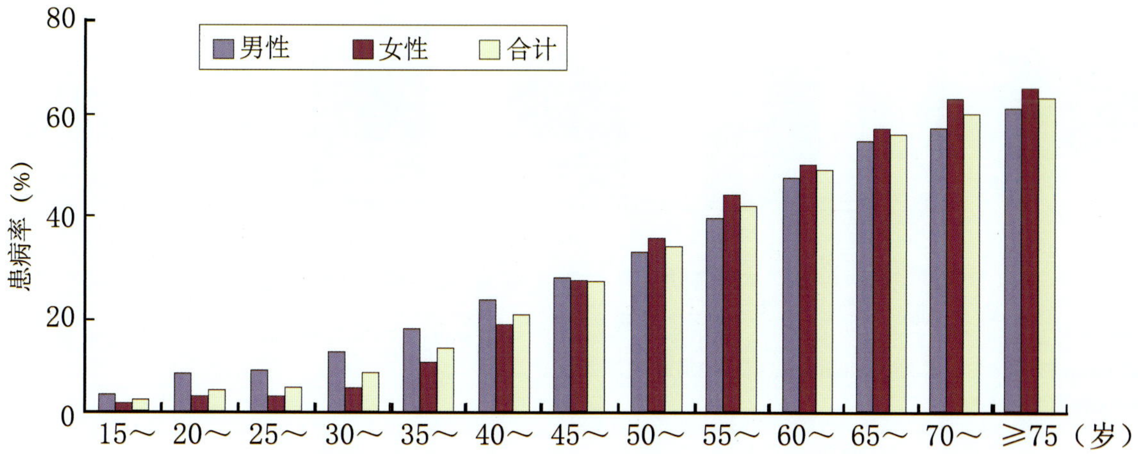

图2—1—2　2002年中国人群不同年龄高血压患病率

注：高血压诊断标准为收缩压≥140mmHg和/或舒张压≥90mmHg或近两周服用降压药。

[1] 中国居民营养与健康状况调查报告之四2002高血压. 北京: 人民卫生出版社, 23-36.

• 中国13省市调查的高血压患病率[1]

2009～2010年对全国范围13个省市（北京、四川、内蒙古自治区、江苏、新疆维吾尔自治区、宁夏回族自治区、浙江、广西壮族自治区、广东、上海、湖北、湖南和山东）50 171名18岁及以上居民进行高血压患病率调查，结果显示高血压的标化患病率为29.6%，男性31.0%，女性27.7%。不同年龄不同性别高血压患病率情况，见图2–1–3。

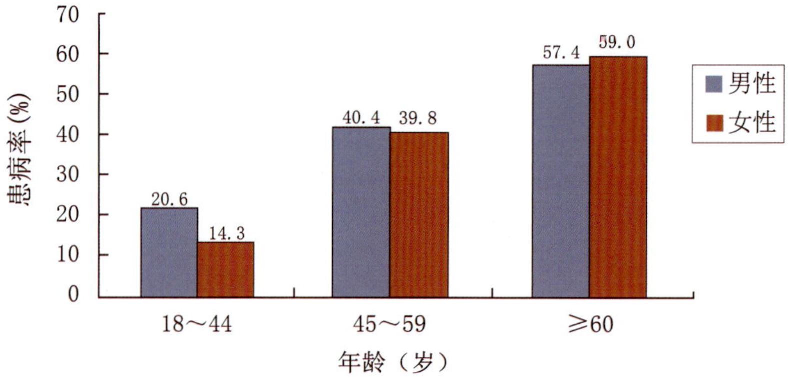

图2–1–3 2009年13省市不同年龄不同性别高血压患病率

• 高血压患病率的城乡、地区差异

不同时期有关高血压患病率的调查均显示城乡差别、地区差别非常明显。2002年城市高血压标化患病率为19.3%，农村为18.6%[2]，从变化趋势上来看，城乡差距在逐渐缩小，见图2–1–4。

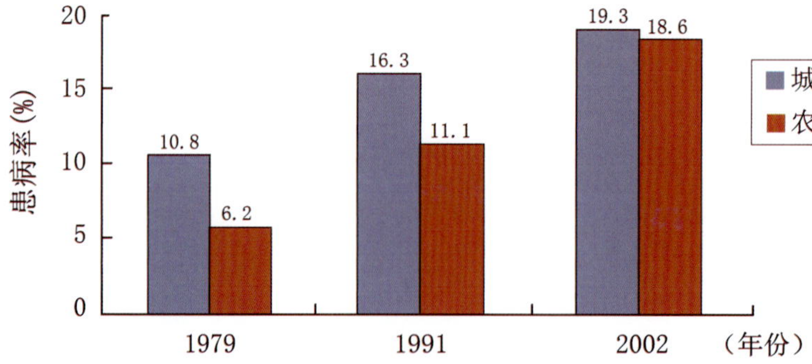

图2–1–4 不同时期城乡居民高血压患病率的变化趋势

注：1979年高血压诊断标准为：收缩压>140mmHg和/或舒张压>90mmHg。1991年和2002年高血压的诊断标准为：收缩压≥140mmHg和/或舒张压≥90mmHg，或近2周服用降压药。

2009～2010年全国高血压患病率数据分析[1]表明，北方高血压的患病率高于南方，高血压的患病率在18～44岁和45～59岁有城乡差别，见表2–1–1。

[1] Wang J, Zhang L, Wang F, et al. Prevalence, Awareness, Treatment, and Control of Hypertension in China: Results From a National Survey. Am J Hypertens, 2014, 27(11): 1355-1361.

[2] 中国居民营养与健康状况调查报告之四2002高血压. 北京: 人民卫生出版社, 23-36.

表2-1-1 南北方和城乡高血压患病率

		18～44	45～59	≥60	合计
南北方	南方	14.0	34.9	57.5	28.5
	北方	20.9	47.9	60.1	31.0
城乡	城市	14.0	36.7	61.8	32.0
	乡村	18.3	41.4	56.4	29.0

注：城市和乡村的划分是根据中国国家统计局的资料。

• 高血压患病率的民族差异

2002年中国居民营养与健康状况调查中152 683位不同民族的15岁以上居民资料分析显示[1]，藏族患病率最高，为24.7%；苗族最低，为7.7%。与1991年相比，除蒙古族和苗族外，其他民族的高血压患病率均有所增加，其中增长幅度最大的为满族，见表2-1-2。

表2-1-2 1991年和2002年不同民族高血压标化患病率的比较（%）

民族	男性		女性		合计	
	1991	2002	1991	2002	1991	2002
汉族	11.6	17.7	10.3	15.3	11.3	16.2
蒙古族	21.1	18.8	15.6	17.2	18.2	17.6
回族	10.4	16.2	9.3	16.2	9.8	16.0
藏族	19.5	25.6	16.4	24.0	17.8	24.7
苗族	8.3	9.2	7.0	6.1	7.7	7.7
壮族	9.4	16.1	7.5	8.3	8.8	11.8
布依族	11.6	13.9	7.8	10.7	9.5	12.4
满族	13.4	23.1	11.1	18.7	12.3	20.5

• 不同省市高血压患病率调查汇总

近年来很多地区也开展了地区性高血压患病率的调查，各地区高血压的患病率存在差异，见表2-1-3。

表2-1-3 不同地区人群高血压患病率

调查时间（年）	地区	年龄（岁）	样本数	患病率（%）	标化患病率（%）
2008～2010	天津市武清区[2]	≥18	5662	32.07	26.68
2010	浙江省[3]	≥18	17437	29.98	22.59

[1] 胡以松, 姚崇华, 王文志等. 2002年中国部分民族高血压患病情况.卫生研究, 2006, 35(5): 573-575.

[2] 李平, 丁占林, 王松岭等. 天津市武清区 18 岁以上居民高血压患病率及影响因素探讨[J]. 中国慢性病预防与控制, 2013, 21(6): 708-710.

[3] Wang H, Zhang X, Zhang J, et al. Factors associated with prevalence, awareness, treatment and control of hypertension among adults in Southern China: a community-based, cross-sectional survey[J]. PloS one, 2013, 8(5): e62469.

表2-1-3 不同地区人群高血压患病率 续表

调查时间（年）	地区	年龄（岁）	样本数	患病率（%）	标化患病率（%）
2010	江苏南通市[1]	≥18	1 463	34.15	21.61
2010	广东省佛山[2]	≥18	56 930	18.4	18.3
2011	南京市[3]	≥18	1 983	33.6	—
2012	兰州市城关区[4]	≥18	5 300	21.25	16.98
2012	河南省[5]	35～74	9 983	39.7	40.1

2.1.1.2 高血压发病率

• 2002中国健康与营养状况调查的高血压发病率

中国健康与营养状况研究（1991～2009）[6]，将18岁以上非高血压者分成了5个队列，1991～1997年队列（n=4 107），1993～2000年队列（n=4 068），1997～2004年队列（n=4 141），2000～2006年队列（n=4 695），和2004～2009年队列（n=4 523），高血压发病率从1991～1997年队列的2.9/100人年增加到2004～2009年队列的5.3/100人年，不同时点不同年龄组高血压发病率情况见图2–1–5。

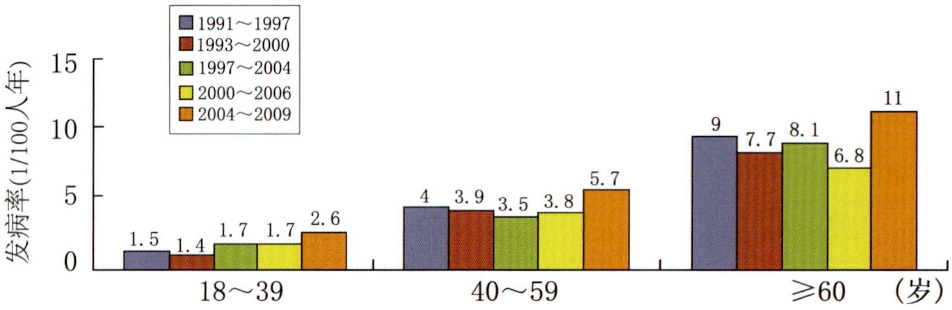

图2–1–5 不同队列不同年龄高血压发病率

• 其他高血压发病率相关研究

对辽宁省农村35岁及以上的4 753名蒙古族和20 247名汉族非高血压者，从2004～2006

[1] 茅亚达, 李奕辰, 肖静等. 南通市居民高血压患病率及危险因素调查[J]. 现代预防医学, 2013, 40(15): 2832-2834.
[2] 周泉, 王培席, 吴冰源等. 广东省佛山市南海区社区居民高血压的患病率及危险因素调查[J]. 中国心血管杂志, 2014, 19(1): 37-41.
[3] 祝白春, 郭宝福, 王艳莉等. 南京市居民体力活动状况对肥胖及高血压患病率的影响[J]. 职业与健康, 2014, 30(7): 945-947.
[4] 魏政琴, 张蕊, 张守斌. 兰州市城关区高血压和糖尿病患病率及防治知识知晓情况分析[J]. 中国初级卫生保健, 2013, 27(10): 74-76.
[5] 韩冰, 梁森, 冯化飞等. 河南省 35- 74 岁居民高血压患病率及影响因素[J]. 中国公共卫生, 2014, 30(2):193-196.
[6] Liang Y, Liu R, Du S, et al. Trends in incidence of hypertension in Chinese adults, 1991–2009: The China Health and Nutrition Survey[J]. Int J Cardiol, 2014, 175(1):96-101.

年到2010年进行了平均4.3年的随访，结果蒙古族年龄调整的高血压发病率为（12.64/100人年），高于汉族（9.77/100人年）[1]。对10 525名40岁以上非高血压者进行了平均8.2年的随访[2]，结果28.9%的男性和26.9%的女性发展为高血压，见图2-1-6。

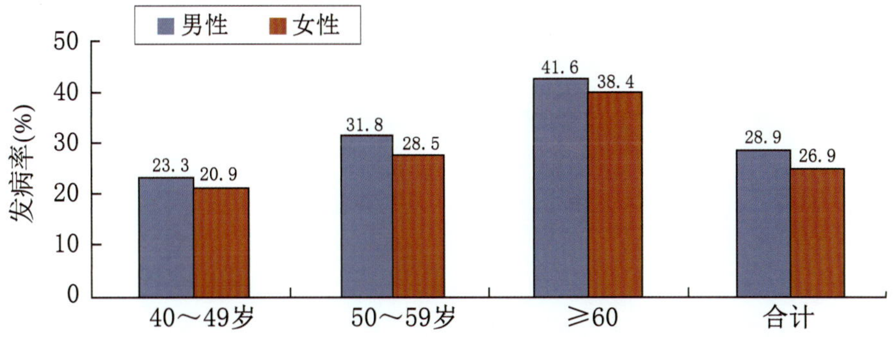

图2-1-6　不同性别、基线年龄8年高血压累计发病率

对24 052名35岁以上的非高血压者进行了平均28个月的随访[3]，结果26.5%的随访对象发展为高血压。基线血压水平越高、年龄越大者发展为高血压的风险越大，见图2-1-7。

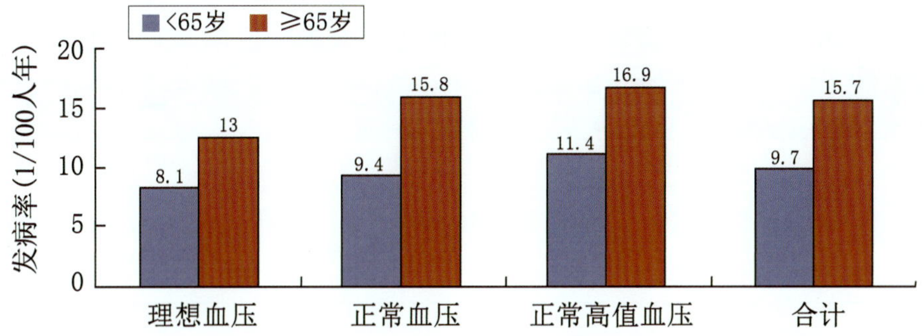

图2-1-7　不同年龄基线血压水平的高血压发病率

注：理想血压：收缩压<120mmHg且舒张压<80mmHg；正常血压：收缩压120～129mmHg且舒张压80～84mmHg；正常高值血压：血压在140/90mmHg以下，收缩压130～139mmHg和/或舒张压85～89mmHg。

2.1.1.3　血压正常高值的检出率

- 2002中国健康与营养状况调查的正常高值检出率

2002年中国居民营养与健康状况调查结果显示，根据2005年《中国高血压防治指南》

[1] Sun Z, Zheng L, Zhang X, et al. Ethnic Differences in the Incidence of Hypertension among Rural Chinese Adults: Results from Liaoning Province[J]. PloS one, 2014, 9(1): e86867.

[2] Gu D, Wildman RP, Wu X, et al. Incidence and predictors of hypertension over 8 years among Chinese men and women. J Hypertens , 2007, 25(3):517-523.

[3] Zheng L, Sun Z, Zhang X, et al. Risk of progression to hypertension across baseline blood pressure in nonhypertensive participants among rural Chinese adults: a prospective study[J]. J Hypertens, 2010, 28(6): 1158-1165.

的定义，将18岁及以上共147 472人的资料按血压水平进行分类，正常高值的比例占34%，男性高于女性，见图2-1-8 。

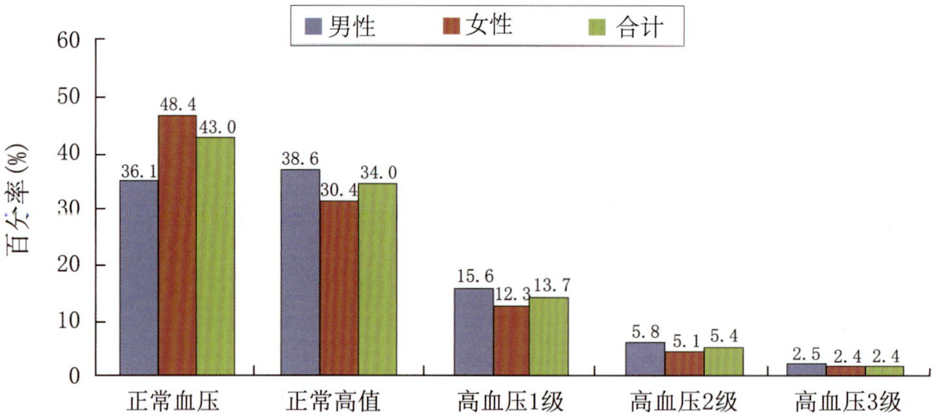

图2-1-8 2002年中国成年人群血压分类构成

• CHNS研究的正常高值检出率

CHNS[1]的资料显示1991～2009年九省成人血压正常高值检出率呈上升趋势，男性明显高于女性。血压正常高值检出率在40～59岁年龄最高，见表2-1-4。

表2-1-4 1991～2009年成人血压正常高值检出率的变化

年龄（岁）	1991		1993		1997		2000		2004		2006		2009	
	N	%	N	%	N	%	N	%	N	%	N	%	N	%
18～39	4 517	26.8	3 953	31.2	3 788	36.2	3 869	37.3	2 841	41.7	2 551	41.4	2 202	37.8
40～59	2 657	33.6	2 712	37.4	3 192	39.0	3 796	41.5	3 962	42.6	4 175	43.7	3 868	42.8
≥60	1 252	30.3	1 240	32.4	1 529	33.0	1 804	34.1	2 044	32.0	2 254	33.8	2 433	33.5

• 不同省市正常高值检出率调查汇总

近年来，随着对于血压正常高值认识的不断深入，各地方也陆续开展了地区性血压正常高值检出率的调查，不同地区的结果有较大的差别，见表2-1-5。

表2-1-5 不同地区人群血压正常高值检出率

地区	年龄	样本数	检出率（%）	男/女检出率（%）
东北农村地区[2]	≥35	11 576	33.7	35.1/32.5
东北33个城市社区[3]	18～74	25 196	40.5	47.7/33.6

[1] Xi B, Liang Y, Reilly K H, et al. Trends in prevalence, awareness, treatment, and control of hypertension among Chinese adults 1991–2009[J]. Int J Cardio, 2012, 158(2): 326-329.

[2] Li Z, Guo X, Zheng L, et al. Prehypertension in Rural Northeastern China: Results From the Northeast China Rural Cardiovascular Health Study[J]. J Clin Hypertens, 2014, 16(9):664-670.

[3] Meng XJ, Dong GH, Wang D, et al. Epidemiology of prehypertension and associated risk factors in urban adults from 33 communities in China--the CHPSNE study[J]. Circ J, 2012, 76(4): 900-906.

表2-1-5 不同地区人群血压正常高值检出率 续表

地区	年龄	样本数	检出率（%）	男/女检出率（%）
浙江省[1]	≥18	17 437	34.39	38.57/30.70
山东省[2]	18～69	15 350	37.1	—
云南省[3]	≥35	11 700	49.8	54.2/44.6
成都省[4]	18～80	7 288	23.25	31.4/17.9
武汉市水果湖区[5]	35～74	1 448	42.7	63.6/36.4

• 血压正常高值与心血管病关系的研究

正常高值血压与许多公认的心血管病的危险因素如：肥胖、糖尿病、血脂异常有关[6]。与正常血压人群相比，正常高值血压人群脑卒中发病危险增加56%，冠心病危险增加44%，总的心血管病危险增加52%。对于冠心病事件、脑卒中事件和总的心血管病事件，正常高值血压的归因危险度分别为12.4%、15.2%和14.4%[7]。

2.1.1.4 单纯收缩期高血压

• 2002中国居民营养与健康状况调查中单纯收缩期高血压（ISH）的患病率

根据2002年的调查资料[8]，成年人ISH标化患病率为6.0%，男性为5.4%，女性为6.9%。据此估计成年人群中ISH的患病人数约为5 000万。整体上ISH患病率随年龄增加而增加，尤其是40岁以后更为明显。40岁前，男性高于女性；40岁之后女性高于男性，见图2-1-9。

[1] 费方荣，叶真，丛黎明等. 浙江省成年居民高血压前期患病率及其危险因素的研究[J]. 中华流行病学杂志，2013，34(4): 311-315.

[2] 楚洁，王临虹，徐爱强等.山东省成年人高血压与高血压前期流行情况及影响因素分析.中华预防医学杂志. 2014, 48(1): 12-17.

[3] Le C, Jun D, Yichun L, et al. Multilevel analysis of the determinants of pre-hypertension and hypertension in rural southwest China[J]. Public Health Rep, 2011, 126(3): 420-427.

[4] 叶晓平，伍悦蕾，张廷杰等. 成都市社区居民高血压前期流行病学研究——7288 例人群分析[J]. 四川医学，2013, 34(6):910.

[5] Sit J W H, Sijian L, Wong E M Y, et al. Prevalence and risk factors associated with prehypertension: identification of foci for primary prevention of hypertension[J]. J Cardiovasc Nurs, 2010, 25(6): 461-469.

[6] Zhang W, Li N. Prevalence, risk factors, and management of prehypertension[J]. Int J Hypertens, 2011, 2011:605359.

[7] 王薇，赵冬，孙佳艺等. 中国正常高值血压人群的心血管病发病危险[J]. 中华高血压杂志，2008, 15(12): 984-987.

[8] 中国居民营养与健康状况调查报告之四2002高血压. 北京：人民卫生出版社，37-48.

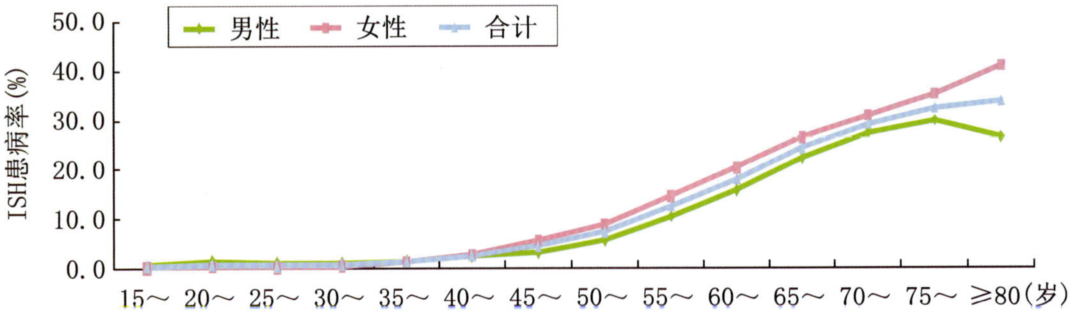

图2-1-9 不同年龄组ISH标化患病率

注：各年龄组患病率均调整了地区构成。

- ISH患病率的地区、性别和民族差异[1]

ISH的患病率也表现为北高南低的现象。但与高血压患病率不同的是，无论是北方还是南方，女性的患病率均高于男性，农村高于城市，见表2-1-6。

表2-1-6 2002年不同地区城乡成年人群ISH标化患病率（%）

性别	合计	城市			农村			大城市	中小城市	一类地区	二类地区	三类地区	四类地区
		南方	北方	小计	南方	北方	小计						
男性	5.4	4.5	5.4	4.9	5.1	5.9	5.6	5.4	4.8	6.5	5.8	5.2	3.9
女性	6.9	6.6	6.8	6.7	6.5	7.5	6.9	7.0	6.5	8.2	6.9	7.5	5.0
合计	6.1	5.6	6.0	5.8	5.7	6.7	6.2	6.2	5.6	7.3	6.2	6.3	4.4

新疆学者从2010年1月至2012年12月采用整群随机抽样的方法对新疆乌鲁木齐不同民族60岁以上的3 416名老年人进行了ISH的患病率调查[2]，不同民族、不同性别的ISH的患病率见表2-1-7。SBP升高明显增加卒中、冠心病等的危险性，尤其对于年龄≥65岁的人群危险性更大。

表2-1-7 不同民族老年人群ISH患病率（%）

	汉族（n=1435）	维吾尔族（n=1040）	哈萨克族（n=482）
男性	165（23.11）	137（24.16）	54（19.71）
女性	232（32.18）	123（26.00）	43（20.67）
总体	397（27.67）	260（25.00）	97（20.13）

[1] 中国居民营养与健康状况调查报告之四2002高血压. 北京: 人民卫生出版社, 37-48.

[2] 依力米努尔·阿合买提江, 米黑热古丽·艾尼瓦尔. 乌鲁木齐市不同民族老年ISH患病率及危险因素分析[J].中国循证心血管医学杂志, 2013, 5(5):500-502.

2.1.1.5 人群血压水平

• 2002中国居民营养与健康状况调查中的人群血压水平

根据2002年中国居民营养与健康状况调查[1]的结果，中国人群的平均血压水平随年龄的增长而增加。在45岁之前，男性的收缩压高于女性；45岁之后女性高于男性。尽管女性的舒张压水平在各个年龄段均低于男性，但45岁之后这种差距在缩小。见表2–1–8。

表2–1–8 中国15～74岁人群平均血压水平

年龄（岁）	收缩压（mmHg）		舒张压（mmHg）	
	男性	女性	男性	女性
15～24	112.4	107.6	71.9	69.8
25～34	115.7	109.4	75.6	71.5
35～44	118.4	114.8	78.1	74.9
45～54	122.9	123.1	80.0	78.3
55～64	129.3	130.4	80.7	79.1
65～74	135.2	136.8	79.8	78.7

• 不同民族人群血压水平差异

2002年中国居民营养与健康状况调查中有关不同民族的血压分析数据[2]显示，在可用于分析的15岁及以上人群152 683份资料中，满族男性、女性的平均收缩压水平最高，分别为126.2mmHg和125.7mmHg；而藏族男性、女性的平均舒张压水平最高，分别为85.7mmHg和81.6mmHg。见表2–1–9。

表2–1–9 中国不同民族15岁及以上人群平均血压水平

民族	收缩压（mmHg）		舒张压（mmHg）	
	男性	女性	男性	女性
汉族	123.3	120.3	78.6	75.9
蒙古族	123.3	123.3	78.2	77.1
回族	120.4	118.3	78.2	75.3
藏族	124.8	117.0	85.7	81.6
苗族	116.2	111.0	73.0	69.7
壮族	123.8	116.7	77.4	72.7
布依族	119.7	117.3	77.1	73.5

[1] 中国居民营养与健康状况调查报告之四2002高血压. 北京: 人民卫生出版社, 49-90.

[2] 胡以松, 姚崇华, 王文志等.2002年中国部分民族高血压患病情况.卫生研究, 2006, 35(5): 573-575.

表2-1-9 中国不同民族15岁及以上人群平均血压水平 续表

民族	收缩压（mmHg）		舒张压（mmHg）	
	男性	女性	男性	女性
满族	126.2	125.7	79.4	77.7
土家族	122.6	121.0	74.4	73.1
其他民族	118.2	114.3	76.9	74.6
合计	123.1	120.0	78.5	75.7

有研究[1]从2010年4至6月收集了西藏自治区1 370名年龄≥18岁的当地人群血压分析数据显示，18岁及以上居民的收缩压平均值为136.96±30.24mmHg，其中男、女分别为141.80±32.09mmHg和133.76±28.52mmHg；舒张压的平均值为89.34±24.48mmHg，男、女分别为92.38±27.20mmHg和 87.33±22.29mmHg。不同年龄的血压均值见图2-1-10。

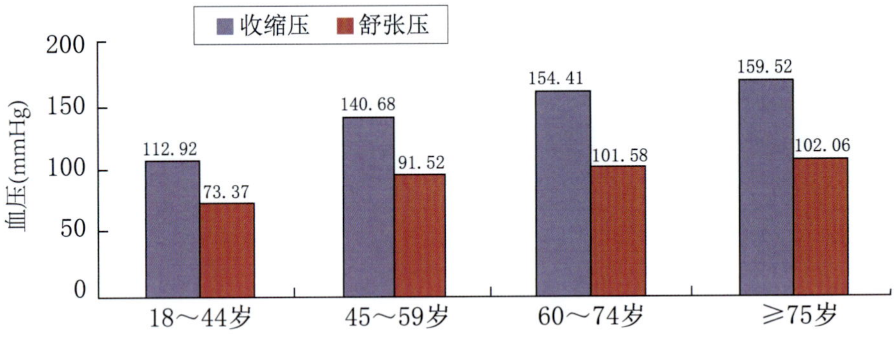

图2-1-10 西藏不同年龄的血压水平

- 慢性病监测获得的人群血压水平

对2010年162个慢性病监测点的98 548名18岁以上居民的血压分析[2]显示，收缩压平均值为130.8±21.3mmHg，男、女分别为132.5±19.4mmHg和129.1±22.9mmHg；舒张压的平均值为80.4±11.7mmHg，男、女分别为81.2±11.7mmHg和79.5±11.7mmHg；城市和农村的收缩压平均值分别130.3±20.7mmHg和131.0±21.5mmHg，舒张压平均值分别为80.6±11.6mmHg和80.3±11.8mmHg。不同年龄血压均值见图2-1-11。

[1] Zheng X, Yao DK, Zhuo-Ma CR, et al. Prevalence, Self-Awareness, Treatment, and Control of Hypertension in Lhasa, Tibet. Clin Exp Hypertens, 2012;34(5):328-333.

[2] 李镒冲, 王丽敏, 姜勇. 2010 年中国成年人高血压患病情况[J].中华预防医学杂志, 2012, 46(5): 409-413.

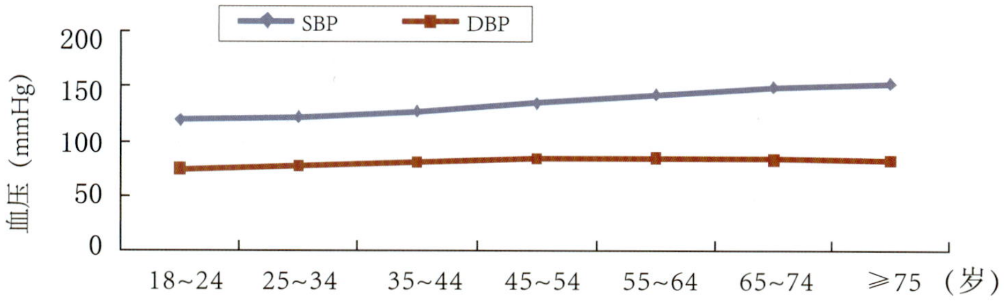

图2-1-11　2010年全国18岁以上居民各年龄段血压均值

2.1.1.6　高血压知晓率、治疗率、控制率

• 2002中国居民营养与健康状况调查的相关结果

2002年中国居民营养与健康状况调查结果[1]显示，中国人群的高血压知晓率为30.2%，治疗率为24.7%，控制率为6.1%，治疗控制率为25%。知晓率、治疗率和控制率城市高于农村，且均随年龄的增长上升。见表2-1-10。

表2-1-10　人群高血压知晓率、治疗率和控制率（%）

	年龄组	城市	乡村	合计
知晓率	18～	17.8	11.6	13.6
	45～	40.8	25.1	31.0
	60～	48.5	26.8	37.6
	合计	41.1	22.5	30.2
治疗率	18～	11.8	7.9	9.1
	45～	34.1	19.4	25.0
	60～	43.1	21.3	32.2
	合计	35.1	17.4	24.7
控制率	18～	4.2	2.1	2.7
	45～	10.0	3.8	6.2
	60～	11.3	3.9	7.6
	合计	9.7	3.5	6.1
治疗控制率	18～	36.3	26.8	30.7
	45～	29.7	20.2	25.2
	60～	26.6	19.1	24.1
	合计	28.2	20.4	25.0

[1] 中国居民营养与健康状况调查报告之四2002年高血压.北京：人民卫生出版社，150-171.

- 中国13省市调查结果

2009年9月至2010年9月13省18岁及以上50 171名参与者调查结果显示[1]，高血压的知晓率、治疗率、控制率和治疗控制率分别为42.6%、34.1%、9.3%和27.4%。见图2 1–12。

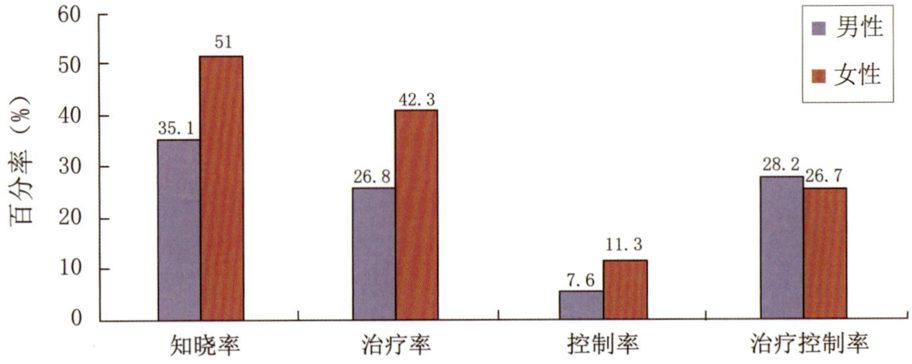

图2–1–12 13省不同性别人群的高血压知晓率、治疗率、控制率和治疗控制率

- CHNS研究的相关结果

1991～2009年九省18岁及以上人群的高血压知晓率、治疗率、控制率和治疗控制率分析结果显示[2]，从总体上看，高血压的知晓率、治疗率、控制率呈上升趋势，但仍处于较低水平，并且治疗控制率的波动较大。见图2–1–13。

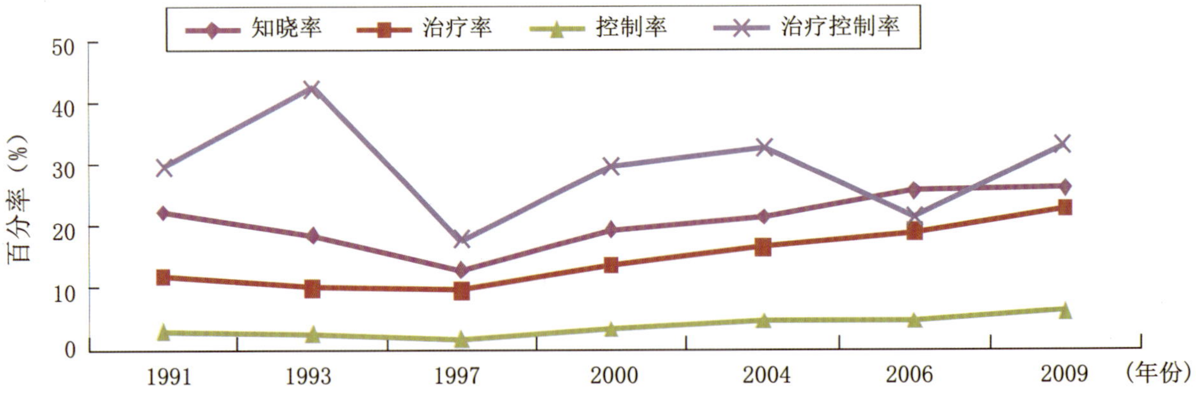

图2–1–13 1991～2009年九省人群的高血压知晓率、治疗率、控制率和治疗控制率

[1] Wang J, Zhang L, Wang F, et al. Prevalence, Awareness, Treatment and Control of Hypertension in China: Results From a National Survey. Am J Hypertens, 2014, 27(11): 1355-1361.

[2] Xi B, Liang Y, Reilly K H, et al. Trends in prevalence, awareness, treatment and control of hypertension among Chinese adults 1991–2009[J]. Int J Cardio, 2012, 158(2): 326-329.

• 不同省市相关研究结果汇总

近年来，全国不同地区的调查结果发现，不同人群的高血压知晓率、治疗率、控制率存在明显差异。见表2–1–11。

表2–1–11 不同地区人群高血压知晓率、治疗率和控制率

调查年份	地区	样本量	年龄（岁）	知晓率（%）	治疗率（%）	控制率（%）	治疗控制率（%）
2008	北京市[1]	5 760	18～79	42.5	35.9	11.8	—
2009	广州市[2]	23 939	≥15	54.4	49.3	23.3	43.6
2010	拉萨市[3]	1 370	≥18	63.5	24.3	31.8	—
2010	浙江省[4]	17 437	≥18	54.33	46.34	18.26	—
2010	汉中市[5]	2 476	35～64	31.6	17.4	3.5	17.5
2011	山东省[6]	15 350	18～69	34.5	27.5	14.9	—
2012	澳门[7]	1 410	18～93	69.0	59.0	30.0	—

2.1.1.7 高血压患病率的影响因素

根据《2010年中国高血压防治指南》[8]，中国人群高血压的危险因素包括高钠低钾膳食、超重和肥胖、过量饮酒、精神紧张、高血压家族史和缺乏体力活动等。

年龄是高血压不可改变的危险因素，无论男性、女性，随着年龄的增高，高血压的患病风险成倍上升。与15~24岁年龄组的风险相比，65~74岁组的男性风险达到22倍，女性风险高达57倍。45岁前男性风险高于女性；45岁之后女性高于男性。见表2–1–12。

[1] Cai L, Liu A, Zhang L, et al. Prevalence, awareness, treatment, and control of hypertension among adults in Beijing, China[J]. Clin Exp Hypertens, 2012, 34(1): 45-52.

[2] Wu X, Pan B, Chen X, et al. Useful information for hypertension management reform in community health care: prevalence, awareness, treatment and control among Guangzhou adults[J]. Clin Exp Hypertens, 2014;36(4): 227-235.

[3] Zhao Y, Yan H, Marshall R J, et al. Trends in population blood pressure and prevalence, awareness, treatment, and control of hypertension among middle-aged and older adults in a rural area of northwest China from 1982 to 2010[J]. PLoS One, 2013, 8(4): e61779.

[4] Wang H, Zhang X, Zhang J, et al. Factors associated with prevalence, awareness, treatment and control of hypertension among adults in Southern China: a community-based, cross-sectional survey[J]. PloS one, 2013, 8(5): e62469.

[5] Zheng X, Yao DK, Zhuo-Ma CR, et al. Prevalence, Self-Awareness, Treatment, and Control of Hypertension in Lhasa, Tibet. Clin Exp Hypertens,2012;34(5):328-333.

[6] 王卉呈, 鹿子龙, 郭晓雷等. 山东省2011年≥18岁高血压患者知晓率、治疗率和控制率状况分析. 中华流行病学杂志2013, 34(11): 1055-1058.

[7] Ke L, Ho J, Feng J, et al. Prevalence, Awareness, Treatment and Control of Hypertension in Macau: Results From a Cross-Sectional Epidemiological Study in Macau, China[J]. Am J Hypertens, 2014: hpu121.201.

[8] 中国高血压防治指南修订委员会.中国高血压防治指南2010年修订版.中华心血管杂志, 2011;39(7):579-616.

表2-1-12　中国人群不同年龄高血压患病相对风险

年龄组（岁）	男性		女性	
	患病率（%）	OR（95%CI）	患病率（%）	OR（95%CI）
15～24	4.76	1.00	2.13	1.00
25～34	9.45	2.09（1.85～2.36）	3.82	1.82（1.56～2.13）
35～44	17.27	4.18（3.72～4.68）	11.88	6.19（5.37～7.14）
45～54	27.24	7.49（6.69～8.39）	28.42	18.25（15.89～20.95）
55～64	40.79	13.78（12.30～15.43）	43.66	35.61（30.97～40.95）
65～74	52.46	22.07（19.64～24.79）	55.70	57.77（50.09～66.63）

有高血压家族史的患病风险是没有家族史者的2倍；饮酒时酒精摄入量越高风险越大；相对于正常体重者来说，超重、肥胖者患病风险增高。甘油三酯和总胆固醇偏高、高密度脂蛋白胆固醇偏低，都与较高的高血压患病风险有关[1]。见表2-1-13。

表2-1-13　不同危险因素水平下高血压的患病风险

危险因素	危险因素水平	患病率（%）	OR（95%CI）
高血压家族史	无	18.22	1.00
	有	30.38	1.96（1.90～2.20）
酒精摄入量（g/d）	<4.80	24.04	1.00
	4.80～	23.65	0.98（0.86～1.12）
	10.51～	26.25	1.13（0.99～1.28）
	19.94～	30.20	1.37（1.20～1.55）
	≥40.03	35.22	1.72（1.52～1.94）
超重和肥胖	消瘦	13.7	0.8（0.8～0.9）
	正常	16.5	1.00
	超重	33.3	2.5（2.5～2.6）
	肥胖	51.2	5.3（5.1～5.5）
甘油三酯	正常	20.69	1.00
	偏高	37.20	2.27（2.15～2.40）
总胆固醇	正常	21.29	1.00
	偏高	43.26	2.82（2.56～3.11）
高密度脂蛋白胆固醇	正常	22.68	1.00
	偏低	25.47	1.17（1.08～1.26）

过量饮酒、长时间服用非甾体类消炎药、缺乏体力活动等生活方式均与高血压的发生

[1] 中国居民营养与健康状况调查报告之四2002年高血压.北京：人民卫生出版社，150-171.

有关[1]。中心性肥胖者即使BMI正常，也与高血压的发生风险呈正相关。见表2–1–14。

表2–1–14 不同BMI不同WC情况下高血压的患病风险

危险因素	危险因素水平	OR（95%CI）
BMI（kg/m²）和WC	BMI<24.0，WC正常	1.00
	24.0≤BMI<28.0，WC正常	1.83（1.60-2.09）
	BMI≥28.0，WC正常	3.29（1.98-5.45）
	BMI<24.0，中心性肥胖	1.59（1.38-1.84）
	24.0≤BMI<28.0，中心性肥胖	2.84（2.56-3.16）
	BMI≥28.0，中心性肥胖	5.93（5.16-6.82）

注：BMI：身体质量指数；WC：腰围

有研究分析[2]了中国居民饮食模式与高血压的关系，结果显示传统北方饮食模式与患高血压的风险呈正相关，而南方饮食模式人群患高血压的风险较低。多项研究[3~6]表明，高钠低钾膳食是中国人群高血压发生的重要危险因素，且中国人群普遍对钠敏感。

2.1.2 继发性高血压

一项研究[7]分析了2000～2004年2 274例年龄在14～92岁住院高血压患者的病因，其中继发性高血压占14%，继发性高血压以内分泌性高血压为多，占51.3%。

对2007年1月至2010年12月在广西大学附属柳州市人民医院住院的3 207例高血压患者进行分析[8]，有继发性高血压患者351例，男性111例，女性240例，男女比例0.46:1。其中首要原因为肾性高血压，其次为睡眠呼吸暂停低通气综合征，之后依次为原发性醛固酮增多症、甲状腺功能亢进、嗜铬细胞瘤、皮质醇增多症和主动脉狭窄。

[1] Wang J, Zhang L, Wang F, et al. Prevalence, Awareness, Treatment, and Control of Hypertension in China: Results From a National Survey. Am J Hypertens, 2014: hpu053.

[2] Wang D, He Y, Li Y, et al. Dietary patterns and hypertension among Chinese adults: a nationally representative cross-sectional study[J]. BMC public health, 2011, 11(1): 925.

[3] 张煜, 张维, 王姣锋等. 上海市长宁社区人群原发性高血压患病情况及危险因素的调查. 老年医学与保健, 2012;18(1):19-22.

[4] Liu Z. Dietary sodium and the incidence of hypertension in the Chinese population: a review of nationwide surveys[J]. Am J Hypertens, 2009, 22(9): 929-933.

[5] Wang J G, Li Y. Characteristics of hypertension in Chinese and their relevance for the choice of antihypertensive drugs[J]. Diabetes Metab Rea Rev, 2012, 28(s2): 67-72.

[6] Chen J. Epidemiology of hypertension and chronic kidney disease in China[J]. Curr Opin Nephrol Hypertens, 2010, 19(3): 278.

[7] 王志华, 初少莉, 陈绍行, 等. 高血压住院患者病因及危险因素分析[J].高血压杂志, 2005, 13(8):504-509.

[8] 易秋艳, 张林潮. 柳州市高血压病因流行病学调查[J]. 中华临床医师杂志（电子版), 2011, 5(20): 6102-6105.

2.1.3 儿童高血压

2.1.3.1 儿童高血压流行趋势与分布特征

（1）儿童高血压患病率及变化趋势

全国学生体质调研，于2010年对19万余名7～17岁汉族学龄儿童血压进行调查，采用《中国高血压防治指南》（2010年修订版）标准进行诊断，结果显示[1]：中国儿童高血压患病率为14.5%（男生16.1%，女生12.9%）。不同性别的高血压患病率均随年龄呈上升趋势（P< 0.001）。见图2–1–14。

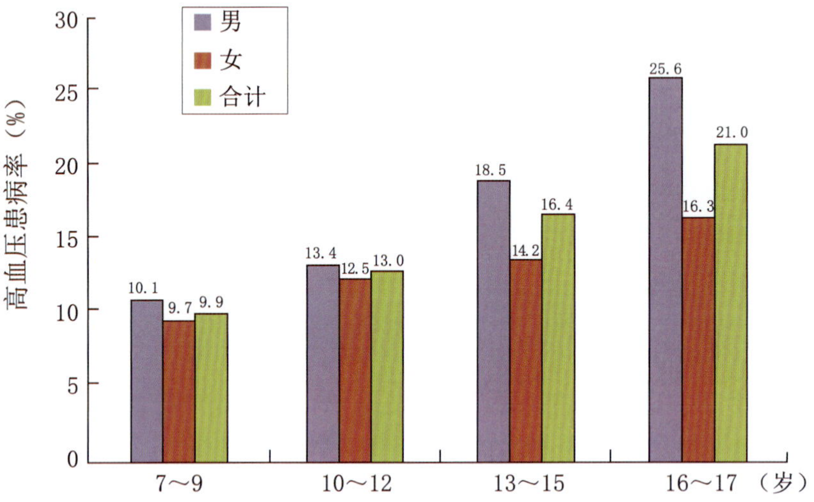

图2–1–14 2010年中国儿童不同年龄段的高血压患病率（%）

1991～2009年，中国健康和营养调查（China Health and Nutrition Survey，CHNS）的儿童血压分析结果显示[2–3]：儿童高血压患病率呈持续上升趋势，从1991年的7.1%上升到2009年的13.8%，据此得到年均上升率为0.47%。见图2–1–15。

---

[1] Dong B, Ma J, Wang HJ, et al. The association of overweight and obesity with blood pressure among Chinese children and adolescents. Biomedical and Environmental Sciences, 2013, 26(6): 437-444.

[2] Liang YJ, Xi B, Hu YH, et al. Trends in blood pressure and hypertension among Chinese children and adolescents: China Health and Nutrition Surveys 1991-2004. Blood Pressure, 2011, 20: 45-53.

[3] Xi B, Liang Y, Mi J. Hypertension trends in Chinese children in the national surveys, 1993 to 2009. International Journal of Cardiology , 2013, 165(3): 577-579.

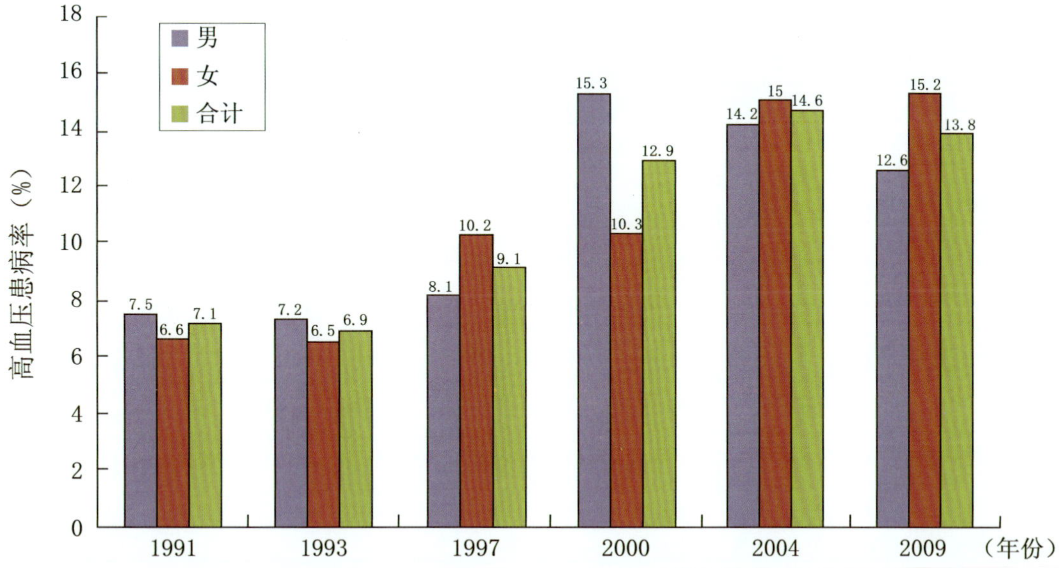

图2-1-15 1991～2009年中国6～17岁儿童青少年高血压患病率变化趋势

注：（1）1991～2004年中国6～17岁儿童青少年高血压检出率数据来自Liang等的研究[1]，2009年中国6～17岁儿童青少年高血压检出率数据来自Xi等的研究分析[2]；（2）上述研究均采用《中国儿童青少年血压参照标准》诊断，为单一时点筛查的高血压患病率。

（2）不同地区儿童高血压的流行现状

近年来，北京、上海、湖南、新疆等地区开展的大样本血压现况调查中，均采用《中国高血压防治指南》（2010年修订版）标准对儿童高血压进行诊断，结果具有一定的可比性。汇总结果见表2-1-15。

上述儿童血压流行病学调查大多基于单一时点，但考虑到“白大衣现象”等因素，对个体诊断时应采用非同日三次血压测量。北京三时点血压筛查研究显示[3]：高血压患病率由第一次的18.2%下降到第三时点的3.1%，下降了83.0%。因此，监测儿童血压水平的动态变化比单纯一次测量诊断更有意义[4]。建议在开展儿童血压流行病学调查时，尽量采用多时点（至少两个时点）的筛查策略，使调查结果更趋近于真实。

---

[1] Liang YJ, Xi B, Hu YH, et al. Trends in blood pressure and hypertension among Chinese children and adolescents: China Health and Nutrition Surveys 1991-2004. Blood Pressure, 2011, 20: 45-53.

[2] Xi B, Liang Y, Mi J. Hypertension trends in Chinese children in the national surveys, 1993 to 2009. International Journal of Cardiology , 2013, 165(3): 577-579.

[3] Meng LH, Liang YJ, Liu JT, et al. Prevalence and risk factors of hypertension based on repeated measurements in Chinese children and adolescents. Blood Pressure, 2013, 22(1): 59-64.

[4] 米杰, 王天有, 孟玲慧等. 中国儿童青少年血压参照标准的研究制定[J]. 中国循证儿科杂志, 2010, 5(1): 4-14.

表2-1-15 不同地区和人群特征的儿童高血压患病率

调查地区	调查时间（年）	民族	年龄（岁）	DBP	样本量（人）	测量方法	患病率（%）
上海[1]	2009	汉	7～20	K4	78 114	听诊法	11.2
湖南[2]	2009	汉	12～17	K4	88 947	听诊法	3.1
陕西[3]	2010	汉	7～18	K5	66 593	听诊法	6.2
山东[4]	2010	汉	7～17	K5	38 860	听诊法	23.3
河南[5]	2009	汉	6～18	K5	11 571	听诊法	7.3
云南[6]	2005	汉族及11个少数民族	3～6	K4	15 877	听诊法	7.1
新疆[7]	2009	哈萨克族	7～14	K4	2 438	听诊法	5.6
北京[8]	2010	汉	3～18	K4	6 692	听诊法	18.2→5.1→3.1

2.1.3.2 儿童高血压的影响因素

（1）超重与肥胖

肥胖与儿童高血压存在密切关系。体重指数（BMI）、腰围（WC）、腰围身高比（WHtR）是目前评价儿童肥胖及肥胖类型的常用指标。对上海市78 114（男51.3%）名学龄儿童的血压与体重的关联进行调查分析[1]。结果显示：儿童高血压患病率随着肥胖程度的升高而增加（P<0.0001）。在调整年龄和性别后，不论哪种类型的超重和肥胖儿童，其

[1] Lu X, Shi P, Luo CY, et al. Prevalence of hypertension in overweight and obese children from a large school-based population in Shanghai, China. BMC Public Health, 2013, 11;13:24.

[2] Cao ZQ, Zhu LP, Zhang T, et al. Blood Pressure and obesity among adolescents: a school-based Population study in China. American Journal of Hypertension, 2012, 25(5): 576-582.

[3] 申存毅, 张瑞娟, 陈燕莉等. 西安市城区中小学生肥胖与高血压状况[J]. 中国学校卫生, 2012, 05: 588-589.

[4] Zhang Y, Sun G, Zhao J, et al. Monitoring of blood pressure among children and adolescents in a coastal province in China: results of a 2010 survey. Asia-Pacific Journal of Public Health, 2012.doi: 10.1177/1010539512444777.

[5] 曹佳利, 胡艳丽, 许峰等. 11571名中小学生高血压分布趋势及相关因素的流行病学研究[J]. 中国医药指南, 2011, 09(31): 290-292.

[6] 张雯, 郭子宏, 刘锦桃等. 云南省3～6岁儿童血压水平及高血压评价标准的探讨[J]. 中华高血压杂志, 2012, 3: 260-264.

[7] 徐永杰, 李敏, 徐佩茹等. 新疆伊犁地区哈萨克族7～14岁儿童肥胖指标与血压相关性分析[J]. 中华流行病学杂志, 2012, 8（33): 774-778.

[8] Meng LH, Liang YJ, Liu JT, et al. Prevalence and risk factors of hypertension based on repeated measurements in Chinese children and adolescents. Blood Pressure, 2013, 22(1): 59-64.

高血压患病风险是正常儿童的1.5~2.2倍。见图2-1-16。

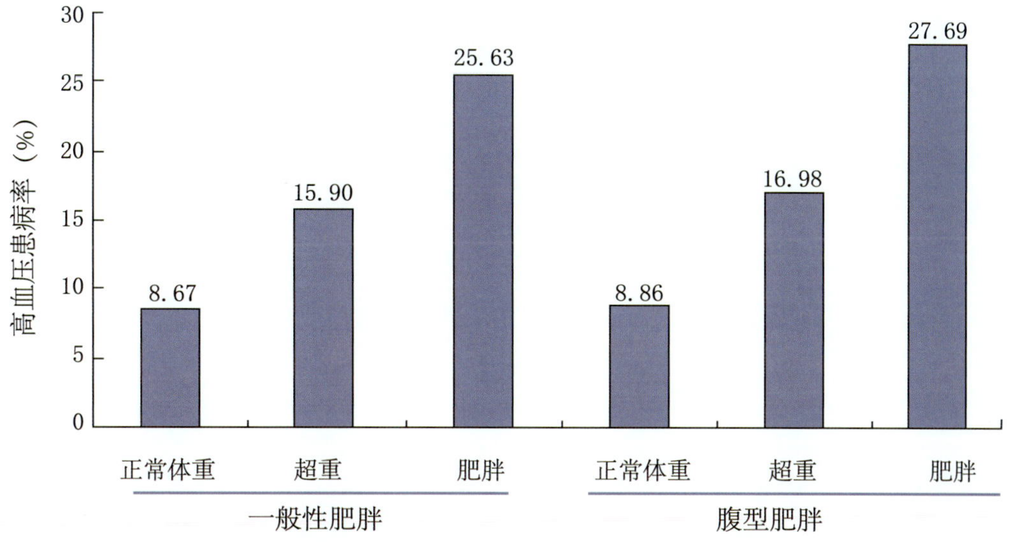

图2-1-16 不同体重状态儿童的高血压患病率（%）

注：采用中国肥胖问题工作组（WGOC）推荐的BMI、WC标准分别对儿童超重和肥胖进行诊断：超重定义，BMI/WC≥P90~<P95；肥胖定义，BMI/WC≥P95。

对2010年全国学生体质与健康调研中7～10岁的40 495（男49.8%）名汉族学龄儿童的血压和体重状态数据进行分析，采用BMI和腰围身高比联合评价肥胖类型，结果显示：无论男女，高血压患病率与肥胖类型相关，表现为复合型肥胖组>单纯腹型肥胖组>非超重组[1]见图2-1-17。

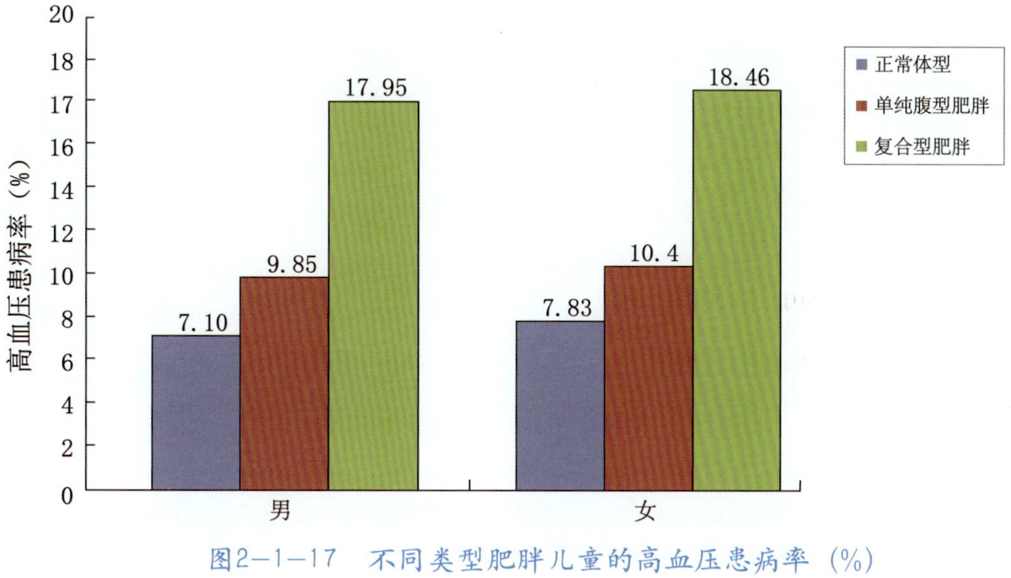

图2-1-17 不同类型肥胖儿童的高血压患病率（%）

[1] 吴丽晶, 马军, 付连国等. 中国7～10岁儿童腹型肥胖与血压的关系[J]. 中华预防医学杂志, 2013, 8(47): 689-694.

注：（1）高血压：收缩压和（或）舒张压大于2010年全国学生同性别、年龄收缩压和（或）舒张压第95位百分数（P95）界值；（2）单纯腹型肥胖：BMI正常，WHtR偏高；复合型肥胖：BMI偏高且WHtR偏高；（3）BMI偏高：根据WHO 2006年公布的儿童营养不良标准和中国肥胖问题工作组制定的《中国学龄儿童青少年超重、肥胖BMI筛查分类标准》将儿童分为消瘦、正常、超重、肥胖，将超重和（或）肥胖定义为BMI偏高；WHtR偏高：WHtR>0.46。

（2）血糖和脂代谢异常

我国六城市（包括哈尔滨、北京、济南、上海、重庆和广州）儿童血压调查结果显示[1]：调整年龄、性别、BMI、经济水平、父母受教育文化程度和青春期后，高TG、高血糖、代谢综合征、高胰岛素抵抗指数（HOMR–IR）组儿童发生高血压的风险要高于正常儿童（所有P <0.0001）。

（3）高血压家族史

北京市儿童青少年代谢综合征研究（BCAMS）课题组对6～17岁的儿童血压与父母高血压病史进行关联分析[2]，其中父母高血压的患病情况来自问卷调查的自我报告。研究发现："双亲均无高血压"、"父亲高血压"、"母亲高血压"、"双亲均高血压"4组儿童的高血压患病率总体呈现增加趋势（趋势χ^2=39.49，P<0.001）。见表2–1–16。

表2–1–16　儿童高血压与双亲高血压病史的关联

高血压病史	高血压患病率（%）	OR（95%CI）
双亲无高血压史	8.7	1
父亲高血压	13.8	1.68（1.39～2.06）
母亲高血压	12.6	1.56（1.16～2.09）
双亲高血压	11.5	1.27（0.67～2.41）

（4）宫内及生后早期影响因素——即"健康与疾病的发育起源"（DOHaD）理论

20世纪80年代，Hales和Barker等提出孕期宫内环境因素与成年时期心血管病有关，即"健康与疾病的发育起源"（DOHaD）理论。该理论认为，胎儿对宫内不良作用的反应（主要体现在低出生体重）可导致心血管等器官发生永久改变，从而加速成人疾病的发展过程。对1948～1954年在北京协和医院出生的628人（男49.2%）进行追访研究，结果发现[3~4]：调整性别、年龄、孕周和产次等因素后，成人期SBP和DBP均与出生体重和出生体重

[1] Xu H, Hu X, Zhang Q, et al. The Association of Hypertension with Obesity and Metabolic Abnormalities among Chinese Children. International Journal of Hypertension, 2011; 2011: 987159. doi: 10.4061/2011/987159.

[2] 席波, 米杰, 王俐等. 北京市儿童青少年原发性高血压的家庭聚集性分析[J]. 中华流行病学杂志. 2008, 29(9): 849-854.

[3] 米杰, 张孔来. 出生消瘦与成人期高血压的关系[J]. 中国公共卫生学报, 1998, 04:34-35.

[4] Mi J, Law C, Zhang KL, et al. Effects of infant birthweight and maternal body mass index in pregnancy on components of the insulin resistance syndrome in China. Ann Intern Med, 2000; 132(4):253-260.

指数（Ponderal Index，PI，kg/ m^3）呈负相关（$P<0.05$），出生体重每增加1kg，SBP和DBP分别下降3.0 mmHg和1.9 mmHg。

另外，出生时消瘦（PI<24kg/m^3）伴随成人期肥胖（BMI≥P75）组，其成人后高血压［以SBP≥160mmHg或DBP≥95mmHg或过去确诊为高血压（市级医院诊断）并且当前服降压药者定义］患病率最高，达34.4%，而出生时肥满（PI≥28kg/m^3）成人消瘦（BMI<P25）组未出现高血压患者。

1992～2000年台湾地区对81 538名（男37.3%）6～18岁儿童进行健康体检，对其出生体重进行回顾分析发现[1]：调整性别、年龄、身高、BMI等因素后，低出生体重（<2.6千克）组儿童高血压[2]患病风险是正常出生体重（3千克～3.54千克）组的1.16倍（OR=1.159，95% CI: 1.043~1.288）。

近年有研究显示，孕期营养过剩导致的巨大儿也可增加成人高血压患病风险。有研究对2 238名无锡出生体重队列人群进行18年的随访研究，将出生体重≥4千克作为巨大儿组，正常出生体重（2.5千克～4千克）作为对照组，结果显示[3]：调整孕周、性别、母亲职业、分娩年龄、母亲孕期体重等因素后，巨大儿组平均SBP（110.8±9.4 mmHg）高于对照组SBP（109.3±9.3 mmHg），差异有统计学意义（$P=0.0002$）。

生命早期不良环境的暴露（如自然灾害、疾病等）可对成年后高血压的发病风险产生影响。Chen等对2009年CHNS调查中1 415名成年人的血压等数据进行分析发现[4]：在调整了年龄、婚姻状况、体重指数、腰围、吸烟饮酒情况等因素后，女性胎儿–婴儿期（年龄<1岁）及幼儿–学龄前期（年龄在1～5岁）暴露于饥荒的人群在成年期患高血压的风险分别是未暴露组的1.62倍（OR=1.62；95%CI: 1.01～2.61）和1.78倍（OR=1.78；95%CI: 1.15～2.74），差异具有统计学意义（$P<0.05$），而男性未出现此种规律，提示出生早期的饥荒因素对成年高血压患病风险具有性别差异。见图2–1–18。

---

[1] Wei JN, Li HY, Sung FC. Birth weight correlates differently with cardiovascular risk factors in youth. Obesity（Silver Spring), 2007;15(6):1609-1616.

[2] Pan WH, Chang HY, Yeh WT, et al. Prevalence, awareness, treatment and control of hypertension in Taiwan: results of Nutrition and Health Survey in Taiwan（NAHSIT）1993–1996.J Hum Hypertens, 2001;15:793– 798.

[3] Li Y, Wu J, Yu J, et al. Is fetal macrosomia related to blood pressure among adolescents? A birth cohort study in China. Journal of Human Hypertension, 2013, 27(11):686-692.

[4] Chen H, Nembhard WN, Stockwell HG. Sex-Specific Effects of Fetal Exposure to the 1959-1961 Chinese Famine on Risk of Adult Hypertension. Maternal and Child Health Journal, 2013. doi: 10.1007/s10995-013-1268-z.

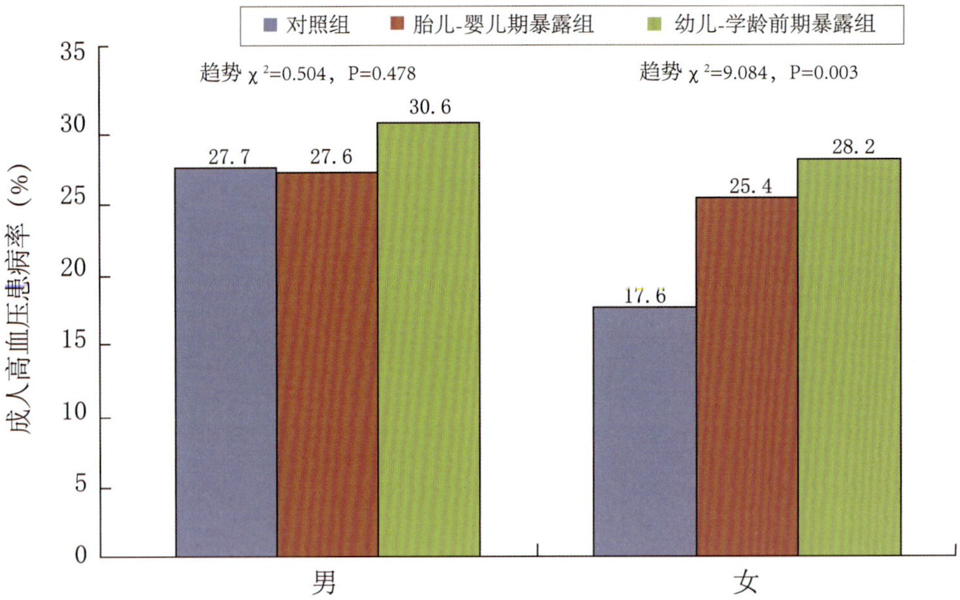

图2-1-18 生命早期不同阶段暴露于“大饥荒”人群成年后高血压的患病率（%）

注：（1）高血压诊断采用美国预防、检测、评估与治疗高血压全国联合委员会第七次报告（JNC7）血压标准；（2）“大饥荒”时期为1959~1961年；（3）对照组指出生于1962年10月1日~1964年9月30日的人群，胎儿－婴儿期暴露组指出生于1959年10月1日~1961年9月30日的人群，幼儿－学龄前期暴露组指出生于1956年10月1日至1958年9月30日的人群。

（5）盐敏感

陕西汉中农村地区的儿童盐敏感高血压队列经过18年的随访研究发现[1]，儿童时期（6～15岁）盐敏感人群在成年早期（24～33岁）的SBP和DBP显著高于非敏感人群（P<0.05），且其罹患高血压（SBP≥140 mmHg）的风险是非敏感人群的2.34（RR=2.34；95%CI: 1.04～5.251）倍，提示儿童时期的盐敏感是成年早期高血压的危险因素。

（6）睡眠

对参加2010年全国学生体质与健康调研中处于青春期（男11～17岁，女9～17岁，以问卷获得的女性初潮和男童首次遗精判断青春期启动）的123 919名（男42.4%）学生的血压和睡眠时间数据进行分析，结果显示[2]：在青春期未启动前，睡眠不足组高血压患病率高于睡眠充足组，差异有统计学意义（P<0.01），提示青春期睡眠时间不足可能是血压升高的影响因素之一。见图2-1-19。

---

[1] Mu J, Zheng S, Lian Q, et al. Evolution of blood pressure from adolescents to youth in salt sensitivies: a 18-year follow-upstudy in Hanzhong children cohort. Nutrition Journal, 2012, 11: 70.

[2] 董彬, 王海俊, 马军. 中国9～17岁青春期学生睡眠时间与血压关系的研究. 中华预防医学杂志, 2013, 47(8): 718-725.

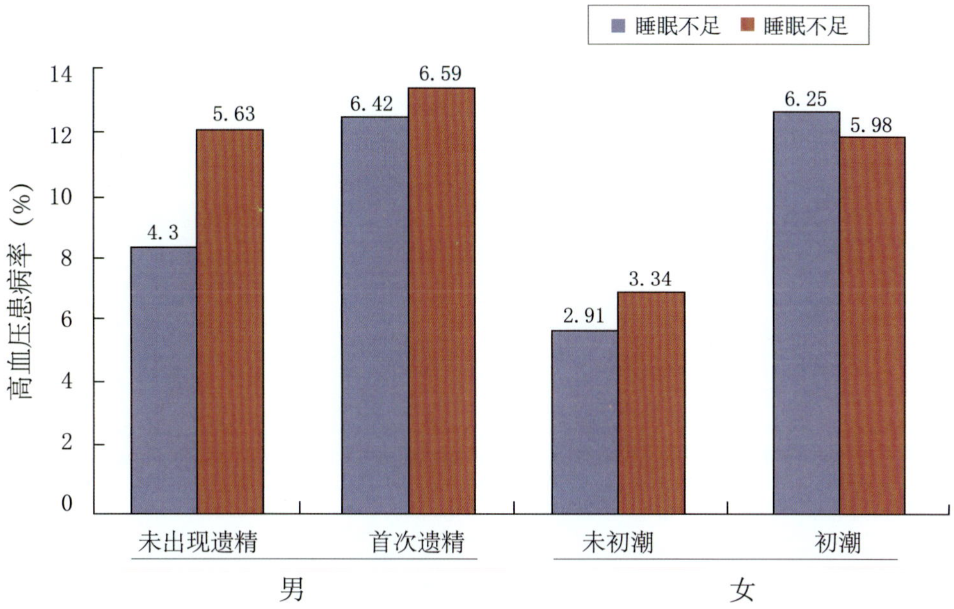

图2–1–19 青少年睡眠时间与高血压患病率（%）

注：（1）高血压根据《2010年中国学生体质与健康调研报告》城乡合并男、女生收缩压、舒张压的P95界值判定；（2）"睡眠充足"定义为7～12岁学生睡眠时间≥9h、13～15岁学生睡眠时间≥8 h、16～18岁学生睡眠时间≥7 h；其余定义为"睡眠不足"。

（7）其他

近期研究发现，儿童体内生物标志物含量也与其血压升高有关。对新疆先天性心脏病调查中3 778名（男47.1%）10～15岁维吾尔族、哈萨克族及汉族儿童的尿酸和血压情况进行分析发现[1]：高血压患病率随着尿酸水平的增加而升高（P=0.009）。在调整了年龄、性别、种族、BMI、总胆固醇、高密度脂蛋白胆固醇、低密度脂蛋白胆固醇、甘油三酯等因素后，尿酸在第三和第四分位组的儿童高血压患病风险（OR）分别是第一分位组的1.60倍（OR=1.60；95%CI: 1.10～2.33）和1.81倍（OR=1.81；95%CI: 1.18～2.78）。见图2–1–20。

[1] Pan S, He CH, Ma YT, et al. Serum uric acid levels are associated with high blood pressure in Chinese children and adolescents aged 10-15 years. Journal of Hypertension, 2014, 32(5): 998-1004.

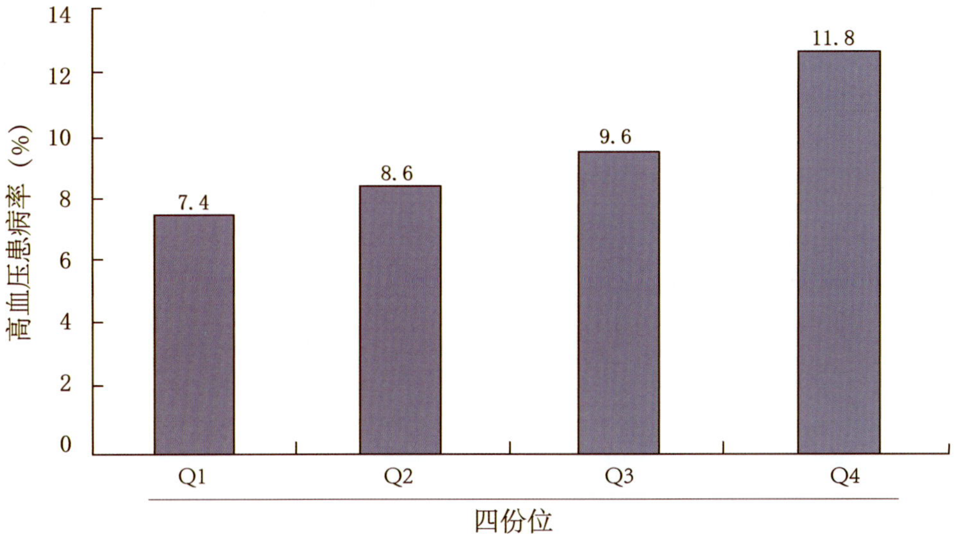

图2-1-20 10～15岁儿童不同尿酸水平下的高血压患病率（%）

2.1.3.3 儿童期高血压对成年健康的影响

北京儿童高血压队列研究（BBS）课题组对412名6～18岁儿童进行了18年的随访研究发现：控制年龄、性别、成人身高和BMI等因素后，基线被诊断为高血压的儿童在成年后罹患高血压的风险是基线血压正常儿童的4.63倍（OR=4.63；95%CI: 2.09～10.25）[1]，青春前期（男睾丸发育和女乳房发育处于Tanner I期）高血压组儿童成年后罹患高血压的风险是血压正常组儿童的2.71倍（95%CI: 0.83～8.85），青春期（Tanner II期及以后）高血压组成年后罹患高血压的风险则上升至10倍（95%CI: 3.03～33.07）[2]。

陕西“汉中儿童高血压队列研究”18年随访结果显示[3]，儿童期高血压人群，成人后有28.0%发展为高血压，是童年期血压正常者的6.88倍（RR=6.88，$P<0.01$）。

汉中儿童高血压队列结果显示[3]：儿童期高血压组成年后血流介导的肱动脉扩张性（FMD）（0.103±0.004mm）显著低于儿童期血压正常组人群（0.117±0.05mm），差异具有统计学意义（$P<0.05$）；前组人群的动脉弹性指数C2（12.93±3.31ml/mmHg×10）也小于儿童期血压正常组（15.21±4.11ml/mmHg×10，$P<0.01$）。

[1] 赵地, 张明明, 陈芳芳等. 儿童期高血压对成年罹患高血压的预测研究[J]. 北京医学, 2008, 30(11): 657-660.

[2] Liang YJ, Mi J. Pubertal hypertension is a strong Predictor for the risk of adult hypertension. Biomedical and Environmental Sciences: BES, 2011, 24(5): 459-466.

[3] 牟建军, 刘志全. 青少年心血管病危险因素识别研究—陕西儿童高血压队列[J], 中华心血管病杂志, 2008, 36(增刊）115-116.

北京队列人群的心肾功能的检测结果提示[1]：儿童至成年持续高血压组人群出现心、肾功能损害的风险比血压始终正常人群增加了3倍（OR=4.07，95%CI: 1.47～11.27）。

2.1.3.4 儿童继发性高血压

截至目前，我国儿童继发性高血压的调查主要来自医院。北京儿童医院[2]和吉林大学白求恩第一医院[3]分别在同一时期，对以“高血压”入院诊断的304名和203名儿童的病历进行回顾性分析，结果均发现：继发性高血压占住院儿童高血压一半以上，且年龄低于原发性高血压儿童。见表2–1–17。

表2–1–17　住院儿童高血压的分型和年龄

调查地区	高血压分型构成（n，%）		患病年龄（$\bar{x}\pm s$，y）	
	原发性高血压	继发性高血压	原发性	继发性
北京[1]	146（48.0）	158（52.0）	12.3±3.1	9.1±4.6
吉林[2]	50（24.6）	153（75.4）	11.8±3.2	10.2±4.0

继发性高血压儿童的病因中，肾源性疾病始终占据首位，占儿童继发性高血压的1/3～2/3；近年发现，药物因素导致的继发性高血压成为第二位病因，占18.3%。见表2–1–18。

表2–1–18　儿童继发性高血压的病因顺位

顺位	病因1[1]（%）	病因2[2]（%）
1	肾源性疾病（39.9）	肾源性疾病（49.0）
2	内分泌系统疾病（29.8）	药物性高血压（18.3）
3	心血管系统疾病（13.9）	心血管系统疾病（16.3）
4	中枢系统疾病（8.2）	内分泌系统疾病（5.2）
5	其他原因（压力，感染，先天异常）（8.2）	中枢神经系统疾病（4.6）
6	——	其他（6.5）

[1] 赵地, 张明明, 米杰等. 儿童期至成年期血压变化对成年期心肾功能的影响[J]. 中华儿科杂志, 2008, 46(10): 763-768.
[2] 刘冲, 杜忠东, 李霞等. 住院儿童高血压的病因分析及鉴别诊断[J]. 首都医科大学学报, 2010, 31(2): 187-191.
[3] 张德磊, 翟淑波, 王晶华等. 203例高血压患儿的临床分析[J]. 中国实验诊断学, 2013, 12: 2238 -2240.

2.2 吸烟

2.2.1 吸烟流行状况

2.2.1.1 吸烟状况

（1）全国整体情况：自1984年以来，中国男性吸烟率一直属于世界上最高的几个国家之一。从1996～2002年间，男性吸烟率有所下降，但从2002～2010年下降幅度很小。2010年的全球成人烟草调查（GATS）–中国项目覆盖了中国28省人群，调查结果显示：中国15岁及以上男性总吸烟率为62.8%，现在吸烟率52.9%，男性吸烟者总数达3.4亿，现在吸烟者2.9亿；女性总吸烟率为3.1%，现在吸烟率为2.4%，女性吸烟者总数为1 639万，现在吸烟者1 046万。与1996年及2002年相比，男性吸烟率虽有微弱的下降，但标化吸烟率没有变化。据此推算，我国15岁以上总吸烟人数为3.56亿，较2002年有所上升，现在吸烟者人数近3.1亿，变化不大。1996～2002年，除低年龄组人群外，多数年龄组人群吸烟率均出现不同程度的下降。2002～2010年期间，40～59岁年龄组人群现在吸烟率出现了上升趋势。虽然女性总体吸烟率仍相对较低，但年轻女性吸烟率呈上升趋势。全人群吸烟率农村人群明显高于城市人群（29.8% vs 26.1%）；男性吸烟率农村高于城市（56.1% vs 49.2%），女性吸烟率城市高于农村（2.6% vs 2.2%）（表2–2–1，表2–2–2；图2–2–1，图2–2–2）[1-5]。

表2–2–1 全国15岁以上人群四次吸烟率调查结果的比较

调查时间（年）	调查人数	年龄（岁）	男性吸烟率	女性吸烟率	男女合计
1984	519 600	15～	61.0%	7.0%	33.9%
1996	122 700	15～	66.9%	4.2%	37.6%
2002	16 056	15～69	66.0%	3.1%	35.8%
2010	13 354	15～69	52.9%	2.4%	28.1%

★注：四次调查，吸烟的定义有所差异：
1984全国吸烟抽样调查，“吸烟者”定义为：现在吸烟，平均每天吸烟1支以上，且连续1年以上。
1996年全国吸烟行为流行病学调查，“吸烟者”的定义：现在吸烟，连续或累计吸烟6个月及以上者。
2002年中国人群吸烟和被动吸烟状况调查，“吸烟者”的定义：现在吸烟，连续或累积吸烟达到100支及以上者。
2010年全球成人烟草调查（GATS）–中国项目，吸烟率指现在吸烟率。

[1] 杨功焕. 中国人群2002年吸烟与被动吸烟的现状调查.中华流行病学杂志, 2005, 26(2): 77-83.
[2] Yang GH, Fan LX, Tan J, et al. Smoking in China: Findings of the 1996 National Prevalence Survey. JAMA. 1999, 282(13):1247-1253.
[3] 2010年全球成人烟草调查中国报告. 杨功焕主编.中国三峡出版社, 2011.11.
[4] 中国疾病预防控制中心控制办公室. 中国青少年烟草调查报告2014.中国疾病预防控制中心. 2014年5月.
[5] Yang GH, Li Q, Jason Hsia. Prevalence of smoking in China in 2010. N Engl J Med. 2011, 364(25): 2469-2470.

表2-2-2 中国15岁以上人群现在吸烟率流行特征—GATS，China，2010

人口学特征	男女合计	男性吸烟率	女性吸烟率
总吸烟率	28.1%	52.9%	2.4%
年龄组			
15～24岁	17.9%	33.6%	0.7%
25～44岁	31.0%	59.3%	1.6%
45～64岁	33.6%	63.0%	3.2%
≥65岁	22.7%	40.2%	6.7%
城　乡			
城市	26.1%	49.2%	2.6%
农村	29.8%	56.1%	2.2%

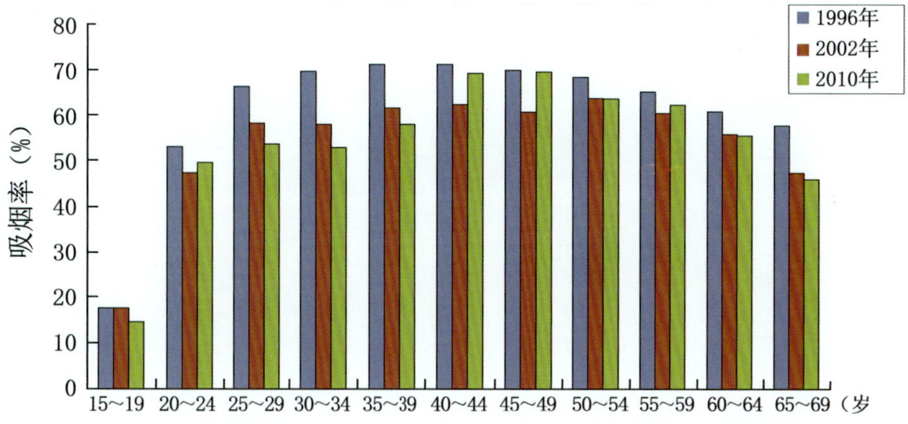

图2-2-1　1996年、2002年和2010年男性人群年龄别现在吸烟率（%）

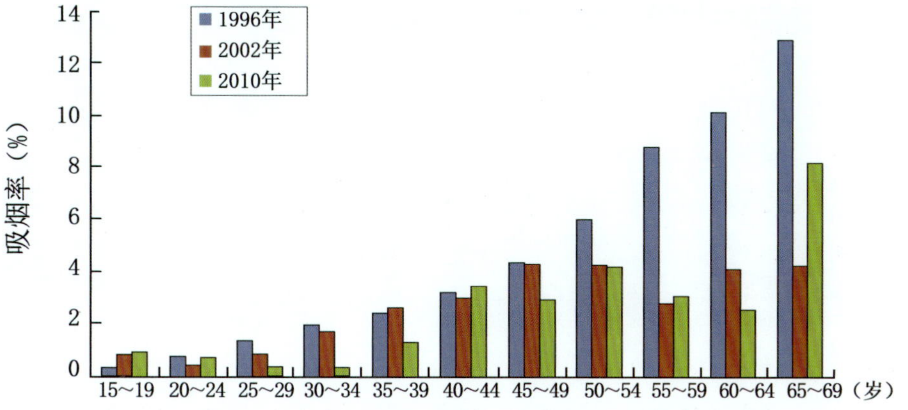

图2-2-2　1996年、2002年和2010年女性人群年龄别现在吸烟率（%）

（2）中西部农村居民吸烟现状[1]

2010年国家控烟办公室采用多阶段分层随机抽样方法，对中西部农村居民进行吸烟、被动吸烟及戒烟现状调查。调查人群为山西、甘肃、青海、新疆4个省（自治区）中16个县84个行政村的5486名15～69岁的居民。结果：中西部农村地区居民吸烟率为20.9%，其中男性吸烟率为44.8%，女性吸烟率为2.0%；不同年龄、民族、文化程度、职业者的吸烟率差异有统计学意义（$P<0.001$），50～55岁年龄组吸烟率最高（30.5%）；汉族吸烟率高于少数民族（27.7% vs 16.3%）；高中和中专文化吸烟率最高（28.2%）；牧业和非农业体力劳动者吸烟率高于从事农业劳动的农村居民（分别为33.3%、40.0%和24.6%）（见表2-2-3）。

表2-2-3 中西部农村居民吸烟现状

	因素	吸烟率（%）
省份		
	甘肃	15.7
	青海	28.8
	山西	27.8
	新疆	17.1
性别		
	男	44.8
	女	2.0
民族		
	汉族	27.7
	少数民族	16.3
文化程度		
	文盲或半文盲	12.4
	小学	20.7
	初中	24.3
	高中或中专	28.2
	大专及以上	15.5
职业		
	家务	7.2
	农业	24.6
	牧业	33.3
	非农业体力劳动	40.0
	其他	18.7

[1] 肖琳, 姜垣, 李强等.中国中西部农村地区居民吸烟、被动吸烟及戒烟现状调查. 中华流行病学杂志, 2013, 34(2): 676-680.

表2-2-3　中西部农村居民吸烟现状　　续表

因素	吸烟率（%）
年龄	
15～	5.6
20～	12.1
25～	18.7
30～	21.7
35～	22.7
40～	23.8
45～	21.7
50～	30.5
55～	24.5
60～	23.5
65～69	27.5

（3）西南烟草种植地区吸烟现况

2010年在中国西南烟草种植地区的4 070名18岁以上人群中开展的横断面调查显示：不种植烟草的成人吸烟可能性较小（OR: 0.75，95%CI: 0.5～0.99），被动吸烟可能性亦较低（OR：0.76，95%CI: 0.58～0.99）。高收入地区居民的现在吸烟率较低（OR: 0.66，95%CI: 0.57～0.77），被动吸烟率也较低（OR: 0.58，95%CI: 0.52～0.65）[1]。

（4）男性医生和教师的吸烟现况

1996年和2002年中国男性医师和教师的吸烟率均超过50%[2，3]。2010年GATS调查，15~69岁人群中，男性医务人员和教师的现在吸烟率分别为40%和36.5%，下降幅度较明显[4]。但中国仍是世界上男性医生吸烟率最高的国家之一[2，4，5]。

（5）青少年吸烟现况

2005年全国调查发现，男女生现在吸烟率分别为22.4%和3.9%。男生中，现在吸烟率随年龄增长而迅速升高[6]。

[1] Cai L, Wu XN , Abhinav Goyal, et al. Multilevel analysis of the determinants of smoking and second-hand smoke exposure in a tobacco-cultivating rural area of southwest China. Tob Control. 2013, 22(Suppl 2): ii16–ii20.

[2] 杨功焕. 中国人群2002年吸烟与被动吸烟的现状调查.中华流行病学杂志, 2005, 26(2): 77-83.

[3] Yang GH, Fan LX, Tan J, et al. Smoking in China: Findings of the 1996 National Prevalence Survey. JAMA. 1999, 282(13):1247-53.

[4] 2010年全球成人烟草调查中国报告.杨功焕主编.中国三峡出版社, 2011.11.

[5] 中国疾病预防控制中心控制办公室. 中国青少年烟草调查报告2014.中国疾病预防控制中心. 2014年5月.

[6] 季成叶主编. 中国青少年健康现状/危险行为调查综合报告2005. 北京: 北京大学医学出版社, 2007.

我国青少年吸烟呈现低龄化倾向。2010年GATS调查的数据显示：在曾吸过烟的男女生中，第一次吸完一整支烟时的年龄小于13岁的比例分别为55.9%和57.0%。20~34岁的现在吸烟者中，52.7%在20岁以前就成为每日吸烟者[1]。

全球青少年烟草调查（GYTS）2014[2]–中国项目是规模最大的青少年烟草调查，覆盖全国31个省（区、市）所辖的336个县（市、区），共1 020所学校参加，155 117名13~15岁学生完成调查。调查结果显示：中国青少年的总体烟草使用率为6.9%。超过一半的学生报告在室内公共场所（57.2%）和学校（54.5%）暴露于二手烟。初中学生的现在吸烟率男生（11.2%）高于女生（2.2%）；农村（7.8%）高于城市（4.8%）（见表2–2–4）。现在吸烟率居前三位的省份包括西藏（19.0%）、云南（16.1%）、贵州（14.9%）。学生尝试吸烟率18.8%，男生为28.9%，女生为7.7%。尝试吸烟比例随着年级增高。城乡比较，男生尝试吸烟比例农村（31.5%）高于城市（22.3%）；女生城（8.0%）乡（7.5%）之间没有差异。尝试吸烟者中13岁以前尝试吸烟的比例为82.3%。现在吸烟者中，尝试过戒烟的比例为71.8%。在过去7天内，72.9%的学生在家、公共场所、室外公共场所或公共交通工具暴露于二手烟。在上述四类公共场所吸烟的比例由高到低依次为室外（58.3%）、室内公共场所（57.2%）、家（44.4%）、公共交通工具（37.9%）。见图2–2–3。

表2–2–4　中国初中学生现在使用各种烟草制品的比例（%）

人口学特征	任何烟草制品	任何有烟烟草制品	任何卷烟	其他有烟烟草制品	无烟烟草制品
总体	6.9	6.4	5.9	1.2	1.0
性别					
男	11.2	10.6	9.9	1.9	1.3
女	2.2	1.8	1.6	0.4	0.5
年级					
初一	4.4	3.9	3.5	0.7	0.9
初二	7.3	6.7	6.3	1.3	1.0
初三	9.1	8.6	7.9	1.7	1.0
城乡					
城市	4.8	4.4	3.9	0.9	0.8
农村	7.8	7.2	6.7	1.3	1.0

注：现在烟草使用率：指在调查前30天内使用过某种烟草制品（包括有烟和无烟烟草制品）的学生比率。现在吸烟率：指在调查前30天内使用过有烟烟草制品的调查者比率。

[1] 2010年全球成人烟草调查中国报告.杨功焕主编.中国三峡出版社, 2011.11.

[2] 中国疾病预防控制中心控制办公室. 中国青少年烟草调查报告2014.中国疾病预防控制中心. 2014年5月.

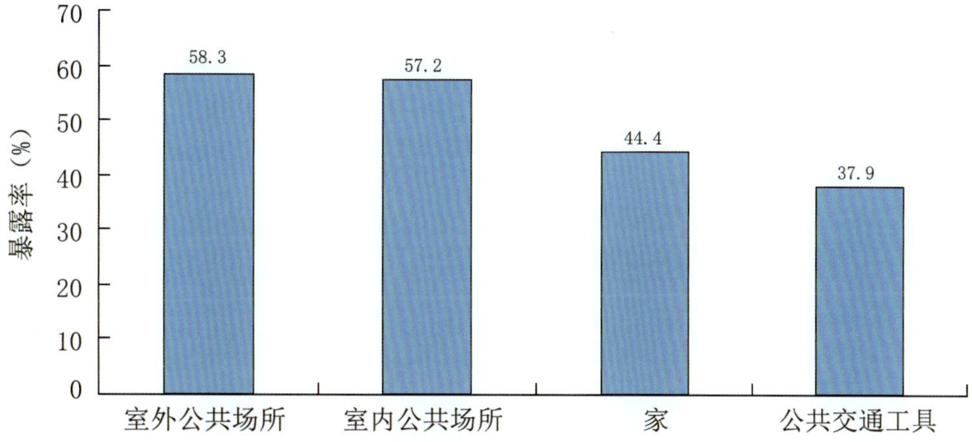

图2-2-3 初中生不同场所二手烟暴露率（%）

2012年采用分层整群随机抽样方法在广州市6所高校的11 593名在校大学生中开展的问卷调查结果：大学生吸烟率为6.1%，其中男生为11.5%，女生为1.4%[1]。

值得注意的是，上述研究报告的中国青少年吸烟率存在被低估的可能。有学者利用在中国上海17所学校的10 934名12～18岁青少年中开展的横断面调查结果，通过比较学生自我报告和家长问卷调查结果，使用捕获–标记–再捕获抽样方法估计吸烟人数。结果发现，基于自我报告调查方法获取的结果显著低估学生的实际吸烟率，尤其是女生，实际吸烟的女生低于半数会自我报告吸烟，即调查结果低估了女生吸烟率的50%以上[2]。

（6）中国老年冠心病患者吸烟相关情况[3]

2011年，在全国21个省市的165家医院门诊就诊的7962名老年患者中开展的冠心病二级预防现况流行病学调查结果显示：60岁以上老年患者有吸烟史者达62.6%，其中每天吸烟≥1支者占38.9%。被动吸烟者占28.4%，其中42.5%二手烟暴露场所为家庭。老年冠心病患者已戒烟者占19.1%。

2.2.1.2 被动吸烟状况

被动吸烟，也称二手烟（SHS）暴露，指不吸烟者在家中或工作场所暴露于他人吸烟时的烟草烟雾。

（1）全国整体情况

1996年、2002年、2010年三次调查结果显示（见图2-2-4）：中国近十几年的二手烟

---

[1] 许信红, 陈建伟, 孙爱. 广州市高校大学生烟草相关知识、态度及相关因素分析.中华预防医学杂志.2013, 47(12):1128-1131.

[2] Ma J, Zhu J, Li N, et al. Severe and Differential Underestimation of Self-reported Smoking Prevalence in Chinese Adolescents. Int J Behav Med.2014, 21(4):662-6.

[3] 李小鹰, 王林, 于普林等. 老年人冠心病治疗与二级预防现状调查. 中华老年医学杂志, 2012, 31(10）:909-914.

暴露水平基本没有变化。2002年中国非吸烟者被动吸烟的比例高达51.9%，被动吸烟者5.4亿。根据GATS调查数据估计，2010年共有7.38亿不吸烟的中国人遭受二手烟的危害[1]。

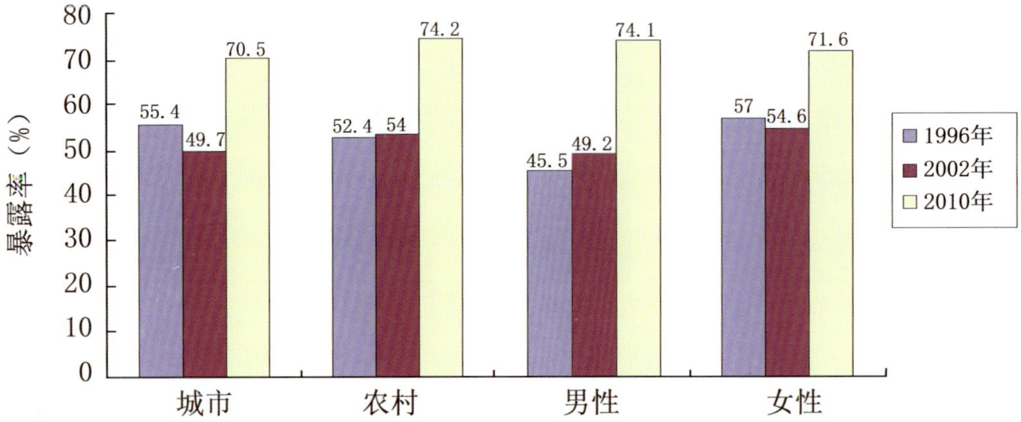

图2-2-4 中国不同年份不同人群二手烟暴露率

★注：三次调查，询问“二手烟暴露/被动吸烟”的问题有差异：

1996年和2002年调查被动吸烟定义：“过去30天，你是否经常吸入吸烟者呼出的烟雾超过每天15分钟”；并定义每周至少一天以上，每天至少15分钟暴露于二手烟烟雾。

2010年GATS调查二手烟暴露问题：“通常情况下，您一周接触二手烟的天数是多少？”二手烟暴露者的定义：通常每周至少有1天曾暴露于烟草烟雾的不吸烟成人。

（2）农村地区居民被动吸烟状况

2010年，中国中西部四省（区）农村地区15～69岁居民的被动吸烟率为37.8%，其中男性为31.9%，女性为40.4%，女性受到的被动吸烟危害明显高于男性（χ^2=27.00，P<0.001）（见图2-2-5）[2]。

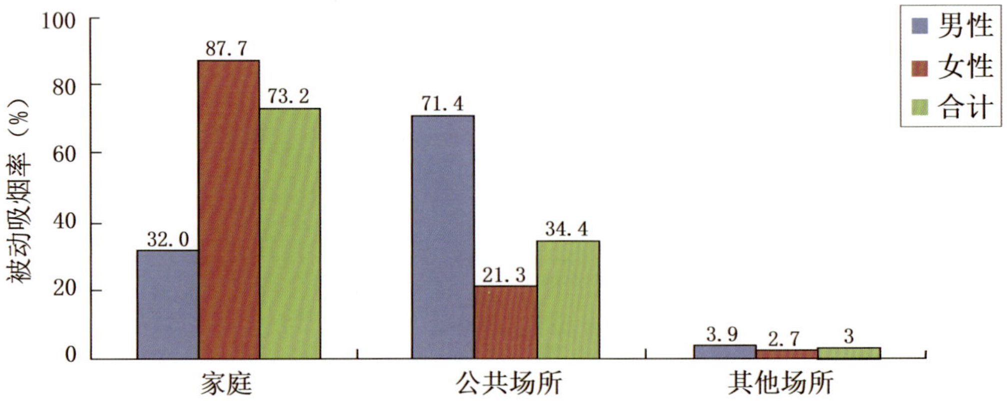

图2-2-5 中国四省（区）农村地区居民不同场所的被动吸烟率

★被动吸烟场所为多选。

[1] 2010年全球成人烟草调查中国报告.杨功焕主编.中国三峡出版社, 2011.11.

[2] 肖琳, 姜垣, 李强等.中国中西部农村地区居民吸烟、被动吸烟及戒烟现状调查. 中华流行病学杂志, 2013, 34(2): 676-680.

有学者利用2008年中国农村入户调查（NRHS）资料，对在青海（西北）、安徽（东部）、湖北（中部）、云南（西部）、江苏（东部）、重庆（西南）6省市农村地区的5 442名不吸烟者（包括1 456名儿童和3 986名成人）中开展的面对面调查数据予以分析[1]。结果显示：儿童和不吸烟成人家中二手烟暴露率分别为68.0%和59.3%。多因素分析发现，生活在已婚、低文化水平、低收入家庭的儿童，二手烟暴露率高。19～34岁、教育水平低、低收入的单身成年女性的家中二手烟暴露率高。青海省的儿童和女性人群二手烟暴露率最高（见表2-2-5）。提示中国农村居民的家中二手烟暴露率高，应在农村人群中加强干预。

表2-2-5 中国农村地区儿童与不吸烟成人家中二手烟暴露情况

人口学特征	儿童		成人	
	SHS暴露（%）	P值	SHS暴露（%）	P值
性别				
男	65.4	0.030	41.8	<0.001
女	70.7		67.6	
年龄				
0～12	70.2	0.025	19～34岁 67.3	<0.001
13～18	64.6		35～64岁 54.8	
			≥65岁 57.5	
户主婚姻状况				
单身	62.4	0.001	67.7	<0.001
已婚	71.2		58.5	
离异或丧偶	24.3		52.9	
户主教育水平				
低（高中以下）	68.5	0.010	59.9	0.026
中（高中或中专）	68.3		53.0	
高（大专及以上）	40.0		52.7	
人均净收入				
低	71.1	0.047	61.8	0.047
中	67.4		59.0	
高	62.9		56.7	

[1] Yao T, Sung HY, Mao Z, et al. Secondhand smoke exposure at home in rural China. Cancer Causes Control. 2012;23 Suppl 1:109-15.

表2-2-5 中国农村地区儿童与不吸烟成人家中二手烟暴露情况 续表

人口学特征	儿童		成人	
	SHS暴露（%）	P值	SHS暴露（%）	P值
地区				
湖北	54.1	<0.001	47.6	<0.001
青海	78.1		67.5	
云南	66.6		67.2	
重庆	67.2		57.8	
安徽	73.2		60.5	
江苏	66.7		58.0	
合计	68.0		59.3	

2.2.2 戒烟

近年来我国15岁以上人群的戒烟率略有上升：从1996年的9.42%上升到2002年的11.5%，2010年继续上升至16.9%，戒烟人数增加了1500万人。2010年GATS中国项目调查显示16.1%的现在吸烟者打算在未来12个月内戒烟[1]。2002年以来，不打算戒烟者的比例没有变化（2002年为44%，2010年为44.9%）。高复吸率未得到改观，复吸比例在1996年为10.5%，2002年为32.5%，2010年为33.1%[1，2，3]。2010年，我国中西部四省（区）农村地区15～69岁居民的戒烟率低，仅为1.9%[4]。一项中国人群10年多中心前瞻性研究也表明，中国人群的戒烟率很低，男性为7.2%，女性为1.5%[5]。

2.2.3 吸烟与被动吸烟的危害

吸烟与被动吸烟是中国成年人死亡的主要可预防危险因素之一，中国人群的吸烟相对死亡危险（RR）及人群归因死亡风险（PAR）分别是1.23（95%CI 1.18～1.27）和7.9%；男性RR1.18（1.13～1.23），PAR为10.0%；女性RR1.27（1.19～1.34），PAR为3.5%[6]。

[1] 2010年全球成人烟草调查中国报告.杨功焕主编.中国三峡出版社, 2011.11.

[2] 杨功焕. 中国人群2002年吸烟与被动吸烟的现状调查.中华流行病学杂志, 2005, 26(2): 77-83.

[3] Yang GH, Fan LX, Tan J, et al. Smoking in China: Findings of the 1996 National Prevalence Survey. JAMA. 1999, 282(13):1247-1253.

[4] 肖琳, 姜垣, 李强等.中国中西部农村地区居民吸烟、被动吸烟及戒烟现状调查. 中华流行病学杂志, 2013, 34(2): 676-680.

[5] L.A. Tse, X.H. Fang, w.Z. Wang, etc. Incidence of ischemic and heamorrhagic stroke the association with smoking and smoking cessation: A 10-year multicenter prospective study in China. Public Health. 2012, 126: 960-966.

[6] He J, Gu DF, Wu XG, et al. Major Causes of Death among Men and Women in China. N Eng J Med. 2005, 353: 1124-1134.

2.2.3.1 吸烟对心血管等疾病发病、死亡及预后的影响

（1）吸烟是心血管病的独立危险因素之一

中国多省市心血管危险因素队列研究对3万名35～64岁人群的10年随访研究结果：吸烟是急性冠心病事件、急性缺血性卒中的独立危险因素之一。19.9%的急性冠心病事件和11%的急性缺血性脑卒中事件归因于吸烟。多因素分析显示，吸烟者的急性冠心病事件、缺血性脑卒中事件和出血性脑卒中事件的发病危险分别是不吸烟者的1.75倍、1.37倍和1.21倍[1]。中美队列对近1万人长达15年的随访研究也取得了相似的结果[2]：35～59岁人群中31.9%的缺血性心血管病（冠心病+缺血性脑卒中）归因于吸烟；与不吸烟者相比，男性吸烟者缺血性心血管病的发病危险增加1倍（RR=2.04），女性增加59%（RR=1.59）。

1991年全国有代表性的169 871名40岁以上的成人样本人群平均随访8.3年的前瞻性队列研究结果显示：目前吸烟者脑卒中发病和死亡的相对危险在男性分别为1.28（1.19～1.37）和1.13（1.03～1.25）；在女性分别为1.25（1.13～1.37）和1.19（1.04～1.36）[3]。

为验证吸烟或戒烟对脑卒中发病的影响，利用1986～2000年间通过多中心前瞻性队列研究方法观察的26 607名中国人平均随访9.5年的资料进行分析[4]。结果显示：中国男性现在吸烟者发生各型脑卒中的总风险比为1.39（95%CI: 1.15～1.67），且主要归因于缺血性卒中风险的增加[HR 1.49（95%CI: 1.17～1.90）]。吸烟量超过15支/天、吸烟年限>25年的男性吸烟者，其总体卒中风险和缺血性卒中风险均显著增加。该研究证实了吸烟是中国男性缺血性和出血性卒中的一个重要危险因素。

（2）改变吸烟行为与死亡风险

中国西安队列35年随访研究[5]第一阶段对一个队列随访18年（1976～1994年），评价吸烟行为变化；第二阶段继续对1494名研究对象随访17年（1994～2011年），评估继续吸烟和戒烟的死亡风险。基线时吸烟者中，38.7%在1976～1994年期间戒烟。1994～2011年间共有488人死亡。曾吸烟者的肺癌、冠心病、缺血性脑卒中、COPD风险增加，并存在剂量反应关系。与继续吸烟者比较，戒烟2～7年和戒烟8年以上的戒烟者，所有吸烟相关死亡的相对危险分别为0.68（95%CI: 0.46～0.99）和0.56（95%CI: 0.37～0.85）；两组戒烟人

---

[1] 王薇，赵冬，孙佳艺. 中国11省市队列研究人群危险因素与不同类型心血管病发病危险的比较.中华心血管病杂志.2006, 34(12): 1133-1137.

[2] 周北凡. 中国人群心血管病危险因素作用特点的前瞻性研究. 中华流行病学杂志. 2005, 26(1): 58-61.

[3] Gu D, Kelly TN, Wu X, et al. Mortality attributable to smoking in China. N Engl J Med. 2009, 360(2):150-159.

[4] Kelly TN, Gu D, Chen J, et al. Cigarette Smoking and Risk of Stroke in the Chinese Adult Population. Stroke. 2008 , 39(6):1688-1693.

[5] He Y, Jiang B, Li LS, et al. Changes in Smoking Behavior and Subsequent Mortality Risk During a 35-Year Follow-up of a Cohort in Xi'an, China. Am J Epidemiol. 2014, 179(9):1060-1070.

群相应的4种疾病的相对危险分别是肺癌0.69和0.45、冠心病0.78和0.51、血栓性卒中0.76和0.84、COPD 0.89和0.61。吸烟增加中国人群吸烟相关死亡的风险，特别是COPD死亡。中年（50岁左右）戒烟显著减少死亡风险。

2.2.3.2 被动吸烟对心血管病发病和死亡的影响

被动吸烟者心血管病发病与死亡风险亦增加。对18项流行病学研究的汇萃分析结果显示，被动吸烟者冠心病的发病危险增加25%（RR=1.25，95%CI 1.17～1.32）[1]。

在餐馆和酒吧暴露于二手烟的健康危险[2]

迄今，在中国的餐馆或酒吧内吸烟并未得到全面禁止。近期一项旨在评估在餐馆或酒吧接触二手烟草烟雾所致的超额健康风险研究提供了可靠数据。该研究采用两种方法，即基于现场测量与剂量–反应模型的连续分类方法和基于暴露与非暴露流行病学研究的分类方法。对服务人员而言，若按每周在餐馆或酒吧工作5天，工作年限为45年推算，其肺癌死亡（LCD）的终生超额风险（LER）分别为73～183.1/10万和186.2～813.6/10万；并可造成84例LCDs和57例IHDs死亡。对顾客而言，若按平均每天在餐馆或酒吧停留13分钟，平均持续60年推算，其缺血性心脏病（IHD）死亡的终生超额风险（LER）分别为4.7~11.7/10万和11.9～52.2/10万；并可导致1 419例LCDs和1 689例IHDs死亡。结果表明：在餐馆/酒吧接触SHS会导致餐饮服务人员和顾客的肺癌死亡和缺血性心脏病死亡的超额危险，每年导致相当数量的中国人死亡（见表2–2–6，表2–2–7）。

表2–2–6 餐馆/酒吧服务人员和顾客不同场所环境SHS暴露情况

	男性			女性		
	暴露率（%）	暴露时间（分钟）	暴露时间构成比（%）	暴露率（%）	暴露时间（分钟）	暴露时间构成比（%）
服务人员						
家庭[a]	19.6%	380	14.4%	46.7%	493	37.0%
工作场所[b]	95.0%	461	85.0%	95.0%	409	62.4%
室内公共场所[c]	18.2%	17	0.6%	16.0%	23	0.6%
顾客						
家庭[a]	19.6%	380	46.8%	46.7%	493	86.0%
工作场所	20.5%	324	41.7%	10.8%	234	9.5%

[1] Peter H Whincup, Julie A Gilg, Jonathan R Emberson, et al. Passive smoking and risk of coronary heart disease and stroke: prospective study with continuours measurement. BMJ.2004, 329: 200-205.

[2] Liu RL, Jiang Y, Li Q, et al. An assessment of health risks and mortality from exposure to secondhand smoke in Chinese restaurants and bars. PLoS One, 2014, 9（1): e84811.

表2-2-6 餐馆/酒吧服务人员和顾客不同场所环境SHS暴露情况 续表

	男性			女性		
	暴露率（%）	暴露时间（分钟）	暴露时间构成比（%）	暴露率（%）	暴露时间（分钟）	暴露时间构成比（%）
室内公共场所[c]	18.2%	17	1.9%	16.0%	23	1.4%
餐馆和酒吧	95.0%	16	9.6%	95.0%	9	3.2%

注：SHS暴露率指不吸烟者暴露于SHS的比例。
a 清醒时间在住所暴露于SHS；
b 对服务人员而言，工作场所是餐馆和酒吧，95%的中国餐馆和酒吧被认为是允许吸烟的；
c 参与分析的室内公共场所不再包括餐馆和酒吧。

表2-2-7 根据超额风险评估方法估计的SHS暴露导致的肺癌死亡和缺血性心血管病死亡

	人群总死亡（>30岁）	吸烟归因死亡	非吸烟者死亡（>30岁）	归因于SHS暴露的死亡	归因于餐馆或酒吧SHS暴露的死亡		
					工作人员	顾客	合计
男性							
LCD	240 136	130 085	34 419	7 800	28	743	771
IHD	379 430	127 634	76 301	7 060	19	673	692
女性							
LCD	108 333	18 148	79 119	21 237	56	676	732
IHD	352 217	43 997	263 775	31 872	38	1 016	1 054
合计							
LCD	348 469	148 234	113 538	29 038	84	1 419	1 503
IHD	731 647	171 630	340 076	38 932	57	1 689	1 746

注：LCD，肺癌死亡；IHD：缺血性心脏病

2.2.4 烟草归因的疾病负担与经济负担

吸烟与二手烟暴露所致慢性病的经济负担[1]

研究者通过横断面问卷调查方法，收集中国西南农村地区18岁以上的17 158名受试者的有关吸烟与二手烟暴露资料以及慢性病的直接和间接经济损失。采用根据现患率、疾病别归因危险方法评估2011年该地区归因于吸烟与二手烟暴露所致慢性病的经济负担。结果显示：该人群中男女性吸烟率分别为73.1%和1.4%，二手烟暴露率分别为38.2%、43.4%。

[1] Cai L, Cui W, He J, et al. The economic burden of smoking and secondhand smoke exposure in rural south-west China. J Asthma. 2014, 51:515-521.

COPD的总费用2 585万美元，哮喘的总费用1 880万美元，脑卒中1 791万美元，高血压2.64亿美元，消化性溃疡1711万美元（见表2-2-8）。

表2-2-8 中国西南农村地区6种慢性病的费用

疾病	各病种门诊/住院治疗次均费用（美元）：直接医疗费用：门诊	住院	自我医疗	直接非医疗费用	间接费用	合计	地区总费用（百万美元）：直接费用	非直接费用	合计
COPD									
男性	83.10	1 618.10	267.87	115.01	21.12	2 105.20	18.09	0.18	18.27
女性	61.88	835.59	219.50	51.72	23.41	1 192.20	0.68	0.01	0.70
合计	74.41	1 332.38	250.08	108.81	21.60	1 787.28	25.54	0.31	25.85
哮喘									
男性	28.93	787.37	183.11	196.92	49.16	1 245.49	9.64	0.40	10.04
女性	24.10	662.90	191.00	169.65	86.38	1 134.03	7.36	0.61	7.96
合计	26.44	722.07	186.97	197.43	67.29	1 200.20	17.75	1.05	18.80
冠心病									
男性	42.30	1 928.42	353.88	31.91	14.52	2 371.03	21.91	0.14	22.05
女性	30.62	1 052.52	248.61	59.37	39.11	1 430.23	15.47	0.43	15.91
合计	34.50	1 415.22	288.34	48.63	31.21	1 817.90	36.61	0.64	37.25
脑卒中									
男性	13.70	1 048.29	176.04	19.43	9.82	1 267.28	7.79	0.06	7.86
女性	35.62	1 292.03	237.42	102.21	23.21	1 690.41	9.76	0.14	9.89
合计	34.50	1 171.91	208.73	60.03	19.32	1 486.21	17.68	0.23	17.91
高血压									
男性	13.70	1 005.50	165.28	24.77	4.76	1 220.10	156.70	0.61	157.32
女性	35.63	693.5	129.3	82.39	17.90	946.19	111.93	2.16	114.08
合计	26.22	820.4	143.2	60.88	13.27	1 059.63	261.04	3.31	264.35
消化性溃疡									
男性	51.24	155.06	170.48	14.27	11.04	402.09	11.33	0.32	11.65
女性	53.97	126.20	151.97	7.87	9.87	349.88	7.23	0.21	7.44
合计	52.32	101.37	163.41	12.07	10.52	339.69	16.58	0.53	17.11
6种疾病合计									
男性	-	-	-	-	-	-	225.46	1.71	227.19
女性	-	-	-	-	-	-	152.43	3.56	155.98
合计	-	-	-	-	-	-	377.89	5.27	383.17

注：地区总直接医疗费用：年内因6种吸烟相关疾病门诊/住院治疗的就诊人次数乘以各病次均费用。

归因于吸烟与二手烟暴露的费用分别为9 551万美元和7 935万美元，分别占地方卫生总费用的7.15%和5.94%。烟草总费用中，吸烟所致的直接间接费用为9 466万美元和85万美元；二手烟暴露所致的直接、间接费用为7 822万美元和113万美元。男性归因于吸烟的费用高于被动吸烟，但女性人群归因于被动吸烟的费用高于吸烟（见表2–2–9）。

表2–2–9 中国西南农村地区吸烟及二手烟暴露的经济费用（百万美元）

	吸烟				二手烟暴露			
变量	直接费用	间接费用	疾病总费用	占总卫生费用%	直接费用	间接费用	疾病总费用	占总卫生费用%
男性	92.65	0.80	93.45	6.99	50.16	0.44	50.60	3.79
女性	2.01	0.05	2.06	0.15	28.06	0.69	28.75	2.15
合计	94.66	0.85	95.51	7.15	78.22	1.13	79.35	5.94

2.3 血脂异常

2.3.1 成人血脂水平和血脂异常患病率

20世纪80年代至90年代，国际合作研究[1~4]显示，中国人群血清总胆固醇（TC）、低密度脂蛋白胆固醇（LDL–C）水平明显低于西方人群。近30年来研究结果表明，中国人群血脂水平和血脂异常患病率逐渐增高；其中经济发达地区人群、中老年人群血脂异常患病率较高[5~7]。

[1] Tao SC, Li YH, Xiao ZK, et al. Serum lipids and their correlates in Chinese urban and rural populations of Beijing and Guangzhou. Inter J Epidemiol.1992, 21 (5):893-903.

[2] The WHO MONICA Project. Geographical variation in the major risk factors of coronary heart disease in men and women aged 35-64 years. World Health Statistics.1988, 41(3/4):115-140.

[3] 吴兆苏，姚崇华，赵冬等.我国多省市心血管病趋势及决定因素的人群监测（中国MONICA）中华心血管病杂志.1997, 25(4):255-259.

[4] Zhou BF, Zhang HY, Wu YF, et al. Ecological Analysis of the association between incidence and risk factors of coronary heart disease and stroke in Chinese populations.CVD Prevention.1998, 1(3):207-216.

[5] 国家”九五”科技攻关课题协作组. 我国中年人群心血管病主要危险因素的流行现状及从80年代初至90年代末的变化趋势. 中华心血管病杂志.2001, 29(2):74-79.

[6] He J, Gu D, Reynolds K, et al. Serum total and lipoprotein cholesterol levels and awareness, treatment, and control of hypercholesterolemia in China. Circulation.2004, 110(4):405-411.

[7] Yang WY, Xiao JZ, Yang ZJ, et al. Serum lipids and lipoproteins in Chinese men and women. Circulation.2012, 125: 2212-2221.

（1）中国人群血脂水平

2002年中国居民营养与健康状况调查（CNHS）[1]和2010年中国慢性病监测研究报告[2]的中国≥18岁人群的平均血清TC水平见表2-3-1。2010年男性和女性、城市和农村以及不同年龄组TC水平均明显增高。

表2-3-1 2002年和2010年中国居民营养与健康状况调查TC均值（mmol/L）

	2002年[1]		2010年[2]	
	男性	女性	男性	女性
合计	3.81	3.82	4.06	4.03
城市	3.96	3.96	4.09	4.07
农村	3.75	3.76	4.04	4.01
年龄（岁）				
18～44	3.77	3.64	3.95	3.78
45～59	4.03	4.14	4.24	4.34
≥60	4.06	4.36	4.17	4.49

注：表中数据为经复杂加权计算后数值。

2000～2001年亚洲心血管病国际合作研究（InterAsia）[3]和2007～2008年中国糖尿病和代谢异常研究（CNDMDS）[4]对我国多省市人群调查的血脂平均值见表2-3-2。

表2-3-2 中国多省市人群血脂水平*（均值，mmol/L）

调查时间（年）	研究项目	研究人群	样本量	性别	血脂均值（mmol/L）			
					TC	LDL-C	HDL-C	TG
2000～2001[3]	InterASIA	10省市，城市/农村，35～74岁	15 540	男性	4.76	2.80	1.32	1.46
				女性	4.86	2.86	1.36	1.43
2007～2008[4]	CNDMDS	14省市，城市/农村，≥20岁	46 239	男性	4.70	2.68	1.25	1.71
				女性	4.73	2.69	1.35	1.42

注：年龄标化

[1] 张坚，满青青，王春荣等. 中国18岁以上人群血脂水平及分布特征.中华预防医学杂志.2005, 39(5):302-305.

[2] 李剑虹，米生权，李镒冲等.2010年我国成年人血脂水平及分布特征. 中华预防医学杂志.2012, 46(7):607-612.

[3] He J, Gu D, Reynolds K, et al. Serum total and lipoprotein cholesterol levels and awareness, treatment, and control of hypercholesterolemia in China. Circulation.2004, 110(4):405-411.

[4] Yang WY, Xiao JZ, Yang ZJ, et al. Serum lipids and lipoproteins in Chinese men and women. Circulation.2012, 125: 2212-2221.

（2）中国人群血脂异常患病率

2002年CNHS调查结果显示[1]，≥18岁人群血脂异常（TC≥5.72mmol/L、TG≥1.70 mmol/L、 HDL–C<1.04mmol/L中至少一项）的患病率为18.6%，按中国2007年人口估算血脂异常人数达到2.0亿。

中国人群血脂异常患病率存在性别、地区和年龄间差别。2002年CNHS调查TC边缘升高（5.20～5.71mmol/L）和TC升高（≥5.72mmol/L）患病率在45岁以上人群明显高于18～44岁人群，城市明显高于农村（图2–3–1）。

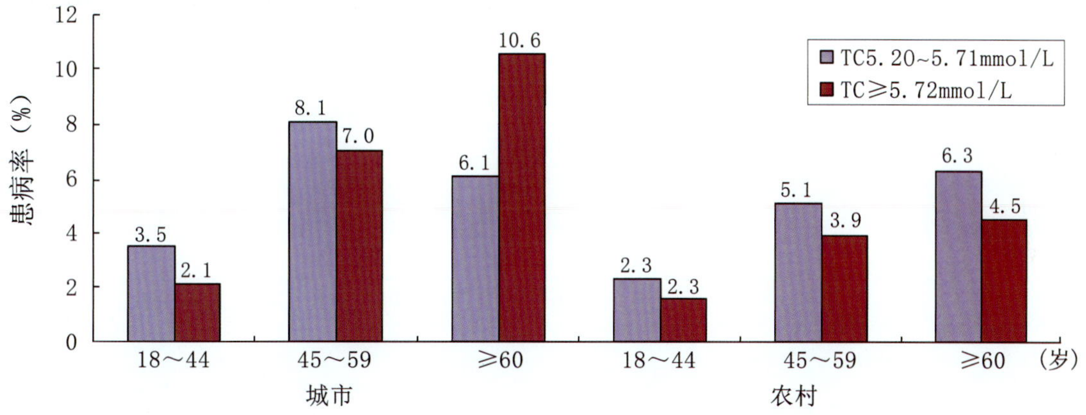

图2–3–1　2002年中国≥18岁人群TC升高的患病率

2010年中国慢性病监测研究[2]显示：≥18岁人群高TC血症（TC≥6.22mmol/L）的患病率城市高于农村；东部地区高于中、西部地区；男性45～59岁和女性≥60岁年龄组高TC血症患病率最高；男性高TG（TG≥2.26mmol/L）患病率高于女性（表2–3–3）。

表2–3–3　2010年中国≥18岁人群血脂异常患病率（%）

分组		TC≥6.22mmol/L		TG≥2.26mmol/L	
		男性	女性	男性	女性
合计		3.4	3.2	13.8	8.6
地理位置	城市	4.1	4.3	15.7	8.5
	农村	3.0	2.7	13.0	8.7
	东部	4.2	4.3	13.8	8.1
	中部	2.5	2.2	14.1	9.3
	西部	3.4	2.8	13.6	8.6
年龄组	18～44	3.0	1.3	14.1	5.8
	45～59	4.5	5.0	16.1	12.2
	≥60	2.9	6.9	8.7	12.9

注：表中数据为经复杂加权计算后数值。

[1] 赵文华, 张坚, 由悦等. 中国18岁及以上人群血脂异常流行特点的研究.中华预防医学杂志.2005, 39(5):306-310.

[2] 李剑虹, 王丽敏, 李镒冲等. 2010年我国成年人血脂异常流行特点.中华预防医学杂志.2012, 46(5):414-418.

2000～2001年亚洲心血管病国际合作研究（InterAsia）[1]和2007～2008年中国糖尿病和代谢异常研究（CNDMDS）[2]调查的中国人群血脂异常患病率见表2-3-4。CNDMDS研究结果显示：50岁以后女性TC临界增高（5.18～6.21 mmol/L）和TC增高（≥6.22mmol/L）患病率均高于男性，见图2-3-2。

表2-3-4 中国多省市人群血脂异常患病率（%）

调查时间	研究项目	人群	样本量	血脂异常患病率 %		
				血脂异常分类*	男性	女性
2000～2001	InterASIA	10省市，城市/农村，35～74岁	15 540	TC临界增高	23.5	24.1
				TC增高	7.9	10.2
				LDL-C临界增高	16.4	17.5
				LDL-C增高	4.9	5.4
				LDL-C重度增高	2.3	3.2
				HDL-C降低	22.1	16.2
2007～2008	CNDMDS	14省市，城市/农村，≥20岁	46 239	TC临界增高	22.6	22.4
				TC增高	8.7	9.3
				LDL-C临界增高	13.6	14.2
				LDL-C增高	3.5	3.5
				LDL-C重度增高	3.1	3.0
				HDL-C降低	27.1	17.5

注：TC临界增高（5.18～6.21mmol/L），增高（≥6.22mmol/L）；LDL-C临界增高（3.37～4.13mmol/L），增高（4.14～4.91mmol/L），重度增高（≥4.92mmol/L）

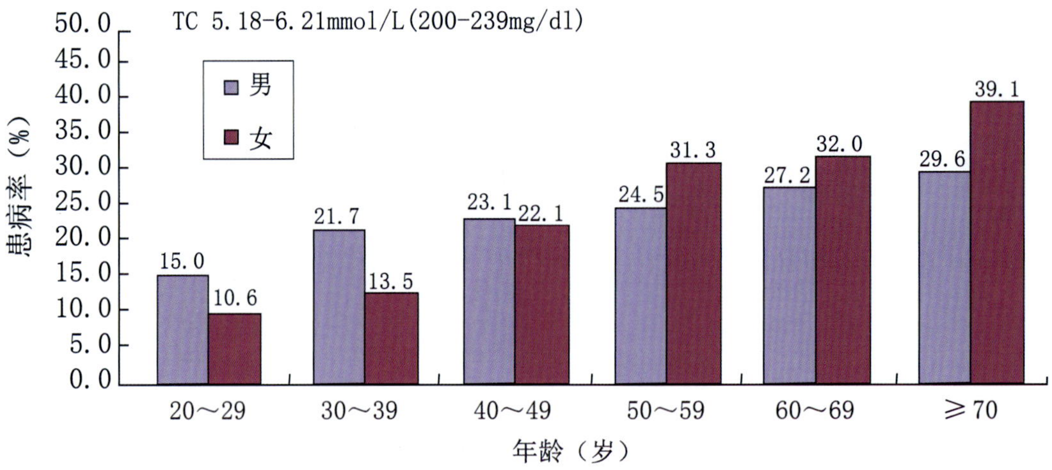

[1] He J, Gu D, Reynolds K, et al. Serum total and lipoprotein cholesterol levels and awareness, treatment, and control of hypercholesterolemia in China. Circulation.2004, 110(4):405-411.

[2] Yang WY, Xiao JZ, Yang ZJ, et al. Serum lipids and lipoproteins in Chinese men and women. Circulation.2012,125: 2212-2221.

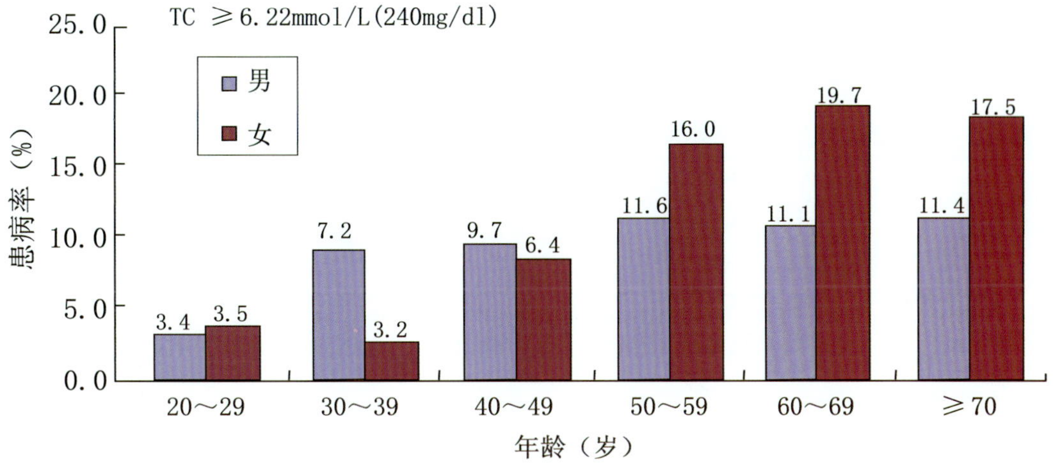

图2-3-2　2007～2008年CNDMDS研究不同性别-年龄组TC增高患病率

2009年中国健康和营养调查（CHNS）[1]在全国9个省228个社区随机抽取≥7岁人群9 244人，不同性别-年龄组高TC（≥5.18mmol/L）、高LDL-C（≥3.37mmol/L）、高TG（≥1.70mmol/L）和低HDL-C（男性 /儿童<1.04mmol/L，女性<1.30mmol/L）的患病率调查结果见图2-3-3。

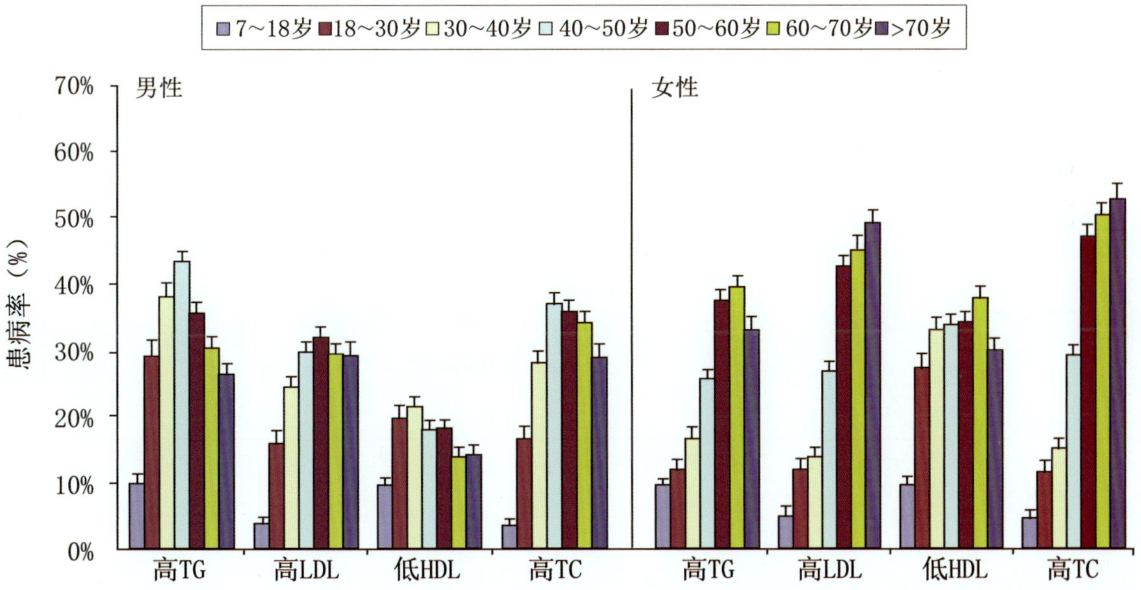

图2-3-3　不同性别、年龄组血脂异常患病率

2012年新疆地区7个州≥35岁人群不同民族血脂异常患病率调查[2]结果见表2-3-5（按

[1] Yan S, Li J, Li S, et al.The expanding burden of cardiometabolic risk in China: the China Health and Nutrition Survey.Obes Rev.2012, 13(9):810-821.

[2] 李艳, 马依彤, 于子翔等. 新疆地区汉族、维吾尔族和哈萨克族人群血脂水平分布流行病学调查.中华流行病学杂志.2012, 33(6):567-571.

2000年全国人口普查新疆地区人口结构年龄标化）。

表2-3-5 新疆地区3个民族年龄标化血脂异常患病率（%）

民族	调查人数（男/女）	高TC	高TG	低HDL - C
汉族	5544（2675/2869）	27.8	35.1	32.7
维族	4587（1955/2632）	17.0	32.6	31.7
哈族	3915（1984/2021）	33.4	16.4	28.7

高TC：TC≥5.18 mmol/L；高TG：TG≥1.76mmol/L；低HDL-C：HDL-C<1.04mmol/L

2.3.2 儿童青少年血脂异常患病率

2002年中国居民营养与健康状况调查[1]结果显示：儿童青少年（3～17.9岁）人群，胆固醇升高（TC≥220mg/dl或5.72mmol/L）的患病率为0.8%（城市1.4%，农村0.6%）；甘油三酯升高（TG≥150mg/dl或1.70mmol/L）的患病率为2.8%（城市2.5%，农村2.9%）。2009年CHNS[2]7～18岁不同性别高TC（≥5.18mmol/L）、高LDL–C（≥3.37mmol/L）、高TG（≥1.70mmol/L）和低HDL–C（<1.04mmol/L）患病率见图2–3–3。

1987～2007年北京、广州等地区调查儿童青少年TC增高、TG增高患病率[3~5]见表2–3–6。同时，2007年北京儿童青少年调查还显示[6]：肥胖儿童血脂异常（TC≥5.20mmol/L或TG≥1.70mmol/L）的患病率明显高于非肥胖儿童（图2–3–4）。

表2-3-6 不同地区、不同时期儿童青少年血脂异常患病率（%）

地区	发表年度	年龄（岁）	样本量	TC增高	TG增高
北京市[3]	1987	7～19	1 201	1.3	4.2
广东省#[4]	2005	3～14	6 188	2.1	2.2
北京市#[5]	2007	6～18	城区 9 978	1.6	9.5
			郊区 9 523	0.8	8.1

TC增高：TC≥200mg/dl（5.17mmol/L），TG增高：TG≥150mg/dl（1.70mmol/L）
采用空腹末梢血

[1] 赵文华, 张坚, 李莹等. 中国居民营养与健康状况调查报告之七.2002, 血脂.

[2] Yan S, Li J, Li S, et al.The expanding burden of cardiometabolic risk in China: the China Health and Nutrition Survey.Obes Rev.2012, 13(9):810-821.

[3] 李健斋, 牛庆田, 李培瑛等. 婴儿至青少年期的血脂与脂蛋白研究.北京医学.1987, 9(6):346-349.

[4] 马文军, 许燕君, 傅传喜等. 广东省6188名3至14岁儿童血脂水平及影响因素分析.中华心血管病杂志.2005, 33(10):950-955.

[5] 刘颖, 米杰, 杜军保等. 北京地区6-18岁儿童血脂紊乱现况调查.中国实用儿科杂志.2007, 22(2):101-102.

[6] 闫辉, 米杰, 刘颖等. 家族史及体重指数在儿童血脂紊乱筛查中的意义.北京大学学报（医学版）.2007, 39(6):591-594.

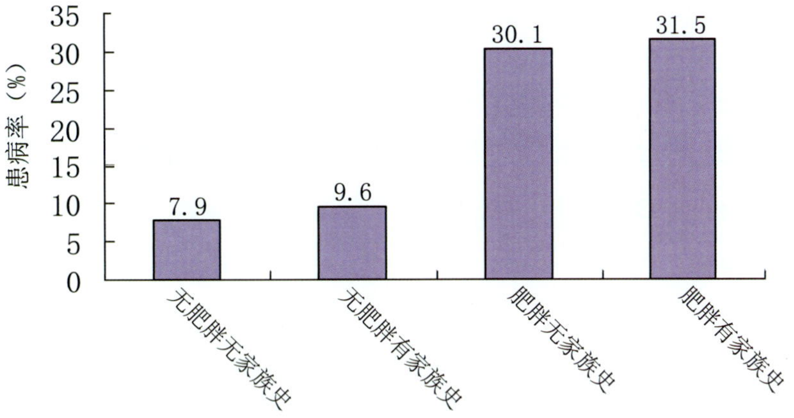

图2-3-4　有无家族史和是否肥胖儿童血脂异常患病率

2010年北京、天津、杭州、上海、重庆和南宁6城市抽样调查，抽取7～16岁儿童青少年20 191名（男10 669，女9 522），结果显示男性和女性血脂95%分位数分别为：TC5.15 mmol/L、5.25mmol/L，LDL–C2.97 mmol/L、3.09mmol/L，TG1.68 mmol/L、1.73mmol/L，non–HDL–C3.68 mmol/L、3.77mmol/L；男性和女性HDL–C5%分位数分别为：0.94mmol/L、0.97mmol/L。肥胖组血脂异常的患病率显著高于非肥胖组（p<0.01）[1]。

2004年、2007年和2013年北京市对7～17岁儿童青少年3次横断面调查[2]结果均显示：不同时期重度肥胖组血脂异常、高TG患病率显著高于轻中度肥胖组（P<0.05），且近10年肥胖儿童中血脂异常、高TG、低HDL–C患病率也呈增高趋势（P<0.05）（表2–3–7）。

表2–3–7　不同时期儿童肥胖程度与血脂异常患病率（%）

	2004年		2007年		2013年	
	轻中度肥胖	重度肥胖	轻中度肥胖	重度肥胖	轻中度肥胖	重度肥胖
血脂异常*	34.9	43.8b	34.3	45.4b	43.0	52.2b
高TC	7.1	8.6	8.7	15.6	8.6	9.7
高LDL-C	13.4	15.8	4.9	8.4	7.2	10.1
高TG	14.2	19.6b	15.6	22.7b	21.8	31.6b
低HDL-C	17.8	21.0	19.1	23.4	26.3	30.6

注：按照“儿童青少年血脂异常防治专家共识推荐的标准，高TC血症：TC≥5.18 mmol／L；高LDL－C血症：LDL－C≥3.37 mmol／L；低HDL－C血症：HDL－C≤1.04 mmol／L；高TG血症：TG≥1.70 mmol／L。
b：重度肥胖组与轻中度肥胖组相比P<0.05

[1] 朱建芳，梁黎，傅君芬等.中国6市7～16岁中小学生血脂水平现状调查. 中华流行病学杂志，2012，33(10):1005-1009.

[2] 闫银坤，侯冬青，段佳丽等. 2004-2013年北京市学龄儿童肥胖及相关代谢异常的流行趋势.中华流行病学杂志.2014，35(4):370-375.

2.3.3 血脂与心血管病的关系

血脂异常是中国人群心血管病的重要危险因素之一。中国多个前瞻性队列研究[1]已证实，血清TC、LDL–C增高或HDL–C降低均可增加心血管病危险性，还有研究证实非高密度脂蛋白胆固醇（non–HDL–C）、极低密度脂蛋白胆固醇（VLDL–C）、甘油三酯增高对心血管病也有预测作用，见表2–3–8。

表2–3–8　中国人群队列研究血脂与心血管病发病危险（RR，95%CI）

研究项目	样本量	随访时间（年）	评价终点	血脂指标及分层（mmol/L）				
				TC<5.18	5.18～5.67	5.70～6.19	≥6.22	
中美心血管病流行病学合作研究[1]	11 155	15.1	缺血性心血管病	1	1.2（0.9～1.6）	1.7（1.2～2.3）	1.7（1.2～2.3）	
中国多省市心血管病队列研究[1]	29 564	8.4		1	1.3（1.0～1.6）	1.3（1.0～1.8）	1.6（1.2～2.1）	
				LDL-C <3.37	3.37～4.12	4.14～4.90	LDL-C≥4.92	
中美心血管病流行病学合作研究[1]	11 155	15.1		1	1.4（1.1～1.8）	1.5（0.9～2.3）	1.5（0.8～2.8）	
中国多省市心血管病前瞻性队列研究[1]	29 564	8.4		1	1.3（1.0～1.6）	1.4（1.0～2.0）	2.0（1.4-2.9）	
中国多中心心血管病流行病学合作研究[2]	17 330	6.4	缺血性心血管病	TC<5.7	TC≥5.7			
				1	2.0（1.5-3.7）			
首钢男性队列研究[3]	5 137	20.8	心肌梗死	TC <4.7mmol/L	TC 4.7～5.1	TC5.2～5.6	TC5.7～6.1	TC≥6.2
				1	1.70（1.03～2.82）	1.95（1.14～3.32）	2.76（1.54～4.95）	3.69（2.18～6.24）

[1] 武阳丰, 赵冬, 周北凡等. 中国成人血脂异常诊断和危险分层方案的研究.中华心血管病杂志.2007, 35(5):428-433.

[2] 周北凡整理. 中国人群心血管病危险因素作用特点的前瞻性研究.中华流行病学杂志.2005, 26(1):58-61.

[3] 岳寒, 顾东风, 吴锡桂等. 首都钢铁公司5137名男工心肌梗死发病危险因素的研究.中华预防医学杂志.2004, 38(1):43-46.

表2-3-8　中国人群队列研究血脂与心血管病发病危险（RR，95%CI）　续表

研究项目	样本量	随访时间（年）	评价终点	血脂指标及分层（mmol/L）			
老年人血脂与冠心病的长期随访研究[1]	1211	11.2	冠心病	LDL-C（mmol/L）		HDL-C（mmol/L）	
				1	1.55（1.32～1.81）	1	0.69（0.57～0.82）
				HDL-C ≥1.0	HDL－C＜ 1.0		
中国多省市心血管病前瞻性队列研究[2]	30 378	6.6	急性冠心病事件	1	1.39（1.00～1.92）		
			缺血性脑卒中	1	1.45（1.15～1.83）		
				TG＜0.81	TG0.81～1.14	TG1.15～1.59	TG≥1.60
中国多省市心血管病前瞻性队列研究[3]	30 378	12	急性冠心病事件	1	1.175（0.74～1.87）	1.81（1.18～2.78）	1.58（1.03～2.45）
				Non-HDL-C ＜3.88	Non-HDL-C 3.88～4.38	Non-HDL-C 4.39～4.90	Non-HDL-C ≥4.91
中美心血管病流行病学合作研究[4]	10 222	15.9	缺血性心血管病	1	1.44（1.07～1.94）	1.81（1.26～2.60）	1.53（1.06～2.22）
				Non-HDL-C ＜3.37	Non-HDL-C 3.37～4.13	Non-HDL-C 4.14～4.91	Non-HDL-C≥4.92
中国多省市心血管病前瞻性队列研究[5]	29 937	12	急性冠心病事件	1	1.24（0.91～1.70）	1.78（1.25～2.53）	2.23（1.48～3.35）
			缺血性脑卒中	1	1.34（1.07～1.68）	1.38（1.04～1.83）	1.38（0.97～1.94）

[1] 李健斋, 陈曼丽, 王抒等. 老年人血脂与冠心病的长期随访研究.中华心血管病杂志.2002, 30(11):647-650.

[2] 王薇, 赵冬, 孙佳艺等. 中国11省市队列人群危险因素与不同类型心血管病发病危险的比较. 中华心血管病杂志.2006, 34(12):1133-1137.

[3] 王淼, 赵冬, 王薇等. 中国35～64岁人群血清甘油三酯与心血管病发病危险的关系.中华心血管病杂志.2008, 36(10):940-943.

[4] 李莹, 陈志红, 周北凡等. 血脂和脂蛋白水平对我国中年人群缺血性心血管病时间的预测作用.中华心血管病杂志.2004, 32(7):643-647.

[5] 任洁, 赵冬, 刘静等. 非高密度脂蛋白胆固醇水平与中国人群心血管病发病危险的相关性.中华心血管病杂志.2010, 38(10):934-938.

首钢男性队列研究中，基线诊断的1 464例高血压患者平均随访20.8年，基线血清TC水平（<5.17，5.17~5.68，5.69~6.20，6.21~6.71，≥6.72）与心肌梗死发病的危险性[1.0，1.21（0.55~2.67），2.39（1.05~5.47），3.38（1.43~8.03），3.95（1.72~9.03）]显著关联，且呈线性关联趋势（P<0.001）[1]。

2.3.4 血脂异常知晓、治疗和控制状况

社区人群血脂异常知晓率、治疗率总体水平仍较低，而医院患者血脂异常管理和控制状况有所改善。

（1）社区人群调查

2002年的中国居民营养与健康状况调查[2]，≥18岁人群血脂异常（TC≥5.72mmol/L，和/或TG≥1.70mmol/L，和/或HDL–C<0.91mmol/L）者知晓率仅3.2%（男性3.4%，女性2.7%），血脂检测率为6.4%。中年、老年人群知晓率和检测率明显高于青年人群，城市高于农村，见图2–3–5和2–3–6。InterAsia研究[3]和CNDMDS研究[4]调查的人群高胆固醇血症的知晓率、治疗率和控制率见表2–3–9。

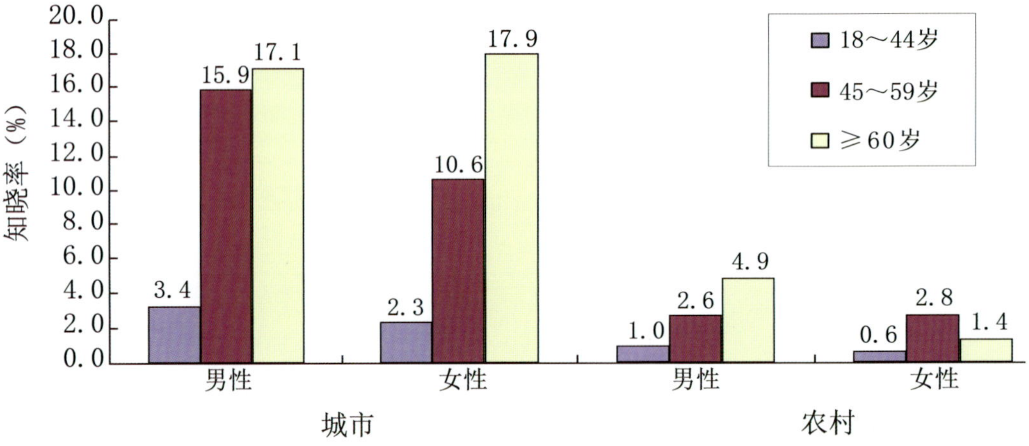

图2–3–5 中国成人血脂异常知晓率

[1] Li JX, Cao J, Lu XF, et al.The Effect of Total Cholesterol on Myocardial Infarction in Chinese Male Hypertension Population. Biomed Environ Sci. 2010, 23(1):37-41.

[2] 赵文华, 张坚, 李莹等. 中国居民营养与健康状况调查报告之七.2002, 血脂.

[3] He J, Gu D, Reynolds K, et al. Serum total and lipoprotein cholesterol levels and awareness, treatment, and control of hypercholesterolemia in China. Circulation.2004, 110(4):405-411.

[4] Yang WY, Xiao JZ, Yang ZJ, et al. Serum lipids and lipoproteins in Chinese men and women. Circulation.2012, 125: 2212-2221.

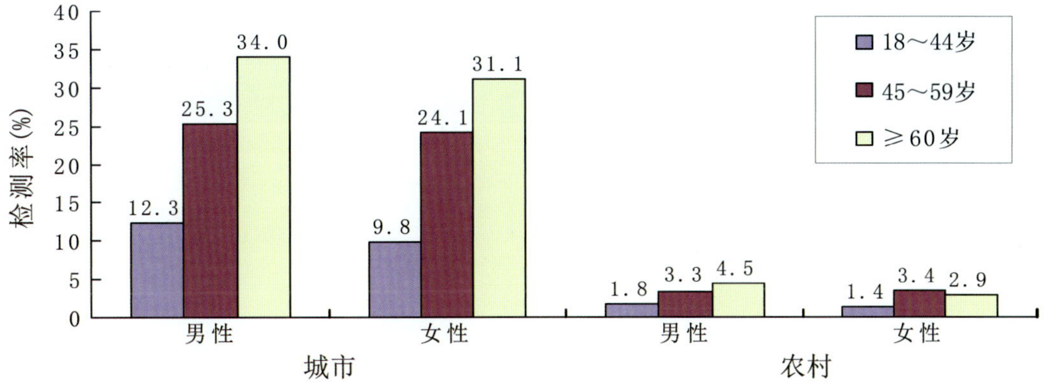

图2-3-6 中国成人血脂检测率

表2-3-9 中国多省市人群高胆固醇血症（mmol/L）知晓率、治疗率和控制率（%）

调查时间	研究项目	人群		男性		女性	
				TC≥6.22	TC≥5.18	TC≥6.22	TC≥5.18
2000～2001	InterASIA	35～74岁	知晓率	21.3	8.8	18.1	7.5
			治疗率	14.0	3.5	11.6	3.4
			控制率	11.3	1.9	9.5	1.5
2007～2008	CNDMDS	≥20岁	知晓率	27.6	12.8	20.7	9.3
			治疗率	21.4	6.1	14.0	4.1
			控制率	18.3	3.3	11.2	2.2
			治疗控制率	88.1	52.1	78.4	55.4

不同地区[1,2]社区人群血脂异常（血清TC≥6.22 mmol/L和/或LDL-C≥4.14 mmol/L，和/或HDL-C<1.04 mmol/L和/或TG≥2.26 mmol/L，和/或目前正在接受降脂药物治疗）知晓（自己报告以往曾被医生诊断过血脂异常）、血脂异常治疗（近2周内使用降脂药物）和血脂异常控制（血清TC<6.22 mmol/l，LDL-C<4.14 mmol/l，HDL-C≥1.04 mmol/l）等调查结果见表2-3-10。

[1] Luo JY, Ma YT, Yu ZX, et al. Prevalence, awareness, treatment and control of dyslipidemia among adults in Northwestern China: the cardiovascular risk survey. Lipids in Health and Disease.2014, 13:4

[2] He H, Yu YQ, Li Y, etal.Dyslipidemia awareness, treatment, control and influence factors among adults in the Jilin province in China: a cross-sectional study. Lipids in Health and Disease.2014, 13:122

表2-3-10 不同地区社区人群血脂异常知晓、治疗和控制率（%）

地区	调查时间	人群特征	血脂异常控制状况			
			人群分组	知晓率	治疗率	治疗控制率
新疆自治区	2007～2010	7城市，汉族、维族、哈萨克族35岁以上14 618人	汉族	53.7	22.5	17.1
			维族	42.2	27.8	16.2
			哈萨克族	37.0	21.1	17.8
吉林省	2012	9城市，18～79岁17 729人	男性	10.8	7.6	30.9
			女性	12.5	9.2	38.2

（2）医院患者调查

2000年以来，已开展多项多中心临床患者血脂异常控制情况调查，结果见表2-3-11。

表2-3-11 中国医院患者高胆固醇血症（mmol/L）治疗率和治疗控制率（%）

调查时间（年）	研究项目	参加单位	人群特征	样本量	血脂异常控制状况		
					他汀治疗率	LDL－C达标率	
2000	全国临床血脂控制状况调查[1]	10余个城市，20余家省部级医院和地县级医院	血脂异常患者	2 136		26.5%*	
2006	全国临床血脂控制状况调查[2]			2 237		34%**	50%***
2008	中国胆固醇教育计划（CCEP）[3]	6个省市，52个中心	冠心病患者（高危，极高危）	4 778	82.2%	36.2%**	42.2%**+，10.9%**++
2007～2009	中国城市动脉粥样硬化疾病患者二级预防治疗情况调查[4]	14个城市51所医院	动脉粥样硬化患者	16 860	47%		

[1] 全国高胆固醇血症控制状况多中心研究协作组.高胆固醇血症临床控制状况多中心协作研究－达标率及影响因素.中华心血管病杂志.2002, 30(2):109-104.

[2] 第二次中国临床血脂控制状况多中心协作研究组.第二次中国临床血脂控制达标率及影响因素多中心协作研究.中华心血管病杂志.2007, 35(5):420-427.

[3] Hu DY, Li J, Li XK for CCEInvestigation of blood lipid levels and Statin Interventions in outpatients with coronary heart disease in China—The China Cholesterol Education Program（CCEP).Circ. 2008, 72:2040-2045.

[4] Li J, Chen YP, Li X, et al. Use of secondary preventive medications in patients withatherosclerotic disease in urban China: a cross-sectionalstudy of 16 860 patients Chin Med J. 2012,125 (24):4361-4367.

[5] Bi YF, Gao RL, Patel A et al. Evidence-based medication use among Chinese patients with acute coronary syndromes at the time of hospital discharge and 1year after hospitalization: Results from the Clinical Pathways for Acute Coronary Syndromes in China（CPACS）study. Am Heart.2009, 157:509-516.

表2-3-11　中国医院患者高胆固醇血症（mmol/L）治疗率和治疗控制率（%）　续表

调查时间（年）	研究项目	参加单位	人群特征	样本量	血脂异常控制状况		
					他汀治疗率	LDL－C达标率	
2009	中国急性冠脉综合征临床路径研究（CPACS study）[1]	全国49所医院	急性冠脉综合症患者	2 901	80.4%（出院时），65.8%（随访6个月），59.4%（随访12个月）		
2009	糖尿病患者管理状况调查[2]	北京6家三甲医院	2型糖尿病患者	1 151		34.0%（#）	
2010	临床冠心病患者血脂达标情况调查[3]	国内6个大型心血管中心	冠心病患者（住院和门诊）	2 436	96.7%	67%（<100mg/dl）	38%（<70mg/dl）
2011	中国血脂异常患者管理和胆固醇达标情况调查（The Reality China survey）[4]	全国19个省84家医院	血脂异常患者	12 040	39%（降脂治疗，其中94.5%用他汀类）	25.8%**（全体）	19.9%**（高危），21.1%**（极高危）
2012	血脂异常国际研究-中国[5]（DYSIS-China）	中国122个中心	血脂异常伴代谢综合征患者	25 317	88.9%	46.9%（LDL－C**）	52.2%（LDL－C***）
			血脂异常非代谢综合征患者			68.6%（LDL－C**）	67.1%（LDL－C***）

*：依据1997年《血脂异常防治建议》标准；**：依据2004年美国NCEP ATPⅢ标准；
***：依据2007年《中国成人血脂异常防治指南》标准；#：依照2007年中国2型糖尿病指南（CGT2D）标准；
+：LDL－C目标值2.59mmol/L。
++：LDL－C目标值1.82mmol/L。

2012年血脂异常国际研究–中国（DYSIS–China）调查结果还显示，在所有接受降脂药物治疗患者（25 697例）中，38.5%未达到LDL–C目标值，且心血管病危险分层较高组血清TC、LDL–C、non LDL–C不达标率较高，见表2–3–12[6]。

[1] Li MZ, Ji LN, Meng ZL, et al. Management status of type 2 diabetes mellitus in tertiary hospitals in Beijing: gap between guideline and reality. Chin Med J. 2012; 125（23): 4185-4189.

[2] Guo YL, Liu J, Li JJ, et al. A multi-center survey of achieving recommended lipid goals in Chinese patients with coronary artery disease in real world cardiovascular practice. Int J Cardio.l2011, 153(2)211-212 ,

[3] Gao F, Zhou YJ, Hu da Y, et al. Contemporary management and attainment of cholesterol targets for patients with dyslipidemia in China.PLoS One.2013; 8(4): e47681.

[4]Wang F, Ye P,Hu DY et al. Lipid-lowering therapy and lipid goal attainment in patients with metabolic syndrome in China: Subgroup analysis of the Dyslipidemia International Study-China (DYSIS-China). Atherosclerosis.2014,237: 99-105.

[5] Zhao S, Wang Y, Mu Y,et al.Prevalence of dyslipidaemia in patients treated with lipid-lowering agents in China: results of the DYSlipidemia International Study (DYSIS). 2014, 235(2):463-469.

表2-3-12 DYSIS China研究不同心血管病危险分层与血脂未达标率* (%)

血脂异常控制情况	心血管病危险分层				
	所有患者	极高危	高危	中危	低危
TC未达标	51.2	84.1	57.9	42.2	12.0
LDL-C未达标	38.5	60.3	45.2	26.6	8.8
Non HDL-C未达标	35.9	52.0	41.2	31.0	10.4
LDL-C，non HDL-C 均未达标	29.7	47.9	35.1	19.8	5.6

*：按2007年《中国成人血脂异常防治指南》标准

（3）联合降脂治疗安全性研究

烟酸控释片对血管事件高危患者心血管病结局预防效果评价随机对照临床试验（HPS2-THRIVE randomized placebo-controlled trial），纳入25 673名正在接受辛伐他汀40毫克/日为基础治疗的阻塞性血管病患者。试验组每日加服烟酸（2克）/拉罗皮兰（40毫克）控释片，对照组加服安慰剂。随访3.9年，试验组肌溶解症发生率高于对照组；且肌溶解症在中国患者中更多见[试验组138例（0.66%/年），对照组 27例（0.13%/年）]。研究表明，在辛伐他汀40毫克/日基础上加服烟酸2g/拉罗皮兰（40毫克）控释片增加肌溶解症危险性。特别是在中国患者中，即使只用辛伐他汀，肌溶解症发生率也较高[1]。

2.4 糖尿病

2.4.1 糖尿病患病率

2013年9月发表的2010年中国慢性病调查研究数据，来自2010年全国31个省、自治区和直辖市的162家疾病控制中心系统的观察点，检测对象为18岁以上的成人，样本量为98 658人。该研究中使用美国ADA 提出的最新糖尿病诊断标准[2]，所有调查对象均被检测了HbA1c、空腹血糖和餐后2小时血糖。调查结果反映了最近的中国糖尿病和糖尿病前期患病率及糖尿病的知晓率、治疗率和治疗控制率等糖尿病控制现状[3]。

[1] HPS2-THRIVE Collaborative GrouHPS2-THRIVE randomized placebo-controlled trial in 25 673 high-risk patients of ER niacin/laropiprant: trial design, pre-specified muscle and liver outcomes, and reasons for stopping study treatment. European Heart Journal.2013, 34, 1279–1291.

[2] American Diabetes Association. Diagnosis and classification of diabetes mellitus. Diabetes Care.2010, 33(suppl 1):S62-S69.

[3] Xu Y, Wang L, He J, et al. Prevalence and Control of Diabetes in Chinese Adults. JAMA. 2013, 310(9): 948-958.

糖尿病定义为（1）自我报告并由专业人员诊断的糖尿病；（2）空腹血糖≥126mg/dl；（3）餐后2小时血糖≥200mg/dl；（4）HbA1c≥6.5%。知晓率定义为所有的糖尿病患者中报告自己经医生确诊为糖尿病的患者比例，治疗率定义为所有糖尿病患者中正在用降糖药物治疗的患者比例，治疗控制率定义为已治疗的糖尿病患者中HbA1c小于7.0%的比例。

糖尿病前期定义为（1）空腹血糖 100～125mg/dl；（2）餐后2小时血糖140～199mg/dl；或（3）HbA1c 5.7～6.4%；且以往无糖尿病病史。

结果：中国成年人糖尿病患病率为11.6%，男性为12.1%，女性为11.0%；新诊断的糖尿病患病率为8.1%，男性为8.5%，女性为7.7%；既往确诊的糖尿病患病率为3.5%，男性为3.6%，女性为3.4%。无论男性还是女性，糖尿病患病率都是城市高于农村，见表2-4-1和图2-4-1。糖尿病患病率随着经济的发展以及超重肥胖而增加。

表2-4-1　中国成人糖尿病的患病率

	患病率（95%CI），%[a]								
	总计	空腹血糖≥126 mg/dL	2小时血糖≥200 mg/dl	HbA1c≥6.5%	空腹血糖≥126mg/dL和/或2小时血糖≥200mg/dl	空腹血糖≥126mg/dL和/或HbA1c≥6.5%	2小时血糖≥200mg/dl和/或HbA1c≥6.5%	空腹血糖≥126，2小时≥200mg/dl和/或HbA1c≥6.5%	既往诊断为糖尿病
总体	11.6	4.5	3.5	4.6	6.2	6.9	6.2	8.1	3.5
	（11.3～11.8）	（4.4～4.7）	（3.4～3.7）	（4.4～4.7）	（6.0～6.4）	（6.7～7.2）	（6.0～6.4）	（7.9～8.3）	（3.4～3.6）
性别									
男	12.1	5.0	3.8	4.6	6.6	7.3	6.4	8.5	3.6
	（11.7～12.5）	（4.7～5.2）	（3.5～4.0）	（4.4～4.9）	（6.4～6.9）	（7.0～7.6）	（6.1～6.7）	（8.2～8.8）	（3.4～3.8）
女	11.0	4.0	3.3	4.5	5.7	6.6	6.0	7.7	3.4
	（10.7～11.4）	（3.8～4.3）	（3.1～3.5）	（4.3～4.7）	（5.4～6.0）	（6.3～6.9）	（5.7～6.2）	（7.4～8.0）	（3.2～3.5）
地域									
城镇	14.3	5.0	4.1	5.3	6.8	7.7	7.0	8.8	5.6
	（13.9～14.8）	（4.8～5.3）	（3.8～4.3）	（5.0～5.5）	（6.5～7.1）	（7.3～8.0）	（6.7～7.3）	（8.5.9.1）	（5.3～5.8）
乡村	10.3	4.3	3.3	4.3	5.9	6.6	5.8	7.8	2.5
	（10.0～10.6）	（4.1～4.5）	（3.1～3.5）	（4.0～4.5）	（5.7～6.2）	（6.4～6.9）	（5.6～6.1）	（7.5～8.1）	（2.4～2.7）
经济发展									
不发达	9.9	4.2	3.3	4.5	5.8	6.7	6.1	7.9	2.1
	（9.5～10.4）	（3.9～4.5）	（3.0～3.6）	（4.2～4.9）	（5.4～6.1）	（6.3～7.0）	（5.7～6.4）	（7.5～8.3）	（1.9～2.3）
中等发达	10.5	3.9	3.2	4.1	5.6	6.2	5.6	7.3	3.2
	（10.1～11.0）	（3.7～4.2）	（3.0～3.5）	（3.8～4.3）	（5.3～5.9）	（5.9～6.5）	（5.3～5.9）	（7.0～7.7）	（3.0～3.4）

表2-4-1 中国成人糖尿病的患病率 **续表**

	患病率（95%CI），%[a]								
	总计	空腹血糖≥126 mg/dL	2小时血糖≥200 mg/dl	HbA1c≥6.5%	空腹血糖≥126mg/dL 和/或 2小时血糖≥200mg/dl	空腹血糖≥126mg/dL 和/或 HbA1c≥6.5%	2小时血糖≥200mg/dl 和/或 HbA1c≥6.5%	空腹血糖≥126，2小时≥200mg/dl 和/或 HbA1c≥6.5%	既往诊断为糖尿病
经济发展									
发达	14.3	5.5	4.1	5.1	7.2	8.0	6.9	9.1	5.2
	(13.9~14.7)	(5.2~5.8)	(3.8~4.3)	(4.9~5.4)	(6.8~7.5)	(7.6~8.4)	(6.6~7.2)	(8.7~9.5)	(4.9~5..5)
BMI									
<25.0	8.3	3.2	2.4	2.9	4.5	4.9	4.2	5.9	2.4
	(8.0~8.6)	(3.1~3.4)	(2.2~2.5)	(2.7~3.1)	(4.3~4.7)	(4.7~5.1)	(4.0~4.4)	(5.6~6.1)	(2.3~2.5)
25.0~29.9	17.0	6.6	5.3	7.1	8.8	10.1	9.2	11.5	5.5
	(16.5~17.6)	(6.2~6.9)	(5.0~5.7)	(6.7~7.5)	(8.4~ 9.2)	(9.7~10.6)	(8.8~9.6)	(11.1~12.0)	(5.2~5.8)
≥30.0	24.5	9.9	8.4	12.8	13.3	16.6	15.2	18.1	6.3
	(23.1~26.0)	(9.0~11.0)	(7.5~9.4)	(11.7~13.9)	(12.1~14.5)	(15.4~17.9)	(14.0~16.5)	(16.9~19.5)	(5.6~7.1)
腰围，cm									
<90，男	7.9	3.2	2.2	2.7	4.4	4.7	4.0	5.7	2.2
<80，女	(7.6~8.2)	(3.0~3.3)	(2.1~2.4)	(2.5~2.8)	(4.2~4.6)	(4.5~4.9)	(3.8~4.1)	(5.4~5.9)	(2.1~2.4)
≥90，男	19.1	7.3	6.2	8.5	9.8	11.6	10.7	13.0	6.0
≥80，女	(18.6~19.6)	(7.0~7.7)	(5.8~6.5)	(8.1~8.9)	(9.4~10.2)	(11.1~12.0)	(10.3~11.2)	(12.6~13.5)	(5.8~6.3)

注：BMI，体重指数；HbA1c，糖化血红蛋白；单位换算：血糖单位换算1mg/dL =0.0555mmol/L；a数据是通过百分比加权。

该研究估算，中国成人糖尿病前期检出率是50.1%，男性是52.1%，女性是48.1%。农村比城市糖尿病前期检出率略高，特别是男性。糖尿病前期检出率随着年龄增加而增加，在年龄小于50岁者，男性高于女性。糖尿病前期在经济不发达地区和超重肥胖人群中检出率更高（表2-4-2，图2-4-1）。

糖尿病知晓率是30.1%（男性 29.7%，女性 30.5%）。在全部糖尿病患者中，治疗率是25.8%（男性25.5%，女性26.2%）。在治疗的患者中，治疗控制率是39.7%（男性 40.7%，女性 38.6%）。糖尿病知晓率、治疗率和治疗控制率都是城市高于农村、经济发达和中等发达地区高于不发达地区。生活在农村的女性，比生活在农村的男性和生活在城市的女性糖尿病控制状况更差。生活在不发达地区的女性，比不发达地区的男性和中等及以上发达地区的女性血糖控制状况差。

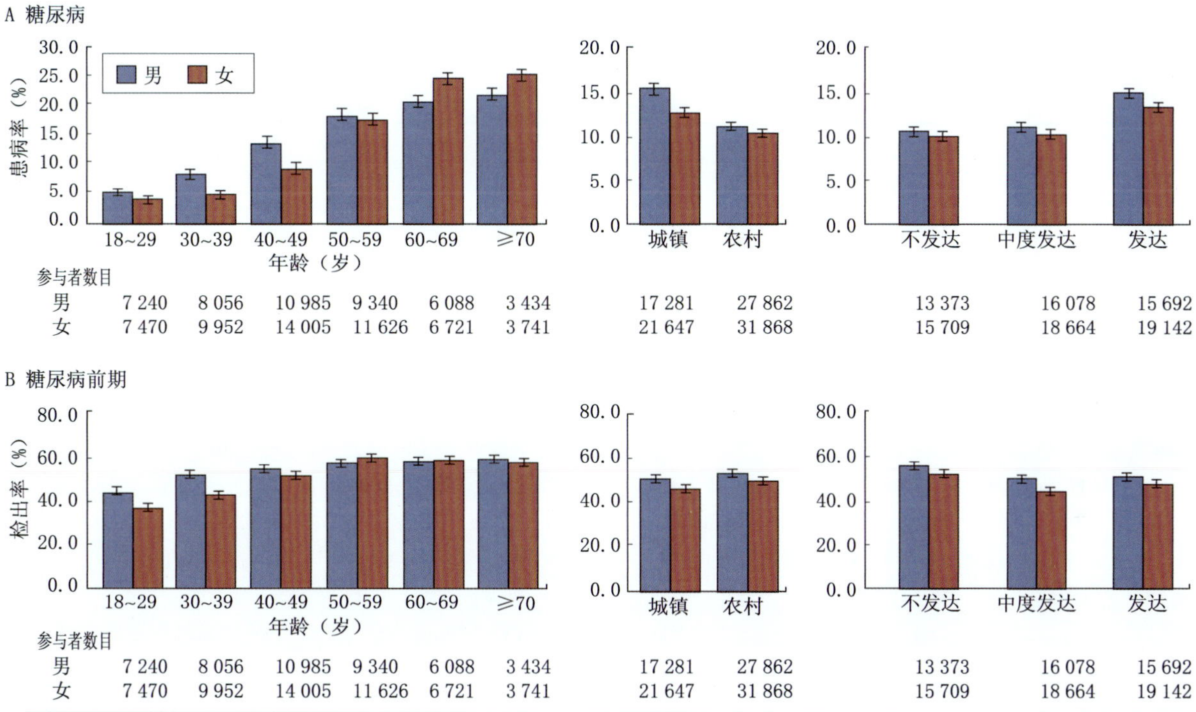

误差线代表95%可信区间。

图2-4-1　2010年中国18岁以上成人糖尿病和糖尿病前期的年龄标化患病率

表2-4-2　中国成人糖尿病前期检出率

	患病率（95%CI），%[a]						
	糖尿病前期总计	空腹血糖 100～125 mg/dL	2小时血糖 140～199 mg/dl	HbA1c 5.7%～6.4%	空腹血糖 100～125mg/dL 和/或 2小时血糖 140～199mg/dl	空腹血糖 100～125mg/dL 和/或 HbA1c5.7%～6.4%	2小时血糖 140～199mg/dl 和/或 HbA1c5.7%～6.4%
总体	50.1 （49.7～50.6）	27.2 （26.8～27.6）	8.3 （8.1～8.5）	35.4 （35.0～35.8）	31.0 （30.6～31.4）	48.3 （47.9～48.7）	38.7 （38.3～39.1）
性别							
男	52.1 （51.5～52.7）	29.0 （28.5～29.6）	7.9 （7.6～8.2）	36.3 （35.8～36.9）	32.5 （32.0～33.1）	50.4 （49.7～51.0）	39.7 （39.1～40.3）
女	48.1 （47.6～48.7）	25.3 （24.8～25.8）	8.7 （8.4～9.1）	34.4 （33.8～34.9）	29.4 （28.9～29.9）	46.2 （45.7～46.8）	37.6 （37.1～38.2）
地域							
城镇	48.4 （47.8～49.1）	28.0 （27.5～28.6）	8.3 （7.9～8.6）	33.6 （33.1～34.2）	31.4 （30.8～31.9）	46.9 （46.3～47.5）	36.8 （36.2～37.3）
乡村	50.9 （50.4～51.4）	26.8 （26.4～27.3）	8.3 （8.0～8.6）	36.2 （35.7～36.7）	30.8 （30.4～31.3）	49.0 （48.4～49.5）	39.5 （39.0～40.1）

表2-4-2 中国成人糖尿病前期检出率 续表

	患病率（95%CI），%[a]						
	糖尿病前期总计	空腹血糖 100～125 mg/dL	2小时血糖 140～199 mg/dl	HbA1c 5.7%～6.4%	空腹血糖 100～125mg/dL 和/或 2小时血糖 140～199mg/dl	空腹血糖 100～125mg/dL 和/或 HbA1c5.7%～6.4%	2小时血糖 140～199mg/dl 和/或 HbA1c5.7%～6.4%
经济发展							
不发达	53.2 (52.4～53.9)	26.1 (25.4～26.7)	8.5 (8.1～8.9)	39.5 (38.8～40.3)	30.2 (29.6～30.9)	51.2 (50.4～52.0)	42.9 (42.1～43.6)
中度发达	47.7 (47.0～48.4)	25.3 (24.7～25.9)	7.8 (7.4～8.1)	33.3 (32.7～34.0)	29.2 (28.6～29.8)	45.9 (45.2～46.6)	36.5 (35.9～37.2)
发达	49.5 (48.8～50.2)	30.3 (29.7～30.9)	8.6 (8.3～9.0)	33.2 (32.6～33.8)	33.6 (33.0～34.2)	47.9 (47.2～48.5)	36.5 (35.9～37.2)
BMI							
<25.0	48.1 (47.6～48.6)	25.3 (24.8～25.7)	6.9 (6.7～7.2)	33.2 (32.7～33.7)	28.7 (28.1～29.1)	46.3 (45.8～46.8)	36.3 (35.8～36.8)
25.0～29.9	54.3 (53.5～55.0)	31.1 (30.4～31.8)	10.6 (10.2～11.1)	39.5 (38.7～40.2)	35.5 (34.8～36.2)	52.4 (51.6～53.1)	43.2 (42.5～44.0)
≥30.0	54.6 (52.8～56.3)	31.3 (29.7～32.9)	13.4 (12.3～14.7)	41.0 (39.3～42.7)	36.8 (35.1～38.5)	52.5 (50.7～54.2)	45.0 (43.2～46.7)
腰围，cm							
<90，男；<80，女	48.5 (47.9～49.0)	25.7 (25.2～26.1)	6.9 (6.6～7.1)	33.2 (32.8～33.7)	29.0 (28.6～295)	46.7 (46.1～47.2)	36.4 (35.9～36.9)
≥90，男；≥80，女	53.6 (51.9～54.2)	30.3 (29.7～31.0)	11.3 (10.9～11.7)	39.7 (39.1～40.4)	35.0 (34.4～35.7)	51.7 (51.0～52.4)	43.4 (42.7～44.1)

a数据是通过百分比加权

采用多因素多水平logit模型分析，男性、老年人、城市居住、父母有糖尿病、超重、肥胖、中心性肥胖、收缩压升高、TC和LDL-C及TG升高与糖尿病患病危险正相关，见表2-4-3。男性、老年、父母糖尿病、超重、肥胖、中心性肥胖、体力活动、收缩压升高和血清胆固醇升高与糖尿病前期危险性正相关。较高的教育、较高的HDL-C、居住在中等发达和发达地区与糖尿病前期危险性负相关。

表2-4-3 中国成人糖尿病和糖尿病前期的相关因素[a]

危险因素[b]	糖尿病，OR（95%CI）	P值	糖尿病前期，OR（95%CI）	P值
男性	1.52（1.40～1.64）	<.001	1.23（1.16～1.29）	<.001
年龄每增加10岁	1.55（1.51～1.59）	<.001	1.16（1.24～1.28）	<.001
城镇居住	1.15（1.08～1.23）	<.001	0.99（0.94～1.03）	0.56
父母有糖尿病	2.59（2.32～2.88）	<.001	1.11（1.02～1.21）	0.01
高于初中教育水平	1.02（0.95～1.09）	0.55	0.91（0.87～0.95）	<.001

表2-4-3 中国成人糖尿病和糖尿病前期的相关因素[a] 续表

危险因素[b]	糖尿病，OR（95%CI）	P值	糖尿病前期，OR（95%CI）	P值
体重[c]				
超重	1.31（1.21～1.41）	<.001	1.19（1.12～1.25）	<.001
肥胖	2.03（1.78～2.32）	<.001	1.52（1.37～1.70）	<.001
中心性肥胖	1.64（1.51～1.77）	<.001	1.17（1.11～1.24）	<.001
体育锻炼	0.99（0.96～1.02）	0.53	1.06（1.04～1.08）	<.001
收缩压每升高22mmHg	1.47（1.42～1.52）	<.001	1.17（1.14～1.20）	<.001
胆固醇				
TC 每升高43mg/dL	1.65（1.47～1.85）	<.001	1.61（1.46～1.76）	<.001
LDL-C 每升高31mg/dL	1.10（1.01～1.20）	0.03	0.97（0.91～1.04）	0.46
HDL-C 每升高12mg/dL	0.70（0.66～0.73）	<.001	0.79（0.76～0.82 ）	<.001
甘油三酯每升高118mg/dL	1.12（1.07～1.18）	<.001	0.93（0.89～0.97）	<.002
中等发达地区与不发达地区比较	0.80（0.74～0.87）	<.001	0.77（0.74～0.81）	<.001
发达地区与不发达地区比较	1.00（0.92～1.09）	0.93	0.89（0.84～0.94）	<.001

a因缺失资料剔除1596例：1432例缺血糖控制状况，4例缺目前吸烟状况，85例缺体重指数，75例缺腰围。
b连续型变量的算法以一个标准差为度量值；
c超重：BMI在25.0～29.9之间，肥胖：BMI≥30.0；中心性肥胖：腰围≥90cm（男）/80cm（女）。

该项调查样本量大，覆盖面广，具有代表性。证实糖尿病、糖尿病前期与其他心血管病危险因素如血脂异常、高血压密切相关。该调查显示三分之一的中国成人患中心型或全身型肥胖，肥胖者中二分之一有糖尿病前期、五分之一有糖尿病。该调查提示，在中国人群中采用空腹血糖和HbA1c联合诊断能够获得更高的诊断率，而餐后2小时血糖值对于诊断糖尿病的贡献最低。这点有别于以往的调查。

该研究报告的中国成人糖尿病患病率（11.6%）明显高于2010年杨文英等[1]报告的患病率（9.7%），主要原因是该项调查的糖尿病诊断采用的是三项指标即空腹血糖、餐后2小时血糖和HbA1c。最新的ADA糖尿病诊断标准将HbA1c≥6.5%作为糖尿病的诊断条件之一[2]。如果采用相同的糖尿病诊断标准，即空腹和/或2小时血糖值，该报告的糖尿病患病率也是9.7%。中国糖尿病前期患病率高、糖尿病控制率低是严重的问题。

[1] Yang W, Lu J, Weng J, et al. Prevalence of diabetes among men and women in China. N Eng J Med. 2010, 362(12):1090-1101.
[2] American Diabetes Association. Diagnosis and classification of diabetes mellitus. Diabetes Care.2010, 33(suppl 1):S62-S69.

2.4.2 糖尿病管理

3B研究（blood glucose，blood pressure，and blood lipids）是一项多中心的横断面研究，共入选104家医院的2型糖尿病患者25 817例。调查了有关糖尿病患者血糖、血压和血脂控制现状以及医生的专业能力、治疗方式及患者自我管理能力对于临床结局的影响[1]。入选患者平均年龄 62.6岁，47%为男性，72%的患者合并高血压和/或血脂异常；合并糖尿病、高血压和血脂异常的患者平均HbA1c是7.6%，分别有47.7%、28.4%、36.1%的患者血糖（HbA1c<7%）、血压（收缩压<130 mmHg，舒张压<80 mmHg）和血脂（TC<4.5 mmol/L）达标；但只有5.6%的患者这三项指标都达标。

中国慢性病调查是基于全国性的社区人群样本，而3B研究调查的是医院内分泌专科的糖尿病患者，但这两项调查均证明中国糖尿病患者中血糖基本达标率（HbA1c<7%）不到一半。3B研究进一步证实，糖尿病患者的血糖、血脂、血压综合达标率更低，只有5.6%。中国国家慢性肾病工作组调查了46 683样本人群的4种心血管危险因素即高血压、糖尿病、血脂异常和超重的聚集现象以及这种现象与不良生活习惯（饮酒、不活动、长期使用非类固醇类消炎药和改进的控制血压饮食评分）的关系[2]。结果发现，只有31.1%没有任何心血管危险因素。20 292（43.5%）有心血管危险因素的聚集，调整后的心血管危险因素聚集率是36.2%，男性高于女性（37.9% vs 34.5%）。习惯性饮酒、体力活动少和长期使用非类固醇消炎药与心血管危险因素聚集现象正相关，OR值分别为1.60（95% CI: 1.40～1.85）、1.20（95% CI: 1.11～1.30）和2.17（95% CI: 1.84～2.55）。改进的控制血压饮食评分与心血管危险因素聚集负相关，OR值是0.73（95% CI，0.67～0.78）。社会经济条件差的人群，不良生活方式的因素更为突出。

2.4.3 糖尿病预防

全国范围内糖尿病患病人数急剧增加、血糖达标的困难以及糖尿病与心血管病的密切关联，使人们更加关注糖尿病的预防对降低心血管并发症风险的影响。我国大庆糖尿病预防研究是世界上开展最早、历时最长的生活方式干预预防糖尿病的研究。该研究20年跟踪随访结果表明，生活方式干预组在积极干预的六年期间，糖尿病发病率降低了51%；在20

[1] Ji L, Hu D, Pan C, et al. Primacy of the 3B Approach to Control Risk Factors for Cardiovascular Disease among Type 2 Diabetes. Am J Med. 2013, 126(10), 925：e11–22.

[2] Gao B, Zhang L, Wang H. Clustering of Major Cardiovascular Risk Factors and the Association withUnhealthy Lifestyles in the Chinese Adult Population. PLoS One. 2013, 8(6):e66780.

年的随访中，干预组糖尿病累计发病率为80%，对照组为93%。控制了年龄和小组随机因素影响后，干预组的糖尿病发病率比对照组降低43%（HRR 0.57，95% CI 0.41~0.81），干预组发生糖尿病比对照组平均晚3.6年[1]，见图2-4-2。生活方式干预还使严重的视网膜病变（激光治疗和失明）风险下降47%[2]。6年积极的生活方式干预降低了23年间心血管死亡率 [3]，与对照组比较，生活方式干预组23年心血管病死亡降低了41%（11.9% vs 19.6%）、全因死亡降低了29%（28.1% vs 38.4%）、新发糖尿病风险降低45%（72.6% vs 89.9%），差别都达显著统计学意义，见图2-4-3，图2-4-4。生活方式干预不仅长期降低了糖尿病的发病风险，而且减少了威胁生命的心血管病硬终点和死亡。这种长期临床获益为生活方式干预作为遏制糖尿病流行的公共卫生措施提供了进一步的依据。

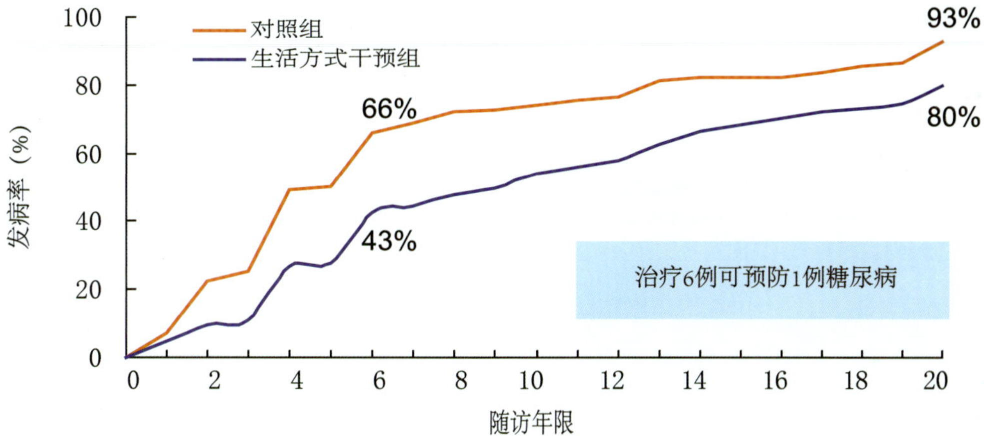

1986～1992 风险比 **0.49** **(95%CI 0.33～0.73)**

1986～2006 风险比 **0.57** **(95%CI 0.41～0.81)**

干预组发生糖尿病比对照组平均晚3.6年

图2-4-2　大庆糖尿病预防研究：20年随访糖尿病累计发病率

[1] Li GW, Zhang P, Wang J, et al.The long-term effect of lifestyle interventions to prevent diabetes in the China Da Qing Diabetes Prevention Study: a 20-year follow-up study. Lancet.2008, 371:1783-1789.

[2] Q. Gong, E. W. Gregg, J. Wang , et al. Long-term effects of a randomised trial of a 6-year lifestyle intervention in impaired glucose tolerance on diabetes-related microvascular complications: the China Da Qing Diabetes Prevention Outcome Study. Diabetologia. 2011, 54:300-307.

[3] Li GW, Zhang P, Wang JP, et al. Cardiovascular mortality, all-cause mortality, and diabetes incidence after lifestyle intervention for people with impaired glucose tolerance in the Da Qing Diabetes Prevention Study: a 23-year follow-up study. Lancet Diabetes Endocrinol . 2014, Published Online, April 3, 2014, http://dx.doi.org/10.1016/.

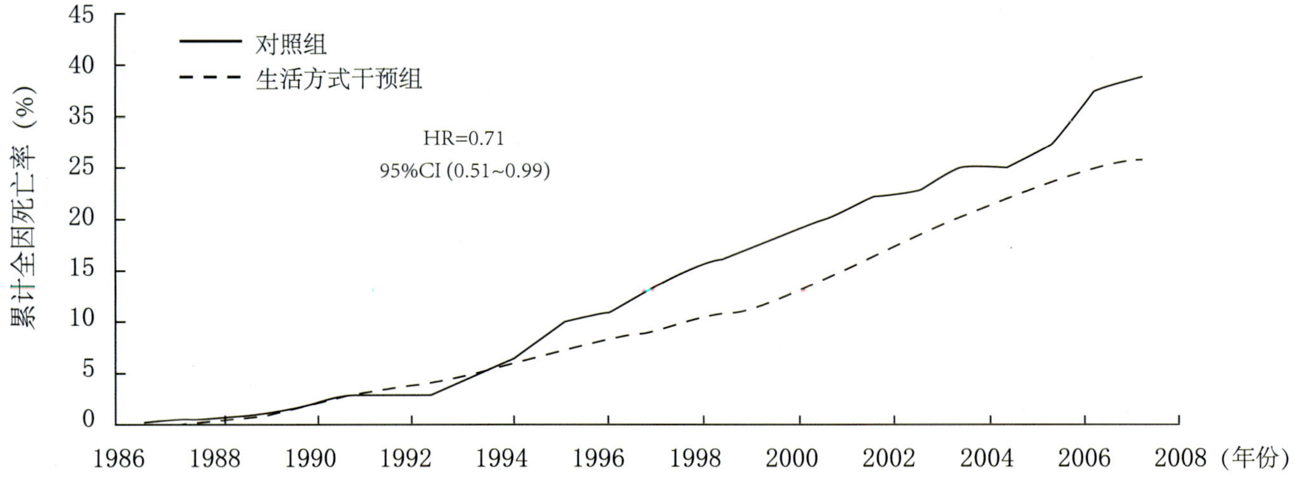

图2-4-3 大庆糖尿病预防研究：23年（1986～2009）累计全因死亡率

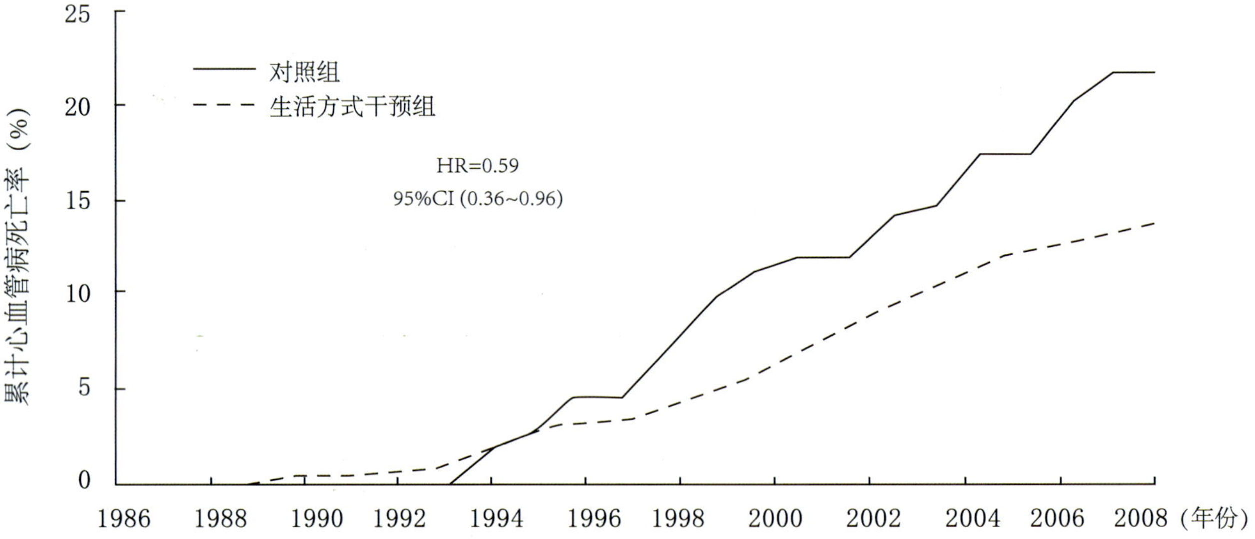

图2-4-4 大庆糖尿病预防研究：23年（1986～2009）累计心血管病死亡率

2.5 超重与肥胖

2.5.1 超重与肥胖的流行特征

近30年来，随着经济的发展和生活方式的变化，超重（体重指数：24.0～27.9kg/m^2）和肥胖（体重指数≥28.0kg/m^2）患病率呈持续上升趋势。2002中国营养与健康状况调查结果表明，我国人群超重率为17.6%，肥胖率为5.6%，估计2002年我国居民中超重者约为2.0

亿人，肥胖者约为6 000万人[1]。

在我国九个省市人群进行的中国健康与营养调查（CHNS）对人群的营养与健康状况进行了长期监测，近20年来多次横断面调查（每次调查均超过5 000人）资料显示，人群超重、肥胖患病率呈持续的上升趋势[2]，2009年人群（男女合计）超重率、肥胖率分别达到30.0%、8.7%，见图2–5–1，中心性肥胖患病率（男性腰围≥85cm，女性腰围≥80cm）达到45.3%，见图2–5–2。

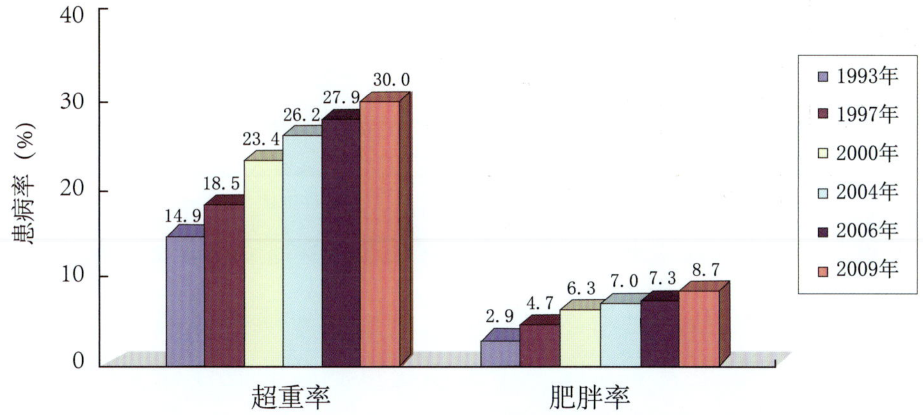

图2–5–1　中国九省市成年人群（男女合并）超重率和肥胖率变化趋势

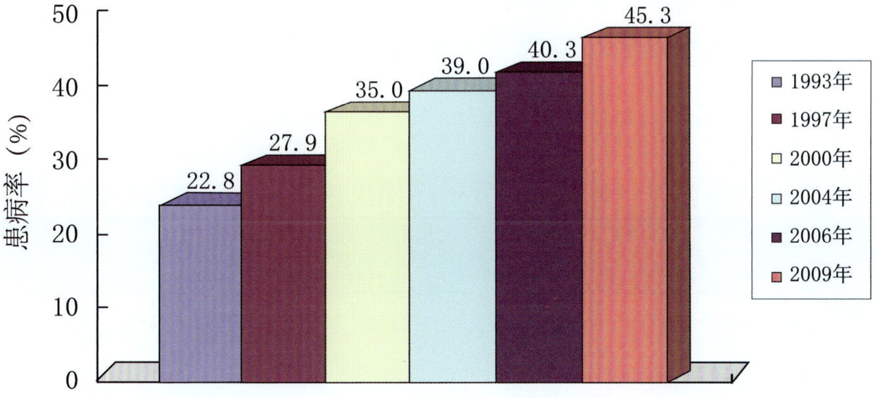

图2–5–2　中国九省市成年人群（男女合并）中心性肥胖患病率变化趋势

2010年中国慢性病监测项目，在内地31个省（市、自治区）的162个监测点，采用多阶

[1] 马冠生, 李艳平, 武阳丰等. 1992至2002年间中国居民超重率和肥胖率的变化. 中华预防医学杂志. 2005, 39(5):311-315.
[2] Xi B, Liang Y, He T, et al. Secular trends inthe prevalence of general and abdominal obesity among Chinese adults, 1993-2009. Obes Rev. 2012, 13(3):287-296.

段分层整群随机抽样方法抽取了18岁以上常住居民近10万人，结果表明我国成人超重率、肥胖率和中心性肥胖患病率分别达到30.6%、12.0%和40.7%，见图2–5–3[1, 2]，比2002年明显增加。

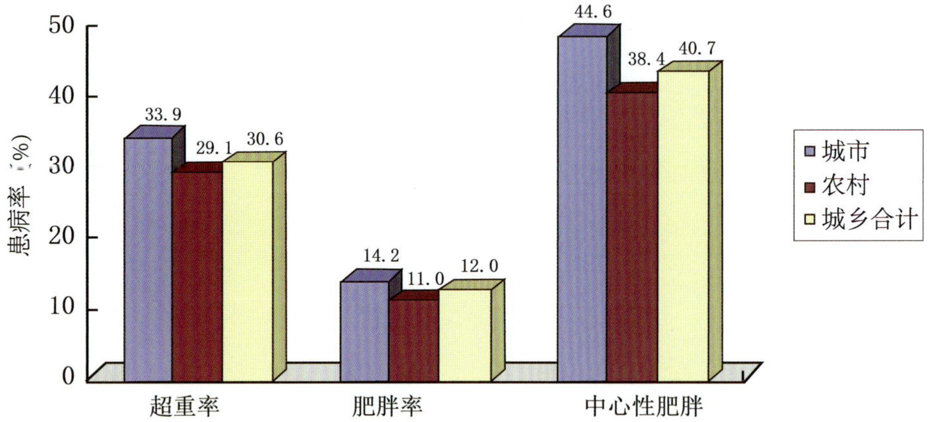

图2–5–3　2010年中国成年人群（男女合并）超重率和肥胖率

2009～2010年在新疆维吾尔自治区农村地区进行了一项抽样调查研究，比较了不同民族超重肥胖的流行特征，结果表明新疆三个民族超重肥胖的流行程度均处于较高水平，且当地汉族居民超重肥胖的流行程度高于当地少数民族，见表2–5–1[3]。另一项2009～2010年在内蒙古自治区进行的研究，采用整群随机抽样调查，共调查18～70岁不同民族人群4千余名。结果表明汉族人群的超重率（36.2%）明显高于蒙古族人群（29.8%），汉族人群的肥胖率略低于蒙古族，但差异没有显著性[4]。不同民族超重肥胖流行差异的原因及预防策略值得进一步研究。

表2–5–1　新疆农村地区18～70岁不同民族居民超重肥胖的流行特征

肥胖指标	汉族（n=3 633）	维吾尔族（n=3 788）	哈萨克族（n=3 926）
超重，%	39.1	24.1	27.1
肥胖，%	13.1	10.9	16.4
中心性肥胖，%	56.6	51.9	54.9

注：超重，BMI：24.0～27.9kg/m^2；肥胖，BMI≥28.0kg/m^2；中心性肥胖：腰围≥85cm（男）/80cm（女）；患病率根据2000年全国人口普查的年龄及性别构成进行标化

[1] 李晓燕, 姜勇, 胡楠等. 2010年我国成年人超重及肥胖流行特征. 中华预防医学杂志. 2012, 46(8):683-686.

[2] 姜勇, 张梅, 李镒冲等. 2010年我国中心型肥胖流行状况及腰围分布特征分析.中国慢性病预防与控制. 2013, 21(3):288-291.

[3] 何佳, 郭恒, 丁玉松, 等.新疆哈萨克族、维吾尔族和汉族农村居民超重、肥胖流行病学调查. 中华流行病学杂志. 2013, 34（12）:1164-1168.

[4] 钱永刚, 惠春霞, 王海玲, 等. 2009-2010年内蒙古自治区成年人超重与肥胖状况.中华预防医学杂志. 2013, 47(2):188-189.

我国儿童和青少年超重肥胖的流行状况也不容乐观。1985～2010年全国共进行过5次学生体质与健康抽样调查，调查对象为7～18岁在校青少年，每次调查的样本量均超过20万。调查结果显示，青少年的超重、肥胖也呈明显增加趋势[1]，见图2-5-4，2010年超重、肥胖分别是1985年的8.7倍和38.1倍。

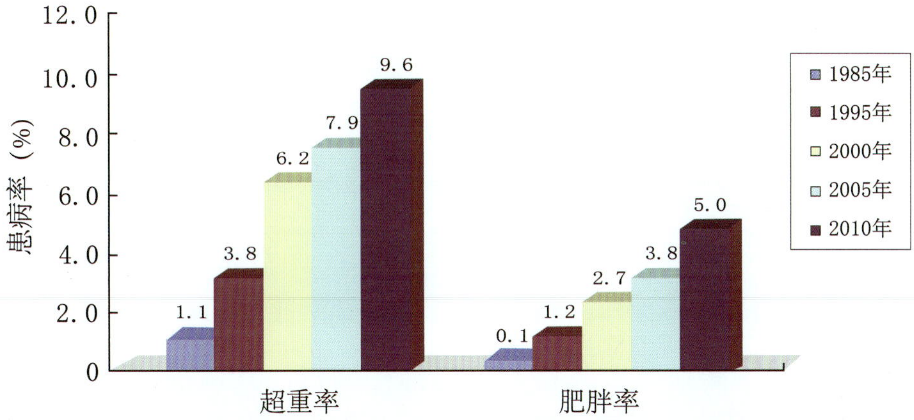

图2-5-4　中国青少年学生（男女合并）超重率和肥胖率变化趋势

2010年另一项抽样调查在我国8省（自治区、直辖市）进行，共调查7～12岁儿童2.6万余人，儿童（男女合并）超重率和肥胖率分别达到9.3%和6.5%，城市明显高于农村[2]，见图2-5-5。

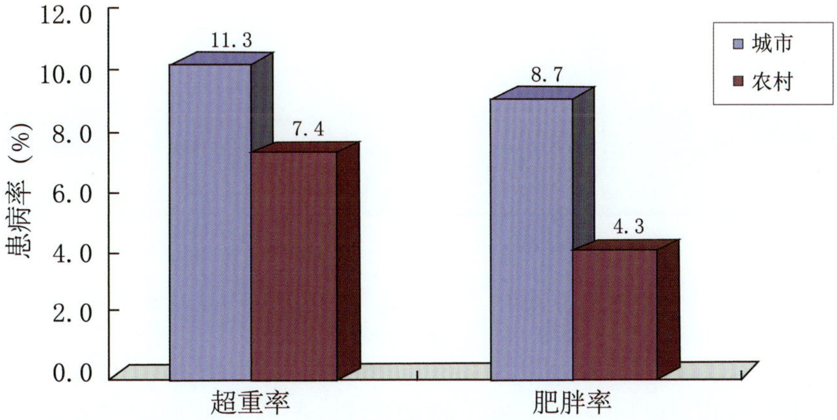

图2-5-5　2010年8省（自治区、直辖市）7～12岁儿童（男女合并）超重率和肥胖率

[1] 马军, 蔡赐河, 王海俊等. 1985～2010年中国学生超重与肥胖流行趋势.中华预防医学杂志. 2012, 46(9):776-780.

[2] 翟屹, 沈冲, 李伟荣等. 我国26 558名学龄儿童体重指数及肥胖调查.中华内分泌代谢杂志. 2013, 29(8):669-673.

1986～2006年在8个大城市进行了三次全国儿童单纯性肥胖流行病学调查，结果表明，7岁及以下的儿童肥胖率也呈显著增加趋势[1]，见图2-5-6，且年龄越大，增加的幅度越大。

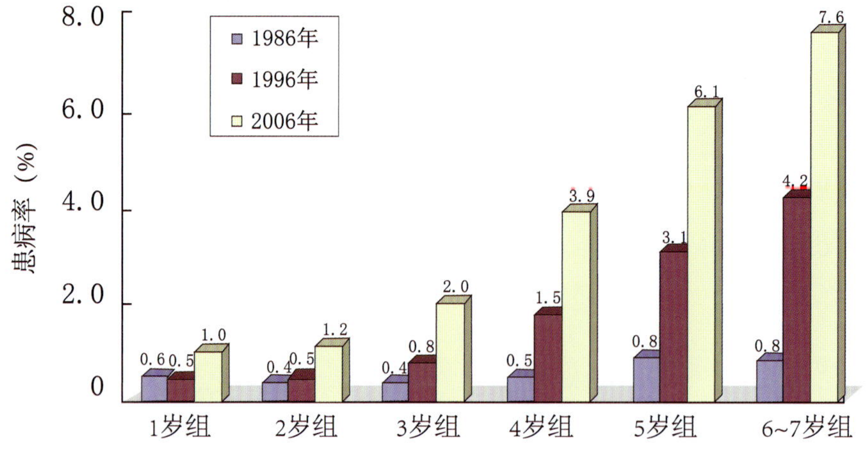

图2-5-6 中国8城市1～7岁儿童肥胖率变化趋势

2006年一项针对农村学龄前儿童体格发育的抽样调查，共调查10个省（自治区）3～6岁儿童近3.9万名，其超重率和肥胖率（男女合计）分别为4.2%和1.2%，超重率随年龄增加呈下降趋势，而肥胖率在不同年龄组间差别不显著[2]，见图2-5-7，肥胖率低于城市儿童，且与上述城市儿童的肥胖率随年龄而增加的趋势不同。

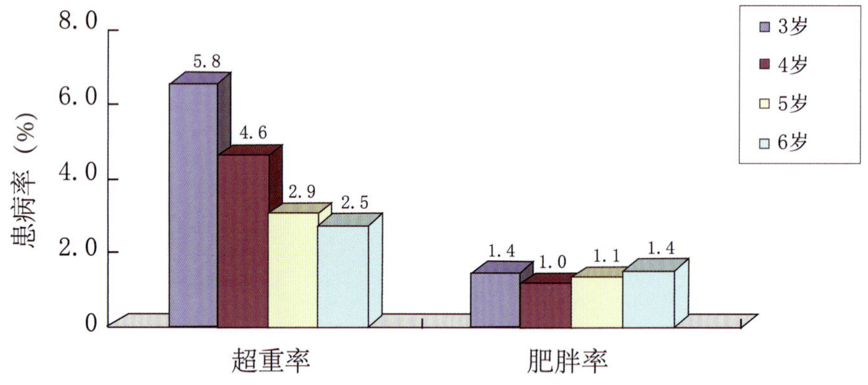

图2-5-7 2006年我国10省（自治区）3～6岁农村儿童（男女合并）超重率和肥胖率

一项在我国14个省市的21组人群进行的前瞻性研究，对基线年龄在35～74岁且没有肥胖的15 543名研究对象进行了平均7.9年的随访。有876人发生肥胖（BMI>28.0kg/m^2），年

[1] Zong XN, Li H. Secular trends in prevalence and risk factors of obesity ininfants and preschool children in 9 Chinese cities, 1986-2006. PLoS One.2012;7(10):e46942.

[2] 谢胜男, 王建敏, 李能等. 中国10省（自治区）农村学龄前儿童超重/肥胖现状调查.中华流行病学杂志. 2014, 35(4):425-428.

均肥胖发病率为7.0‰[1]，不同性别、年龄、地域和地区及不同基线体重指数水平肥胖发病率存在差异，见表2-5-2。在调整上述因素后进行多因素分析发现受教育水平、体力活动和膳食因素与肥胖发病存在独立的关联。

表2-5-2 35～74岁人群年均肥胖发病率（‰）

		男性（n=7 318）	女性（n=8 225）
合计		6.1	7.7
年龄（岁）			
	35～	7.1	7.6
	45～	5.8	8.2
	55～	5.4	7.0
	65～74	2.3	8.3
地域			
	南方	4.0	6.1
	北方	8.7	9.9
地区			
	城市	6.7	6.4
	农村	5.7	8.7
基线BMI水平（kg/m^2）			
	<24.0	1.0	1.4
	24.0～27.9	16.4	20.0

在香港进行的一项人群研究，对年龄在18岁及以上的近3 000人进行问卷调查。在调整其他因素后，每天看电视每增加1小时，罹患肥胖（BMI≥25kg/m^2）的风险增加10%，在45岁以下的人群中，这种关联更为显著[2]，见表2-5-3。

表2-5-3 香港成人每天看电视增加1小时与罹患肥胖风险（OR值）

	例数	OR值 （95%可信限）	P值
全部人群*	2 772	1.10（1.05～1.15）	<0.001
年龄分组（岁）**			
18～34	659	1.38（1.19～1.61）	<0.001
35～44	379	1.15（1.04～1.28）	<0.01
45～54	712	1.06（0.95～1.18）	0.32
55～64	631	1.10（0.99～1.23）	0.07
≥65	391	0.98（0.88～1.08）	0.66

注：*，logistic 回归分析时调整性别、年龄、职业、婚姻状况、教育水平、饮酒和重体力活动
**，分年龄组分析时分别调整性别、职业、婚姻状况、教育水平、饮酒和重体力活动

[1] 李建新，樊森，李莹等. 我国35～74岁成人肥胖发病率及其可控危险因素的前瞻性队列随访研究.中华流行病学杂志. 2014, 35(4):349-353.

[2] Xie YJ, Stewart SM, Lam TH, et al. Television viewing time in Hong Kong adult population: associations with body mass index and obesity. PLoS One. 2014, 9(1):e85440.

2.5.2 与超重肥胖相关的疾病风险

一项2009～2010年对我国12个地区35～64岁1万余人的调查结果表明，随着体重指数或腰围的增加，心血管病危险因素的聚集率明显增加[1]，见图2–5–8。2007～2008年的中国成年人糖尿病和代谢异常调查，共调查全国14个省市20岁及以上成人4.6万余人。随着体重指数和腰围的增加，罹患高血压、血脂异常和糖尿病的危险也呈明显的增加趋势[2]，见图2–5–9。

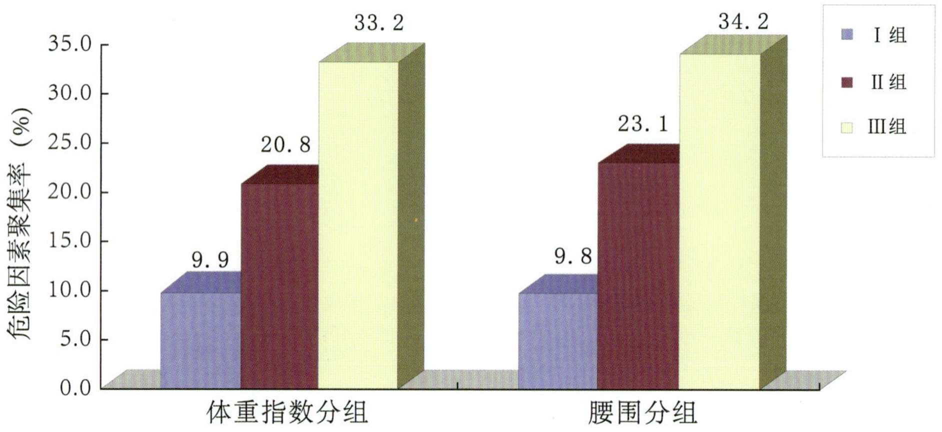

图2–5–8 体重指数、腰围与危险因素聚集的关系

危险因素聚集：高血压、糖尿、血脂异常，三者中同时具有2个或2个以上者；
体重指数(kg/m^2)分组：Ⅰ组：18.5～23.9；Ⅱ组：24.0～27.9；Ⅲ组：28.0；
腰围(cm)分组：Ⅰ组：<85(男)/80(女)；Ⅱ组：85～94(男)/80～89(女)；Ⅲ组：≥95(男)/90(女)。

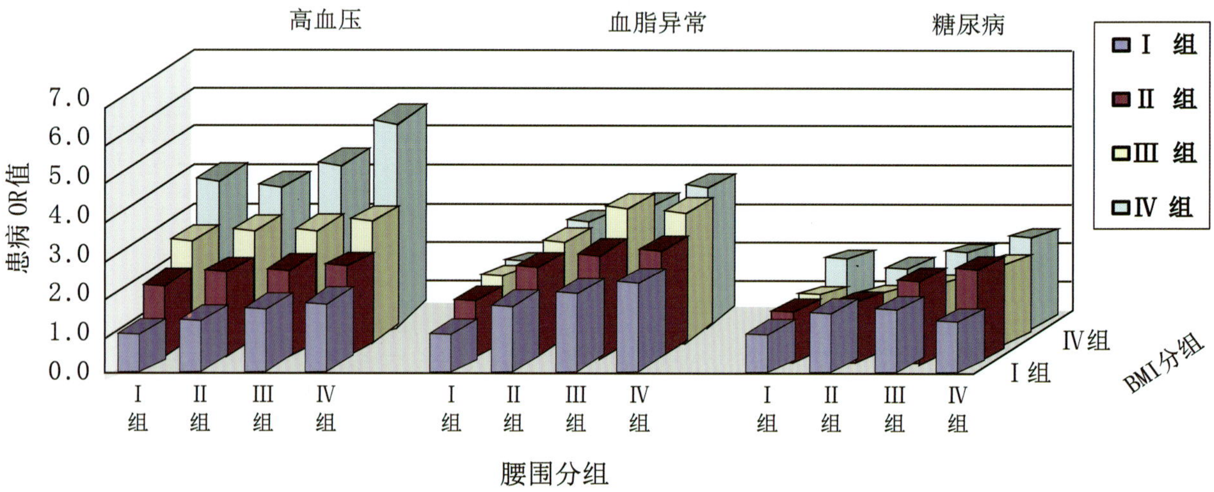

图2–5–9 不同体重指数和腰围水平与罹患高血压、血脂异常及糖尿病的OR值

[1] 王增武，郝光，王馨等.我国中年人群超重/肥胖现况及心血管病危险因素聚集分析.中华流行病学杂志. 2014, 35（4）:354-358.

[2] Hou X, Lu J, Weng J, et al. Impact of waist circumference and body mass index on risk of cardiometabolic disorder and cardiovascular disease in Chinese adults: a national diabetes and metabolic disorders survey. PLoS One.2013, 8（3）:e57319.

Logistic 回归分析调整年龄、性别、受教育水平、吸烟、饮酒、讨论活动及高血压/血脂异常/糖尿病家族史。
体重指数（kg/m^2）分组：Ⅰ组：<24.0；Ⅱ组：24.0～25.9；Ⅲ组：26～27.9；Ⅳ组：≥28.0
腰围（cm）分组：Ⅰ组：<85（男）/80（女）；Ⅱ组：85～89（男）/80～85（女）；Ⅲ组：90～94（男）/85～89（女）；Ⅳ组：≥95（男）/90（女）。

对2010年中国慢性病及其危险因素监测项目中，年龄在60岁以上的近2万名调查对象的分析同样显示，随着腰围水平的增加，罹患高血压和糖尿病的风险显著升高[1]，见表2–5–4。

表2–5–4 60岁以上人群腰围与高血压、糖尿病的关系

腰围（cm）	例数	高血压（%）	糖尿病（%）
男性			
<85	5 140	58.3	13.4
85～89	1 347	66.2	18.8
≥90	2 107	78.2	24.0
女性			
<80	3 836	60.1	12.8
80～84	3 170	68.6	20.1
≥85	2 134	81.0	31.7

一项在江苏自然人群进行的前瞻性研究，入选基线年龄在35～74岁研究对象，进行了两次危险因素调查（两次调查间隔2年），并对基线调查（第一次调查）时没有高血压的2 778人进行了5年的随访，共有660人新发高血压。分析发现两次调查均为中心性肥胖或第二次调查转变为中心性肥胖者，高血压的发病风险明显增加，而两次调查均没有中心性肥胖或由中心性肥胖转为非肥胖者高血压发病风险较低[2]，见表2–5–5。

表2–5–5 腰围水平及变化与高血压发病的相对危险（RR），n=2778

是否为中心性肥胖		高血压发病率（1/100人年）	RR （95%可信限）*
第一次调查	第二次调查		
否	否	3.13	1.00
是	否	3.66	0.94（0.62～1.43）
否	是	6.50	1.86（1.52～2.27）
是	是	7.25	1.87（1.51～2.32）

注：中心性肥胖的诊断标准：腰围≥90cm（男）/≥80cm（女）。
*，调整了年龄、吸烟、饮酒、高血压家族史、基线血脂、血糖和血压水平。

上述资料表明，我国人群超重和肥胖率呈继续增加的趋势。遏制肥胖等心血管危险因

[1] 姜勇, 张梅, 李镒冲等.中国老年人中心型肥胖流行特征及其与心血管代谢性危险因素聚集的关系.中华预防医学杂志. 2013, 47（9）:816-820.

[2] Luo W, Guo Z, Hu X, et al. A prospective study on association between 2 years change of waist circumference and incident hypertension in Han Chinese. Int J Cardiol. 2013, 167（6）:2781-2785.

素的流行，是目前我国心血管病防治的一项重要措施。在认真贯彻和执行“中国慢性病防治工作规划（2012～2015）”和“全民健身计划（2011～2015）”的基础上，应更广泛地动员社会各界的力量，做好肥胖的防治工作，扭转肥胖患病率持续上升的趋势。

2.6 体力活动不足

2.6.1 体力活动现状、变化趋势及影响因素

CHNS结果显示[1]，18～49岁居民体力活动量呈明显下降趋势，与1997年相比，2009年男女性总体力活动量分别下降29%和38%，除男性家务劳动外，男女性各类型的体力活动量均呈下降趋势，见表2–6–1。

表2–6–1 1997～2009年18～49岁成年居民体力活动量（MET–h/周）变化

	1997年	2000年	2004年	2006年	2009年
男性					
例数	3 102	3 235	1 383	1 264	2 375
总体力活动	358.7	322.6	266.8	262.6	255.8
职业活动	325.9	289.1	239.3	238.6	234.4
家务劳动	11.5	13.6	12.1	13.3	11.3
体育锻炼	11.8	10.9	8.1	6.8	6.4
交通出行	9.3	9.0	7.2	3.8	3.6
女性					
例数	3 111	3 400	2 606	2 476	2 555
总体力活动	403.1	346.2	261.9	260.2	249.0
职业活动	334.3	281.2	213.8	216.8	202.1
家务劳动	53.5	50.7	37.7	35.2	39.4
体育锻炼	10.6	10.2	6.5	6.3	6.2
交通出行	4.6	3.9	3.8	1.8	1.3

在儿童、青少年中，体力活动状况也不容乐观。2011年进行的一项对1 846名上海市一年级小学生体力活动情况等的调查表明，在上学日，约有1/4的学生达不到每天1小时以上中等强度以上的体力活动，而在休息日，达标比例更低，见表2–6–2[2]。而另一项于2009年对4 549名杭州初中学生的调查表明，体力活动达标率仅为7.5%[3]。

[1] 苏畅,黄辉,王惠君等. 1997～2009年我国9省区18～49岁成年居民身体活动状况及变化趋势研究.中国健康教育. 2013; 29(11): 966-968.

[2] 袁得国,尹明敏,张玲玲等.上海市一年级小学生体力活动类型与水平分析.中国学校卫生. 2012, 33(3):290-292.

[3] 任艳军,刘庆敏,吕筠等.杭州市城区初中生体力活动行为与认知状况调查.中华流行病学杂志. 2012, 33(7):672-675.

表2-6-2　上海市一年级学生体力活动达标*情况

姓别	例数	达标率（%）	
		上学日	周末
男生	973	75.4	65.7
女生	873	77.3	66.0
合计	1 846	76.4	65.8

*按世界卫生组织推荐的标准，儿童青少年应每天累计至少60分钟中等到高强度活动。

主动进行体育锻炼是增加体力活动的主要途径。2010年的中国慢性病监测项目调查了居民参加体育锻炼的情况，结果表明成年人经常参加体育锻炼率（每周运动≥3次、每次中等强度及以上运动≥10分钟）为11.9%，其中青壮年人群（25～44岁）参加体育锻炼的比例低于其他年龄组，见图2-6-1[1]。

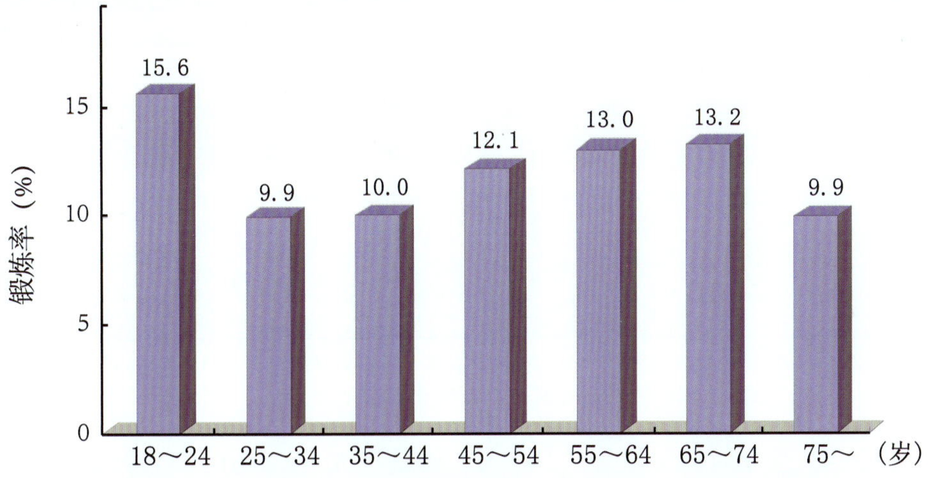

图2-6-1　2010年不同年龄组人群经常参加体育锻炼率

一项为期两年的人群干预研究[2]，采用平行对照、非随机分组的类实验设计，选择杭州市下城区和拱墅区为干预区，西湖区为对照区。干预主要在社区、工作单位和学校等地点开展。干预措施主要包括开展健康宣教，倡导体育锻炼，提供免费体质测试；在社区内组织锻炼俱乐部，并增加体育锻炼设施、修建健康步行道；鼓励企事业单位组织工间操、运动会、运动兴趣小组；强化学校执行每天30分钟大课间体育活动等。干预前后的抽样调查结果表明，干预区人群健康和健身知识水平明显提高，总体力活动水平也由干预前的1 204 MET–min/周增加到1 386 MET–min/周（$P<0.05$）。

[1] 陈晓荣,姜勇,王丽敏等. 2010年中国成年人业余锻炼和业余静态行为情况分析.中华预防医学杂志.2012,46(5):399-403.
[2] 高放,刘庆敏,任艳军等. 社区综合干预对居民体力活动水平的短期影响.中华流行病学杂志.2013,34(6):582-585.

2.6.2 体力活动不足与心血管病

2004～2008年在中国10个地区进行的一项包括50余万人的大规模横断面调查，研究对象为30～79岁。在没有慢性病（心脏病、脑卒中、肺结核、慢性阻塞性肺病和恶性肿瘤）的46万余人中，探讨体力活动量、静坐时间与体重指数和腰围的关系。线性回归分析结果表明[1]，体力活动量与体重指数、腰围和体脂含量呈显著的负关联，见表2–6–3，而静坐时间与体重指数、腰围和体脂含量呈显著的正关联，见表2–6–4。此外，随着静坐时间的增加和体力活动量的减少，男、女肥胖率（BMI≥28.0kg/m^2）均呈明显的上升趋势，见图2–6–2。

表2–6–3 体力活动量每增加14MET–h/天，体重指数（kg/m^2）、腰围（cm）和体脂含量（%）的变化

	例数	体重指数变化（95% CI）	腰围变化（95% CI）	体脂含量变化（95% CI）
男性*				
农村	108 347	－0.16（－0.18～－0.14）	－0.63（－0.69～－0.58）	－0.45（－0.49～－0.42）
城市	80 300	－0.16（－0.19～－0.13）	－0.93（－1.01～－0.85）	－0.56（－0.61～－0.51）
女性*				
农村	157 557	－0.16（－0.18～－0.14）	－0.36（－0.42～－0.30）	－0.49（－0.53～－0.45）
城市	120 401	－0.09（－0.12～－0.07）	－0.54（－0.61～－0.47）	－0.40（－0.45～－0.35）
合计**	466 605	－0.15（－0.16～－0.14）	－0.58（－0.61～－0.55）	－0.48（－0.50～－0.45）

注：*，体重指数、腰围和体脂含量分别与体力活动量进行了多元线性回归分析，分析时调整年龄、地区、受教育水平和年家庭经济收入；**，回归系数根据方差的倒数进行估计。

表2–6–4 静坐时间每增加1.5h/天，体重指数（kg/m^2）和腰围（cm）和体脂含量（%）的变化

	例数	体重指数变化（95% CI）	腰围变化（95% CI）	体脂含量变化（95% CI）
男性*				
农村	108 347	0.20（0.18～0.22）	0.76（0.70～0.83）	0.50（0.46～0.54）
城市	80 300	0.12（0.09～0.14）	0.49（0.43～0.55）	0.26（0.22～0.30）
女性*				
农村	157 557	0.21（0.19～0.23）	0.52（0.46～0.57）	0.57（0.53～0.61）
城市	120 401	0.21（0.19～0.22）	0.54（0.49～0.59）	0.46（0.42～0.50）
合计**	466 605	0.19（0.18～0.20）	0.57（0.54～0.59）	0.44（0.42～0.46）

注：*，体重指数与腰围分别与静坐时间进行了多元线性回归分析，分析时调整年龄、地区、受教育水平和年家庭经济收入；**，回归系数根据方差的倒数进行估计。

[1] Du H, Bennett D, Li L, et al. Physical activity and sedentary leisure time and their associations with BMI, waist circumference, and percentage body fat in 0.5million adults: the China Kadoorie Biobank study. Am J Clin Nutr. 2013,97(3):487-496.

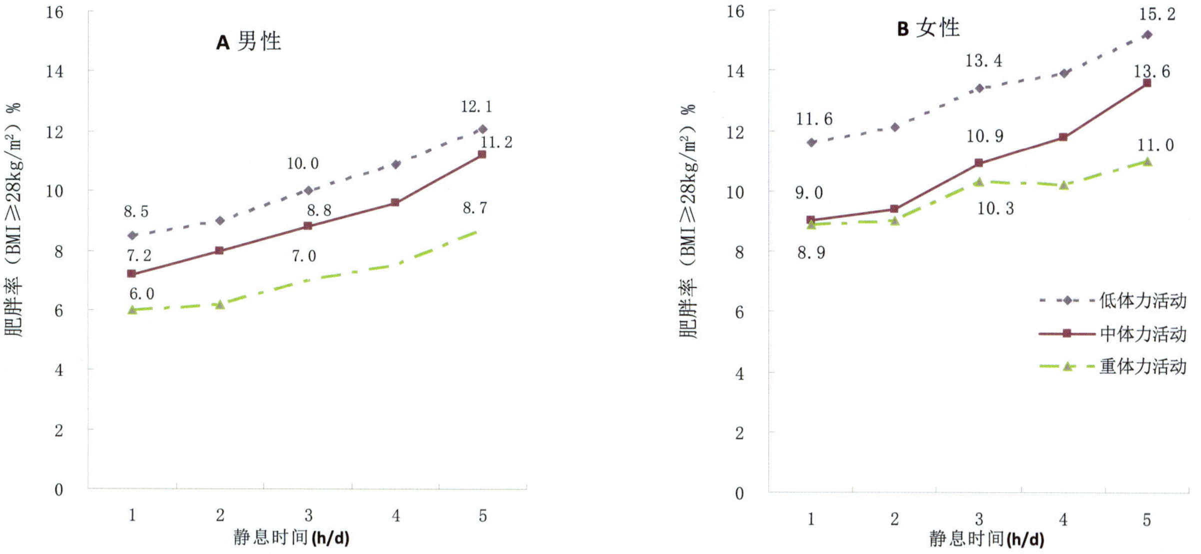

图2-6-2 人群肥胖率(BMI≥28kg/m²)与体力活动的关系

注：466 605名无主要疾病者根据总体力活动水平分为低、中、高水平三组（男性低、中、高体力活动水平的界值分别为17.8、28.8MET－h/d；女性低、中、高体力活动水平的界值分别为12.6、24.4MET－h/d），按静息时间分亚组，通过Logistic回归模型计算肥胖率，计算时调整了年龄、研究地区、教育水平、家庭年收入等因素。

对2002年中国营养与健康状况调查中18～59岁男性的资料分析结果表明，体力活动水平与罹患心血管病危险因素间存在着明显负关联，缺乏体力活动者罹患心血管病危险因素的风险显著升高[1]，见表2–6–5。

表2–6–5 男性不同体力活动水平与罹患心血管病危险因素的风险（OR值）n=13 511

危险因素	体力活动水平				趋势检验P值
	很活跃	活跃	不活跃	静坐型	
中心性肥胖	1.00	1.20	1.41	1.60	<0.001
高血压	1.00	1.12	1.06	1.18	<0.01
高血糖	1.00	1.04	1.22	1.42	<0.01
高TG	1.00	0.99	1.11	1.32	<0.001
低HDL－C	1.00	1.09	1.36	1.36	<0.001
代谢综合征	1.00	1.19	1.34	1.73	<0.001

注：logistic回归模型调整年龄、城乡、教育水平、家庭人均经济收入、吸烟和饮酒

在INTERHEART中国研究中，对1999～2003年入选的2 909例初次发生急性心肌梗死

[1] Wang D, He Y, Li Y, et al. Ma G. Joint Association of Dietary Pattern and Physical Activity Level with Cardiovascular Disease Risk Factors among Chinese Men: A Cross-Sectional Study. PLoS One. 2013,8(6):e66210.

的患者与年龄、性别匹配且无心脏病者2947例进行了病例–对照研究，结果表明每周参加体育锻炼的时间与急性心肌梗死的发生呈显著的负关联[1]，见表 2–6–6。

表2–6–6 体育锻炼时间与急性心肌梗死发生风险（OR值）

每周体育锻炼的时间（小时/周）	病例组（%）	对照组（%）	OR值（95%可信区间）*
<1	84.9	81.2	1.00
1～3	4.7	4.7	1.01（0.76～1.33）
4～6	3.5	5.1	0.65（0.49～0.88）
≥7	6.8	9.0	0.70（0.56～0.87）

注：*，logistic回归分析调整年龄、性别、体重指数、腰臀比值、高血压、糖尿病、脑卒中、吸烟、饮酒、受教育水平、家庭经济收入、婚姻状态、心理因素、膳食因素和研究对象居住地区。

上海男性健康研究，2002～2006年对6万余名40～74岁的研究对象进行了基线调查，并随访至2009年底，探讨体育锻炼与死亡的关系。结果表明，基线体育锻炼量与总死亡和心血管病死亡呈显著的负关联，体育锻炼量达到或超过13.9MET–h/周者，总死亡的危险减少21%，心血管病死亡的危险减少24%[2]，见表 2–6–7。

表2–6–7 体育锻炼情况与总死亡和心血管病死亡的相对危险（RR，95% CI）

基线调查时体育锻炼情况	例数	总死亡		心血管病死亡	
		例数	RR（95% CI）	例数	RR（95% CI）
无规律锻炼	39 630	1 306	1.00	419	1.00
<13.9MET–h/周	10 365	424	0.81（0.79～0.91）	147	0.82（0.68～1.00）
≥13.9MET–h/周	11 482	691	0.79（0.72～0.88）	234	0.76（0.64～0.90）

注：Cox回归分析时调整了年龄，受教育水平，经济收入，职业，吸烟，饮酒，平均能量、红肉、蔬菜、水果摄入量，除锻炼外其他体力活动量，体重指数，心血管病、糖尿病、高血压、慢性肝病和肺部疾病情况。

以上资料表明，中国居民体力活动量呈明显下降趋势，体力活动缺乏是心血管病的重要危险因素。要改变这种局面，全社会都要行动起来，认真贯彻和执行卫计委等相关部门制定了“全民健身计划（2011~2015）”，以遏制心血管病等慢性病的流行，提高居民的健康水平。

[1] Cheng X, Li W, Guo J, et al. INTERHEART China study Investigators. Physical activity levels, sport activities, and risk of acute myocardial infarction: results of the INTERHEART study in China. Angiology. 2014, 65(2):113-121.

[2] Wang N, Zhang X, Xiang YB, et al. Associations of tai chi, walking, and jogging with mortality in Chinese men. Am J Epidemiol. 2013, 178(5): 791-796.

2.7　不合理膳食

2.7.1　膳食营养的现状及变化趋势

2002年全国营养与健康调查资料表明，居民膳食整体结构已发生很大变化，其中一些膳食特点明显不利于心血管病的预防，包括[1]：谷类食物摄入量明显下降，脂肪摄入量明显增加，碳水化合物供能比减少，脂肪供能比过高。此外，中国居民水果蔬菜的摄入量仍然较低，虽然膳食钠摄入水平有所减少，但钠摄入量仍大大超过膳食指南推荐标准（2002全国营养与健康调查钠的摄入量折合为食盐约15.9克/天）。

CHNS[2]1989～2009年已进行了8次膳食现况调查，调查结果反映了居民近期膳食营养的特点及长期的变化趋势。研究报告表明，脂肪供能比仍呈明显上升趋势，超过居民膳食指南推荐标准（推荐的脂肪供能比为20～30%）的比例明显上升，而碳水化合物供能比在减少，低于膳食指南推荐标准（推荐的碳水化合物供能比为55～65%）的比例明显上升（表2–7–1）[3]。膳食胆固醇的摄入量明显增加[4]，钙的摄入量虽有增加，但平均摄入量也仅达到推荐量（800mg/d）的一半左右[5]；维生素C的摄入量（其主要来源为新鲜蔬菜和水果）呈下降趋势[6]，2009年18～44岁男女维生素C的平均摄入量分别为85.2 mg/d和83.1 mg/d，明显低于推荐的摄入量标准（推荐的标准：≥100mg/d），结果见表2–7–2。

---

[1] 翟凤英，杨晓光主编.《2002年中国居民营养与健康状况调查报告》之二：《膳食与营养素摄入情况》.北京:人民卫生出版社. 2006.7.

[2] 中国健康与营养调查项目组. 1989～2009年中国九省区居民膳食营养素摄入状况及变化趋势（一）健康与营养调查项目总体方案.营养学报.2011,33(3):234-236.

[3] 张兵,王惠君,杜文雯等. 1989～2009年中国九省区居民膳食营养素摄入状况及变化趋势（二）18～49岁成年居民膳食能量摄入状况及变化趋势.营养学报.2011,33(3):237-242.

[4] 苏畅,张兵,王惠君等. 1989～2009年中国九省区膳食营养素摄入状况及变化趋势（五）18～49岁成年居民膳食脂肪与胆固醇摄入状况及变化趋势.营养学报.2011,33(6)：546-550.

[5] 刘爱东,张兵,王惠君等. 1991～2009年中国九省区膳食营养素摄入状况及变化趋势（六）18～49岁成人膳食钙摄入量及变化趋势.营养学报.2012,34(1):10-14.

[6] 马玉霞,张兵,王惠君等. 1989～2009年中国九省区居民膳食营养素摄入状况及变化趋势（九）18～49岁成年居民膳食维生素C摄入状况及变化趋势. 营养学报. 2012, 34(5)：427-431.

表2-7-1 1989～2009年中国九省市居民（18～49岁）脂肪供能比≥30%和碳水化合物供能比<55%构成变化（%）

供能比构成	调查年代							
	1989	1991	1993	1997	2000	2004	2006	2009
脂肪供能比≥30%	35.8	30.3	28.9	32.7	42.2	40.6	51.5	55.0
碳水化合物供能比<55%	30.4	26.2	25.9	27.3	34.8	35.1	48.3	53.1

表2-7-2 1989～2009年中国九省市居民（18～49岁）膳食胆固醇、钙、维生素C摄入量变化

	调查年代							
	1989	1991	1993	1997	2000	2004	2006	2009
男性								
胆固醇（mg/d）	156	191	192	230	256	274	294	291
钙（mg/d）	—	389	389	420	417	418	415	415
维生素C（mg/d）	117	100	102	94	95	94	89	85
女性								
胆固醇（mg/d）	142	164	160	208	230	248	267	264
钙（mg/d）	—	356	359	378	376	372	363	367
维生素C（mg/d）	111	93	95	87	87	87	84	83

在儿童青少年中，同样可以观察到上述膳食营养素摄入变化的特点。CHNS数据表明，近20年来儿童青少年脂肪供能比超过30%的比例、碳水化合物供能比低于55%的比例均呈明显增加趋势[1]，见表2-7-3；膳食脂肪摄入的绝对量、平均脂肪供能比、胆固醇的摄入量也呈明显上升趋势[2]，而维生素C摄入量呈下降趋势[3]，钙的摄入量仍然很低[4]，仅达到推荐摄入量的30%左右，见表2-7-4。

[1] 张兵,王惠君,苏畅等. 1989～2009年中国九省（区）儿童青少年能量摄入状况及变化趋势.中华预防医学杂志.2012,46(12):1064-1068.

[2] 苏畅,王惠君,王志宏等. 中国9省区1991～2009年7～17岁儿童青少年膳食脂肪和胆固醇摄入状况及变化趋势.中华流行病学杂志.2012,33(12):1208-1212.

[3] 王志宏,张兵,王惠君等. 1991～2009年中国九省（区）儿童青少年膳食维生素C摄入状况及变化趋势.中华预防医学杂志.2012,46(12):1069-1073.

[4] 张伋,王惠君,王志宏等. 中国9省（区）1991～2009年4～17岁儿童青少年膳食钙摄入量及变化趋势.中华流行病学杂志.2013,34(9):857-862.

表2-7-3 1989～2009年中国九省市6～17岁儿童青少年脂肪供能比≥30%和碳水化合物供能比<55%构成变化（%）

供能比构成	调查年代							
	1989	1991	1993	1997	2000	2004	2006	2009
脂肪供能比≥30%	25.4	24.8	25.1	30.2	42.7	41.6	51.5	58.1
碳水化合物供能比<55%	19.1	19.1	21.0	23.7	34.1	32.9	47.1	55.1

表2-7-4 1991～2009年中国九省市7～17岁儿童青少年膳食脂肪、脂肪供能比、胆固醇、维生素C和钙的摄入量

	调查年代						
	1991	1993	1997	2000	2004	2006	2009
男性							
脂肪（克/天）	54.4	51.9	58.2	67.4	64.5	67.3	70.6
脂肪供能比（%）	22.7	22.7	24.2	27.9	27.2	29.7	32.3
胆固醇（毫克/天）	150	162	195	221	232	253	259
维生素C（毫克/天）*	72.8	72.6	64.3	64.7	66.9	57.6	54.0
钙（毫克/天）**	297	295	305	317	323	312	311
女性							
脂肪（克/天）	49.0	47.3	54.8	61.3	57.0	63.0	59.8
脂肪供能比（%）	22.2	22.3	24.9	28.6	27.3	30.7	31.6
胆固醇（毫克/天）	134	130	185	204	216	236	217
维生素C（毫克/天）*	66.8	68.9	58.1	61.7	60.5	54.8	52.8
钙（毫克/天）**	283	280	288	292	295	289	295

注：*，为6～17岁人群的统计结果；**，为4～17岁人群的统计结果.

CHNS还分析了1989～2006年七次横断面调查中18～59岁人群主要食物摄入量的变化[1]，结果表明谷类食物摄入量呈下降趋势，肉类、蛋类、食用油摄入量呈明显上升趋势，蔬菜摄入量（表2-7-5）则有减少的趋势，水果摄入量有增加的趋势。在CHNS调查的6～17岁人群中，肉类和水果的摄入量同样呈上升趋势，蔬菜的摄入量呈下降趋势[2, 3]。CHNS调查所反映的膳食变化的特点除水果外，其他主要食物的变化趋势与1982～2002年

[1] 张兵,王惠君,杜文雯等. 1989～2006年中国九省（区）居民食物消费状况.中华预防医学杂志. 2011, 45(4):330-334.

[2] 王志宏,张兵,王惠君等. 1991～2011年中国九省（区）6～17岁儿童肉类消费模式的变化趋势. 中华预防医学杂志. 2013,47(9):826-831.

[3] 王志宏,张兵,王惠君等. 中国9省（区）1991～2009年6～17岁儿童青少年蔬菜水果摄人变化趋势及其社会经济因素的影响.中华流行病学杂志. 2013, 34(9):863-868.

三次全国营养调查所反映的特点基本相同。

表2-7-5 1989～2006年中国九省市居民（18～59岁）食物摄入量变化（g/d）

食物种类	调查年代						
	1989	1991	1993	1997	2000	2004	2006
男性							
谷类	552.8	537.0	529.2	535.8	477.9	490.7	466.3
肉类	97.0	102.9	113.4	114.2	125.2	131.1	141.5
蛋类	11.4	16.3	15.9	24.0	27.3	26.8	32.0
食用油	31.5	36.8	33.9	42.1	44.5	40.6	46.5
蔬菜	401.6	365.2	389.2	356.6	363.4	383.7	374.5
水果	124.6	92.9	126.4	145.9	137.4	133.8	229.1
女性							
谷类	505.7	490.1	478.9	460.1	404.6	417.5	392.6
肉类	80.2	83.4	91.6	98.4	106.6	110.4	118.4
蛋类	10.8	14.7	14.0	23.2	25.8	25.1	29.9
食用油	29.5	32.8	30.2	37.1	38.7	36.0	39.5
蔬菜	385.3	338.37	363.5	336.5	337.1	354.7	346.4
水果	120.5	97.6	122.0	156.0	131.9	146.1	228.0

2011年山东省采用多阶段分层随机抽样的方法，对2 140名18～69岁的居民进行了膳食调查，结果表明男性居民膳食钠的平均摄入量为6 147mg/d（折合食盐为15.8g/d），女性平均摄入量为5 339毫克/天（折合食盐为13.7g/d），膳食钠的摄入量仍然很高，但与1992和2002年山东的调查结果（按标准人计算）相比明显的下降[1]，见表2-7-6。

表2-7-6 不同年代山东省居民膳食钠的摄入量（每个标准人每日）

	1992年	2002年	2011年
钠（毫克）	7 334	7 308	6 090
食盐（克）*	18.8	18.7	15.6

注：*，为根据钠摄入量折算为食盐的摄入量

2.7.2 膳食营养与心血管病及其危险因素的关系

在INTERHEART China研究中，对1 312名首次发生急性心肌梗死者与2 235名年龄、性

[1] 鹿子龙,张啸飞,李剑虹等. 山东省城乡居民膳食钠摄入量及来源分析.中华预防医学杂志. 2014,48(1):7-11.

别匹配的对照组进行病例对照研究，发现维生素和微量元素膳食评分高者（摄入蔬菜、水果、豆类和豆腐较多），发生急性心肌梗死的风险较小，维生素和微量元素膳食评分最高4分位与最低4分位者相比，发生急性心肌梗死的风险低30%；而脂肪和蛋白质膳食评分位于最高4分位者（食用动物性食物及油炸食物较多）与评分位于最低4分位者相比，其罹患急性心肌梗死的风险增加了36%[1]，见表 2-7-7。

表2-7-7　不同膳食结构评分与急性心肌梗死的罹患风险（OR，95%CI）

膳食结构评分分组	维生素和微量元素膳食评分	脂肪和蛋白质膳食评分
第1分位	1.00	1.00
第2分位	0.81（0.66～1.00）	0.96（0.78～1.19）
第3分位	0.67（0.54～0.82）	0.94（0.75～1.17）
第4分位	0.70（0.56～0.88）	1.36（1.09～1.69）

注：logistic 回归分析时分别了调整地区、性别、年龄、受教育水平、家庭经济收入、婚姻状况、吸烟、饮酒、体重指数、腰臀比值、体力活动及社会心理因素。

自20世纪80年代初开始，中国居民的膳食结构已发生明显变化，近年来这种变化还在持续，除钠摄入量明显减少（但仍高于膳食指南推荐量的1倍以上）和水果摄入量有所增加外，一些不利于心血管病等慢性病防治的膳食因素依然存在或呈加重的趋势（如膳食中能量来源的结构失衡，膳食胆固醇摄入增加，蔬菜摄入量减少，低钙摄入没有根本性改变等），应引起政府、卫生行政机关、疾病防治部门及广大居民的重视。大力宣传和推广居民膳食指南、改善居民膳食结构，是目前中国预防包括心血管病在内的慢性病的重要措施。

2.8　代谢综合征

目前文献报道经常采用的成人代谢综合征的定义有4个：中华医学会糖尿病分会（CDS）代谢综合征诊断标准，中国成人血脂异常防治指南代谢综合征诊断标准（JCDCG），美国国家胆固醇教育计划（NCEP）专家委员会关于成年人高胆固醇血症的监测、评估和治疗的第三次报告（ATPIII）代谢综合征标准，国际糖尿病联盟（IDF）代谢综合征标准。各研究采用的代谢综合征诊断标准不统一。

[1] Guo J, Li W, Wang Y, et al. Influence of dietary patterns on the risk of acute myocardial infarction in China population: the INTERHEART China study. Chin Med J（Engl）. 2013,126(3):464-470.

2.8.1 代谢综合征患病率

2.8.1.1 不同地区成人代谢综合征患病率

2002年中国营养与健康状况调查，依据CDS和ATPIII代谢综合征诊断标准，18岁以上人群代谢综合征患病率粗率分别为6.6%和13.8%。不同地区、不同特征人群、不同标准代谢综合征患病率见表2-8-1。

表2-8-1 不同地区代谢综合征患病率（%）

地区	调查时间	年龄	人群	样本	患病率（%）			
					CDS	GCDCJ	IDF	ATPIII
14省市[1]	2007～2008	≥20	社区居民	47 325			19.5	
北京郊区[2]	2007～2008	≥18	郊区居民	19 003			25.3	
深圳[3]	2009	18～69	社区居民	8 757	7.73			
营养调查[4]	2009	≥18	社区居民	7 488	10.5		18.2	21.3
贵阳[5]	2009～2010	>40	社区居民	10 140	37.36			
汉中[6]	2010	≥18	农民	2 990			10.8	15.1
广东[7]	2010	≥18	社区居民	3 591	21.1	28.6		
宁夏[8]	2010	≥18	社区居民	2 465			26.2	
北京房山[9]	2012	>20	社区居民	4 249	20.38			

[1] Zhou HC, Lai YX, Shan ZY, et al. Effectiveness of Different Waist Circumference Cut-off Values in Predicting Metabolic Syndrome Prevalence and Risk Factors in Adults in China. Biomed Environ Sci. 2014, 27(5):325-334.

[2] Zhang WH, Xue P, Yao MY, et al. Prevalence of metabolic syndrome and its relationship with physical activity in suburban Beijing, China. Ann Nutr Metab.2013,63(4):298-304.

[3] 王瑞,周卫,郭春江等. 深圳市代谢综合征流行情况及影响因素分析. 中国初级卫生保健. 2014, 28(2):93-95.

[4] Xi B, He D, Hu Y et.a. Prevalence of metabolic syndrome and its influencing factors among the Chinese adults: the China Health and Nutrition Survey in 2009. Prev Med. 2013,57(6):867-871.

[5] 李红,时立新,张巧等. 贵阳市城区40岁以上人群代谢综合征患病率及危险因素调查.中华内分泌代谢杂志. 2013, 29(5):226-230.

[6] Zhao Y,Yan H, Yang R,et al. Prevalence and determinants of metabolic syndrome among adults in a rural area of Northwest China. PLoS One.2014,9(3):e91578.

[7] 宋秀玲,莫景富,许燕君等. 广东省成人代谢综合征流行特征及其不同诊断标准的对比研究. 中华糖尿病杂志. 2013,5(12):728-733.

[8] 李宏宇,张娜,李琳等. 宁夏城市居民营养素摄入量与代谢综合征相关危险因素调查及分析. 浙江大学学报. 2013,(2):215-221.

[9] 刘晓芬,赵清水,李娜等. 北京市房山区居民代谢综合征流行特征分析. 疾病监测. 2013, 28(10):844-847.

2.8.1.2　儿童代谢综合征患病率

以2009～2010年新疆伊犁哈萨克自治州哈萨克族6～13岁儿童健康体检筛查出的超重和肥胖儿童为研究对象，并同期选取一组正常体重儿童为对照组。分别采用新制定的10岁及以上中国儿童青少年的代谢综合征诊断标准（中国标准）和NCEP-ATPⅢ定义计算代谢综合征检出率。采用中国标准，体重正常组代谢综合征检出率为0%，超重组和肥胖组分别为9.57%和19.64%。采用NCEP-ATPⅢ定义，体重正常组代谢综合征检出率为0.64%，超重组和肥胖组分别为2.61%和16.07%[1]。

2.8.2　代谢综合征与心血管疾病

2006年3月至2007年10月，江苏省对1999～2004年参加基线调查并满5年者3 887人进行随访。调整性别、年龄和心血管其他危险因素的影响后，基线具有代谢综合征的患者中，患糖尿病者相对于未患糖尿病者发生心血管病的RR值为2.23（1.65～3.29）。基线糖尿病患者中，患代谢综合征者相对于未患代谢综合征者发生心血管疾病的RR值为1.36（0.85～2.03）[2]。

[1] 李敏,张涛,徐佩茹. 新疆哈萨克族6～13岁超重和肥胖儿童代谢综合征特征分析. 中华流行病学杂志. 2013, 34(4):336-341.
[2] 杨晨,郭志荣,胡晓抒等. 代谢综合征合并糖尿病与心血管疾病关系. 中国公共卫生, 2013, 29(11):1603-1606.

第三部分 心血管病

3.1 脑血管病

3.1.1 中国人群脑血管病的患病率、死亡率和变化趋势

（1）中国卫生服务调查[1]

自1993年开始，卫生部每5年在全国范围内组织一次国家卫生服务调查。根据已进行的四次卫生服务调查的结果，我国脑血管病患病率呈上升趋势，城市地区脑血管病患病率高于农村地区，见图3-1-1。

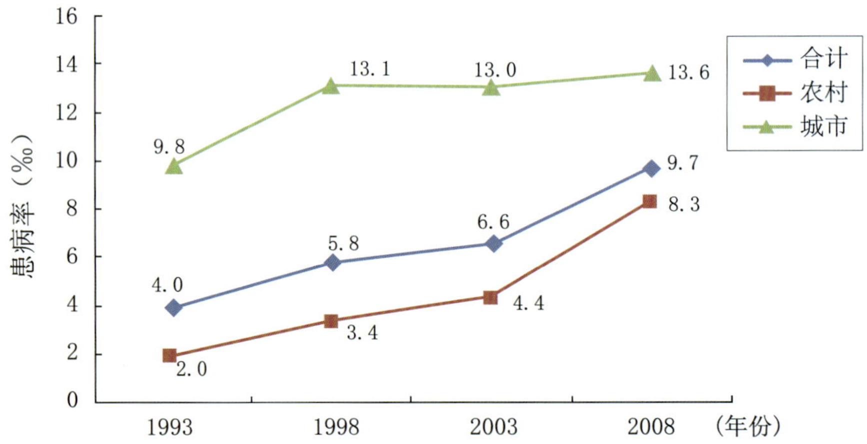

图3-1-1 1993～2008年中国城乡脑血管病患病率变化趋势

（2）苏北农村社区脑卒中患病率[2]

该研究对2011年苏北农村6个乡镇共344 327人进行整群抽样，调查脑卒中的患病现

[1] 卫生部统计信息中心中国卫生服务调查研究中国协和医科大学出版社.

[2] 籍牛,董青,何明利等. 苏北农村社区脑卒中流行病学调查分析.中国慢性病预防与控制.2013,21(4):422-424.

状，设计制作危险因素指数评分表评估脑卒中危险因素水平，并采用去死因寿命表分析脑卒中对于期望寿命的影响。结果苏北农村脑卒中患病率为227.71/10万（95%CI: 173.58/10万～281.84/10万），患病率随着年龄的增长而升高。脑卒中高发年龄段为55～75岁。脑卒中患者存在不同程度的危险因素水平，其中高危人群（3～8个危险因素水平）所占比例为46.8%。根据去死因寿命表分析，因脑卒中死亡而减少的平均寿命为7.38岁。

（3）2013年脑血管病死亡率[1]

根据《中国卫生和计划生育统计年鉴 2014》提供的数据，2013年中国城市居民脑血管病死亡率为125.56/10万。农村居民脑血管病死亡率为150.17/10万。据此估算，依据第六次人口普查数据，我国2013年死于脑血管病的城市居民为83.58万人，农村居民101.2万人。总体上看农村地区脑血管病死亡率高于城市地区，城市、农村地区的男性均高于女性，见图3-1-2。

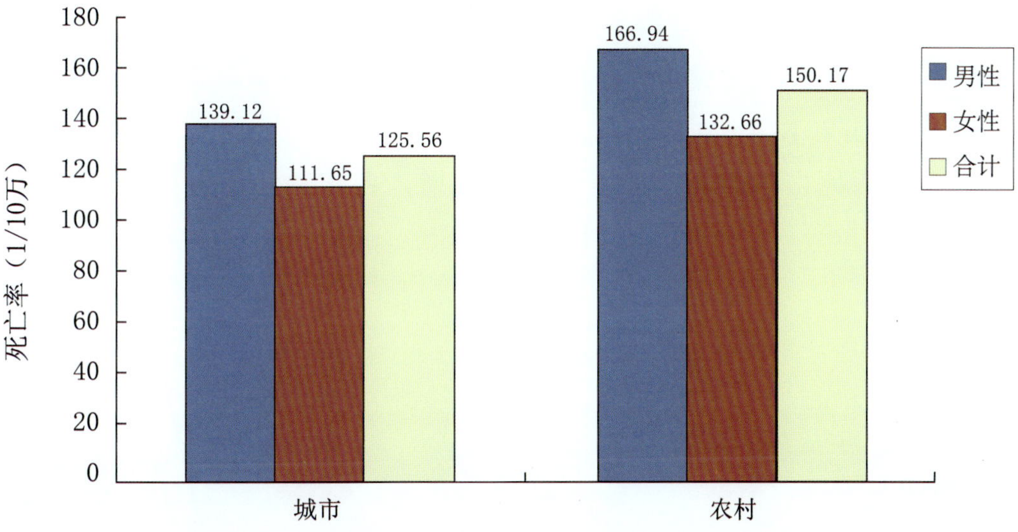

图3-1-2 2013年中国城乡不同性别人群脑血管病死亡率

（4）中国城市人群2013年脑血管病年龄别死亡率[1]

城市地区脑血管病死亡率随年龄的增加而增加，各年龄组的男性死亡率均高于女性。其递增趋势近似于指数关系，见图3-1-3。

[1] 中华人民共和国卫生部.中国卫生统计年鉴2002-2014. 北京:中国协和医科大学出版社.

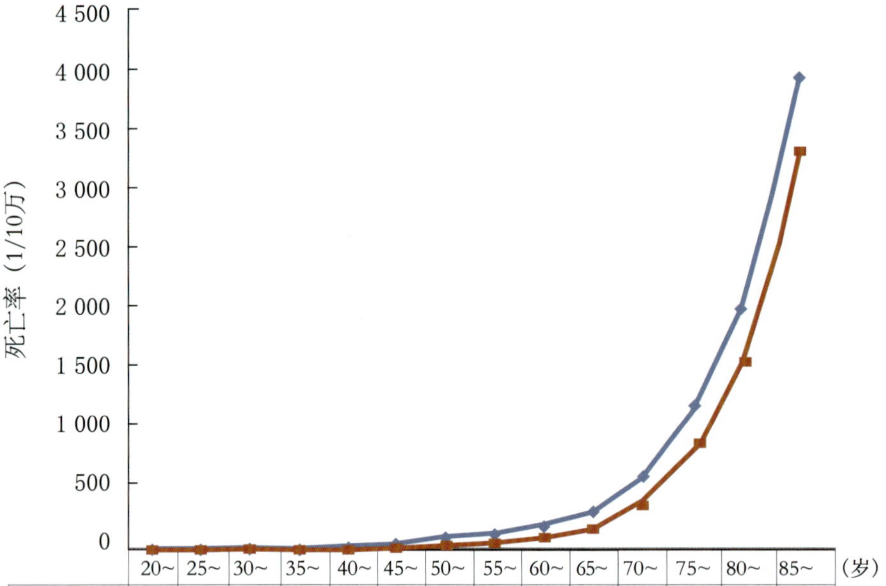

	20~	25~	30~	35~	40~	45~	50~	55~	60~	65~	70~	75~	80~	85~ （岁）
男性	1.39	2.82	6.51	11.8	28.93	40.1	85.63	126.8	221.72	390	707.02	1232.61	2080.72	3811.36
女性	0.51	1.96	2.24	3.76	9.23	15.02	35.41	50.87	113.95	224.87	446.42	852.45	1674.67	3289.74

图 3-1-3 2013年中国城市地区不同性别、年龄别人群脑血管病死亡率

（5）中国农村人群2013年脑血管病年龄别死亡率[1]

农村地区脑血管病死亡率亦随年龄呈指数型递增，各年龄组男性死亡率均高于女性，见图3-1-4。

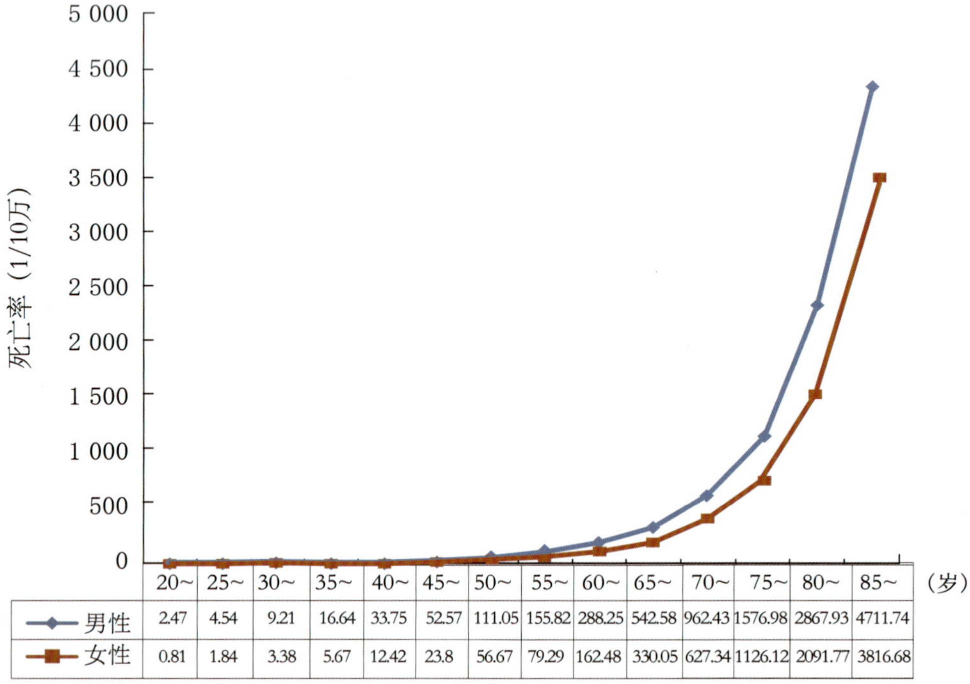

	20~	25~	30~	35~	40~	45~	50~	55~	60~	65~	70~	75~	80~	85~ （岁）
男性	2.47	4.54	9.21	16.64	33.75	52.57	111.05	155.82	288.25	542.58	962.43	1576.98	2867.93	4711.74
女性	0.81	1.84	3.38	5.67	12.42	23.8	56.67	79.29	162.48	330.05	627.34	1126.12	2091.77	3816.68

图3-1-4 2013年中国农村地区不同性别年龄别人群脑血管病死亡率

[1] 中华人民共和国卫生部.中国卫生统计年鉴2002-2014. 北京:中国协和医科大学出版社.

（6）2003～2013年脑血管病死亡率变化趋势

2003～2013年农村脑血管病死亡率总体上高于城市地区。2009年城市、农村地区的脑血管病死亡率分别是2006年的1.41倍和1.44倍。2009～2012年，脑血管病死亡率呈下降趋势，2013年较2012年略有上升，见图3-1-5。

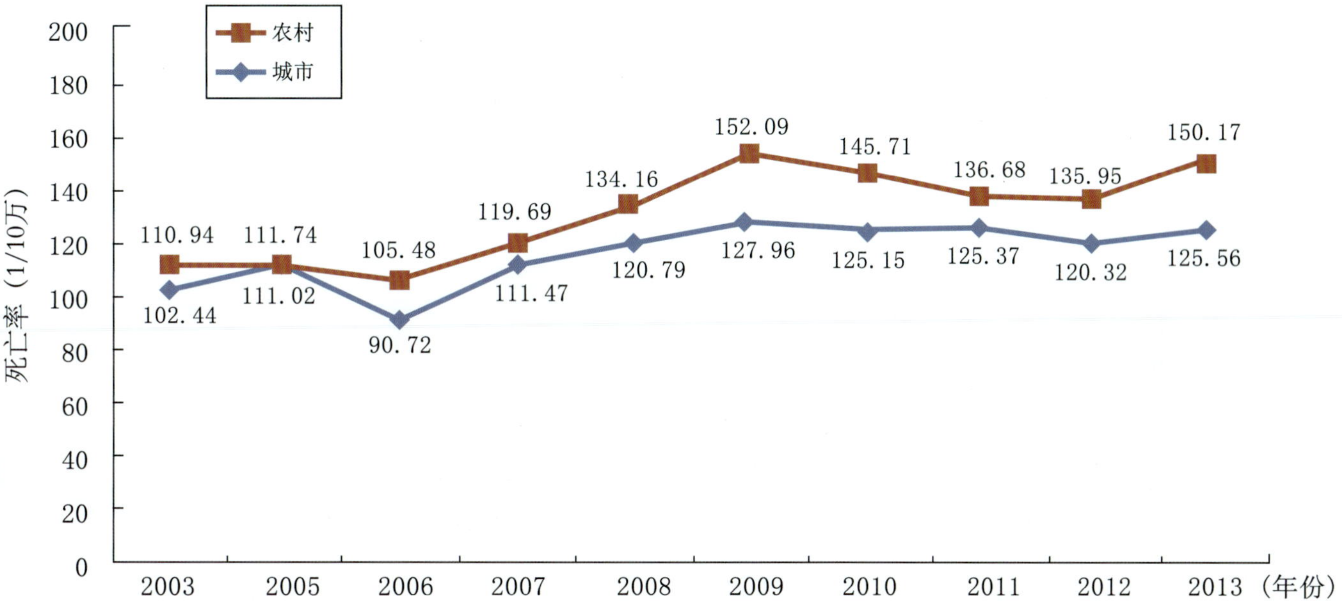

图3-1-5　2003～2013年中国居民脑血管病死亡率变化趋势

3.1.2　各地区脑血管病的发病与死亡情况

（1）2005～2011年长沙市脑卒中发病率及变化趋势[1]

该研究选择了长沙市的2个常住人口约10万人的社区，根据2005～2007年间脑卒中发病数据的回顾性分析，以及2008～2011年间长沙地区脑卒中监测网的数据分析得出，2005～2011年间，首发脑卒中的年龄校正的平均年发病率为168.5/10万（95% CI: 159.0～178.0/10万），男性189.3/10万，女性148.7/10万。缺血性脑卒中、颅内出血、蛛网膜下腔出血的年龄校正后平均年发病率分别为72.6/10万、85.1/10万和9.4/10万，图3-1-6。研究期间，脑卒中的发病率以每年3.7%的增长率上升，男性和女性的年增长率分别为4.2%和3.1%。脑卒中亚型分析显示，缺血性脑卒中发病率年增长率为3.5%，而出血性脑卒中的发病率无显著变化。

[1] Sun XG, Wang YL, Zhang N, et al. Incidence and trends of stroke and its subtypes in Changsha, China from 2005 to 2011.J Clin Neurosci. 2014,21(3):436-440.

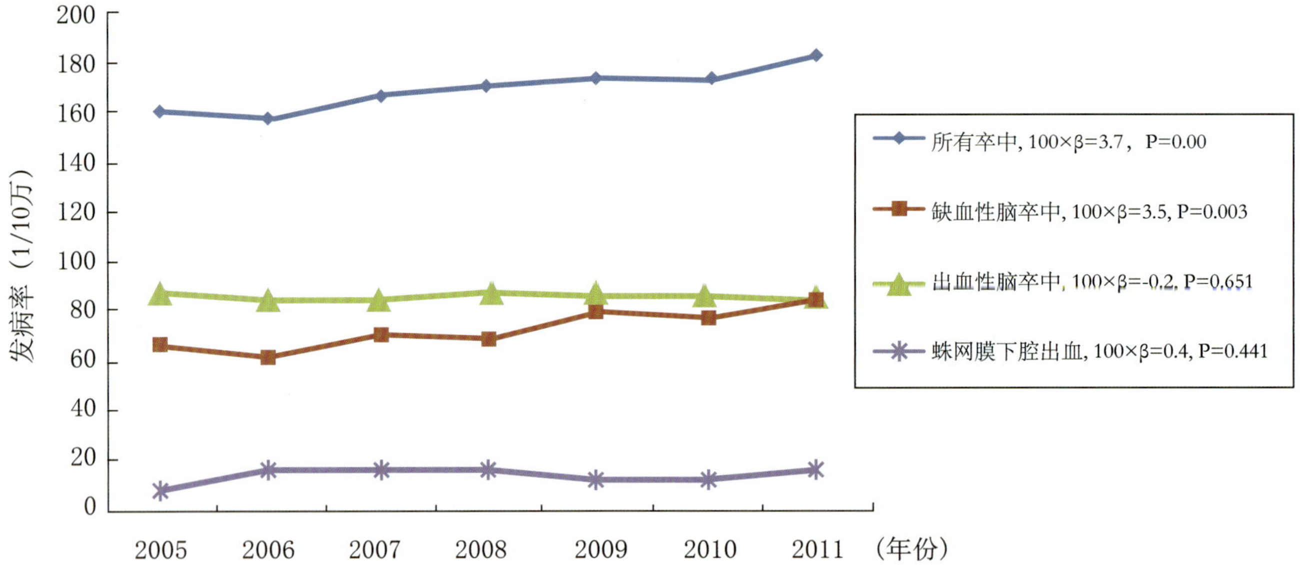

图3-1-6 年龄调整的脑卒中发病率趋势

（2）1992～2012年天津农村地区脑卒中发病率、死亡率及变化趋势[1]

1992开始的“天津大脑研究”，是一项基于人群的脑卒中监测研究，14 920人参与。每年对脑卒中事件和死亡进行登记。结果显示，1992～2012年间，总共记录了908例脑卒中，其中女性366人。1992～2012年间，女性首发脑卒中平均年发病率低于男性，见表3-1-1。男女性的发病率每年分别增加5.8%和8.0%，男女脑卒中患者比逐渐缩小。1992～1998年间，女性患者的发病年龄显著低于男性（女性64±12岁，男性68±11岁）。死亡率不存在显著的性别差异。在2011年，女性的肥胖和糖尿病患病率、总胆固醇水平和甘油三酯水平、绝经年龄和生育期等均出现增加。过去21年间，中国农村女性的首发脑卒中的年发病率出现了显著上升，而脑卒中男女患者的比例更加接近。

表3-1-1 不同阶段男女首发脑卒中平均年发病率（1/10万）及男女患者比例

年份	1992～1998	1999～2005	2006～2012
男性	166	227	376
女性	86	148	264
男女患者比例	1.9	1.5	1.4

[1] Wang J, Ning X, Yang L, Tu J, Gu H, Zhan C, et al. Sex Differences in Trends of Incidence and Mortality of First-Ever Stroke in Rural Tianjin, China, From 1992 to 2012.Stroke. 2014,45(6):1623-1631.

3.1.3　脑卒中的危险因素

3.1.3.1　高血压

（1）内蒙古：高血压是缺血性卒中和出血性卒中的预测因素

从2002年6月至2012年7月的前瞻性队列研究，共纳入2 583人，随访23 292人年，观察到124例新发卒中（含76例缺血性卒中、46例出血性卒中和2例未知类型卒中）。收缩压（SBP）、舒张压（DBP）、脉压（PP）和 平均动脉压（MAP）都与卒中风险增高有关，SBP和MBP与DBP和PP相比，对卒中的预测作用更强[1]，见图3-1-7。

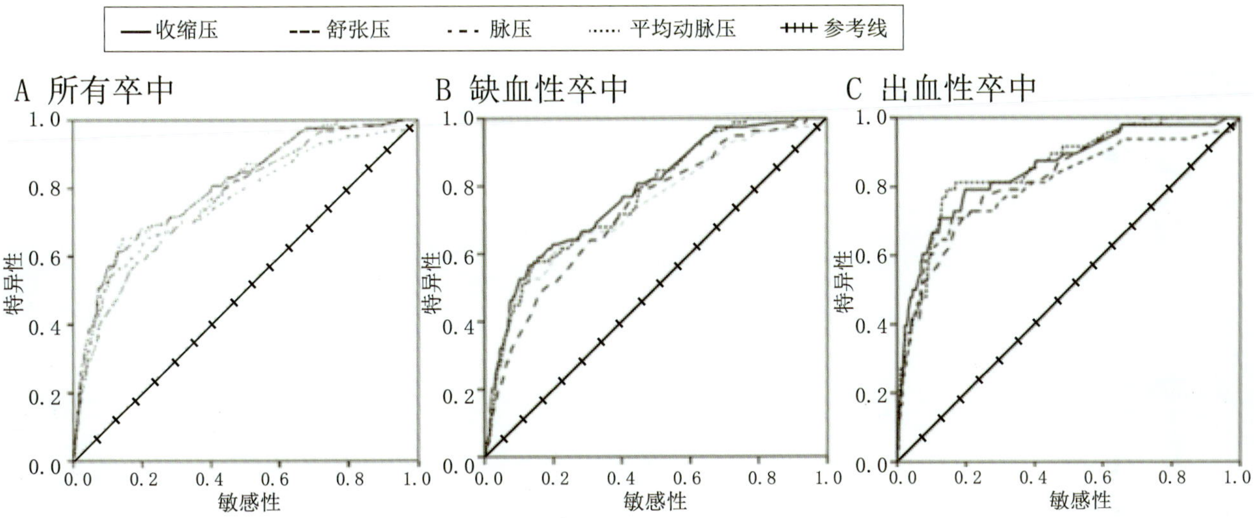

图3-1-7　血压组分对脑卒中的预测作用

（2）辽宁阜新：农村收缩和舒张期高血压（SDH）患者的卒中发生率最高

2004～2006年间，在辽宁阜新县35个镇的大约640 000农村人口中开展横断面研究。35岁及以上者共计38 949名基线时无卒中者纳入发病率调查，其中39 845人完成随访。各型高血压的患病率分别为SDH 18.6%、单纯收缩期高血压（ISH）10.2%、单纯舒张期高血压（IDH）5.8%、得到控制的高血压（MHT）0.4%。总共随访168 023人年，新发卒中858例。首次卒中的总发病率为510.6/10万人年。在以上各型高血压中，SDH具有最高的卒中风险，对所有卒中的风险比为2.13（1.78～2.55），对出血性卒中的风险比为2.74（2.08～3.60），对缺血性卒中的风险比为1.92（95% CI: 1.50～2.45）[2]。

[1]　Peng, H, et al. Blood pressure components and stroke in Inner Mongolians - A prospective cohort study. Int J Cardiol, 2014.176:1339-1340.

[2]　Sun, Z, et al. Subtypes of hypertension and risk of stroke in rural chinese adults. Am J Hypertens, 2014. 27(2): 193-198.

（3）中国国家卒中登记（CNSR）：高血压引起的卒中复发与卒中亚型有关[1]

在完成一年随访的11 560名缺血性卒中患者中，8 409人（72.7%）有高血压，2 050人（17.7%）复发卒中。有高血压的患者与无高血压的患者相比，卒中复发风险没有显著性差异（18.0% vs 17.0%; P=0.21）。按TOAST分型进行多变量分析，发现高血压与小动脉闭塞亚型的复发显著相关（OR 1.52; 95% CI 1.03～2.31），但在其他亚型中没有这种相关性，见图3-1-8。

卒中亚型	未调整的OR（95%CI）	调整的OR（95%CI）
所有缺血性卒中		
3个月复发	1.01（0.89～1.14）	0.99（0.86～1.15）
6个月复发	1.04（0.93～1.17）	0.99（0.66～1.13）
12个月复发	1.07（0.96～1.19）	1.01（0.88～1.14）
大动脉粥样硬化型		
3个月复发	1.01（0.83～1.22）	0.97（0.77～1.21）
6个月复发	1.09（0.91～1.31）	1.00（0.81～1.23）
12个月复发	1.09（0.92～1.29）	0.99（0.81～1.20）
小动脉闭塞型		
3个月复发	1.61（1.06～2.43）	1.77（1.10～2.86）
6个月复发	1.48（1.03～2.12）	1.48（1.06～2.37）
12个月复发	1.58（1.11～2.23）	1.52（1.03～2.30）
心源性栓塞型		
3个月复发	1.10（0.76～1.60）	1.18（0.75～1.85）
6个月复发	1.09（0.77～1.54）	1.14（0.75～1.75）
12个月复发	1.15（0.82～1.62）	1.14（0.75～1.72）
其他类型		
3个月复发	0.96（0.78～1.17）	0.82（0.64～1.04）
6个月复发	0.98（0.81～1.17）	0.82（0.66～1.02）
12个月复发	1.02（0.85～1.21）	0.88（0.71～1.09）

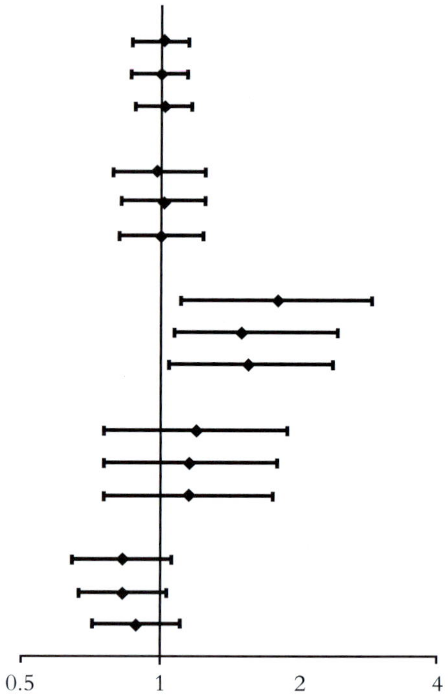

图3-1-8 高血压和缺血性卒中各种亚型复发的相关性

3.1.3.2 饮酒

从2003年6月至2012年7月在所观察的2 535名20岁及以上内蒙古人群中，共有120例发生了脑卒中。与非高血压/不饮酒者相比，非高血压/饮酒者、高血压/不饮酒者、高血压/饮酒者的多变量调整的风险比分别为1.03（0.48～2.22），2.64（1.45～4.81）和 2.89（1.55～5.39）。提示饮酒增加卒中发生的危险[2]。

[1] Wang Y, Xu J, Zhao X, et al. Association of hypertension with stroke recurrence depends on ischemic stroke subtype. Stroke, 2013. 44(5):1232-1237.

[2] Tang L, Xu T, Li H, et al. Hypertension, alcohol drinking and stroke incidence: a population-based prospective cohort study among inner Mongolians in China. J Hypertens, 2014. 32(5): 1091-1096

3.1.3.3 吸烟

（1）内蒙古：吸烟合并心率快增加缺血性卒中发生风险

从2003年6月至2012年7月的2 530名20岁及以上人口中，发生76例缺血性卒中。与不吸烟/心率<80bpm者相比，不吸烟/心率≥80bpm者、吸烟/心率<80bpm者、吸烟/心率≥80bpm者的多变量调整的风险比分别为1.42（0.62～3.28），2.11（1.06～4.23）和2.86（1.33～6.14）。提示吸烟/心率≥80bpm者更容易发生卒中[1]。

（2）香港：吸烟增加出血性卒中的死亡率

自1998年7月到2001年12月，在香港卫生署全部18个老年健康中心，入选65岁以上汉族人群66 820人，随访至2012年5月。平均随访10.9年（SD=3.1）。观察到648个出血性卒中导致的死亡，其中颅内出血 530个（82%）。多因素调整后，发现当前吸烟升高出血性卒中风险（风险比 2.19; 1.49～3.22），包括脑出血（1.94; 1.25～3.01）和蛛网膜下腔出血（3.58; 1.62～7.94）[2]。

3.1.3.4 肥胖

（1）开滦：肥胖增加缺血性卒中发生率，不增加出血性卒中发生率

开滦研究纳入94 744名18～98岁的成年人，随访4年期间共发生1 547次脑卒中。与肥胖相关的体重指数（BMI）、腰围（WC）、腰臀比（WHpR）、腰围身高比（WHtR），均与所有卒中和缺血性卒中有关，而与出血性卒中无关。将最高四分位数均数与最低四分位数均数比较，在调整混杂因素后，对所有卒中的风险比分别是：BMI 1.34（1.13～1.60），WC 1.26（1.06～1.52），WHpR 1.29（1.08～1.56），WHtR 1.38（1.15～1.66）。对缺血性卒中的风险比分别是：BMI 1.52（1.24～1.88），WC 1.46（1.17～1.81），WHpR 1.40（1.12～1.74），WHtR 1.62（1.29～2.04）。提示肥胖增加总卒中和缺血性卒中发生风险[3]。

（2）高体重指数增加缺血性卒中发生率，不增加出血性卒中发生率

1987年在七城市建立35岁以上的26 607汉族人队列，随访11年（总计241 149人年）观察到1 108个卒中事件（614个缺血性卒中，451个出血性卒中，44个未知类型卒中）。无论

---

[1] Xu T, Bu X, Li H, et al. Smoking, heart rate, and ischemic stroke: a population-based prospective cohort study among Inner Mongolians in China. Stroke, 2013. 44(9):2457-2461.

[2] Xu L, Schooling CM, Chan WM, et al. Smoking and hemorrhagic stroke mortality in a prospective cohort study of older Chinese. Stroke, 2013. 44(8):2144-2149.

[3] Wang A, Wu J, Zhou Y, et al. Measures of adiposity and risk of stroke in China: a result from the Kailuan study. PLoS One, 2013. 8(4):e61665.

在男性还是女性，无论青年还是老年，与正常体重指数相比，高体重指数是所有卒中和缺血性卒中的独立危险因素，卒中发生和体重指数之间存在量效关系[1]，见图3-1-9。

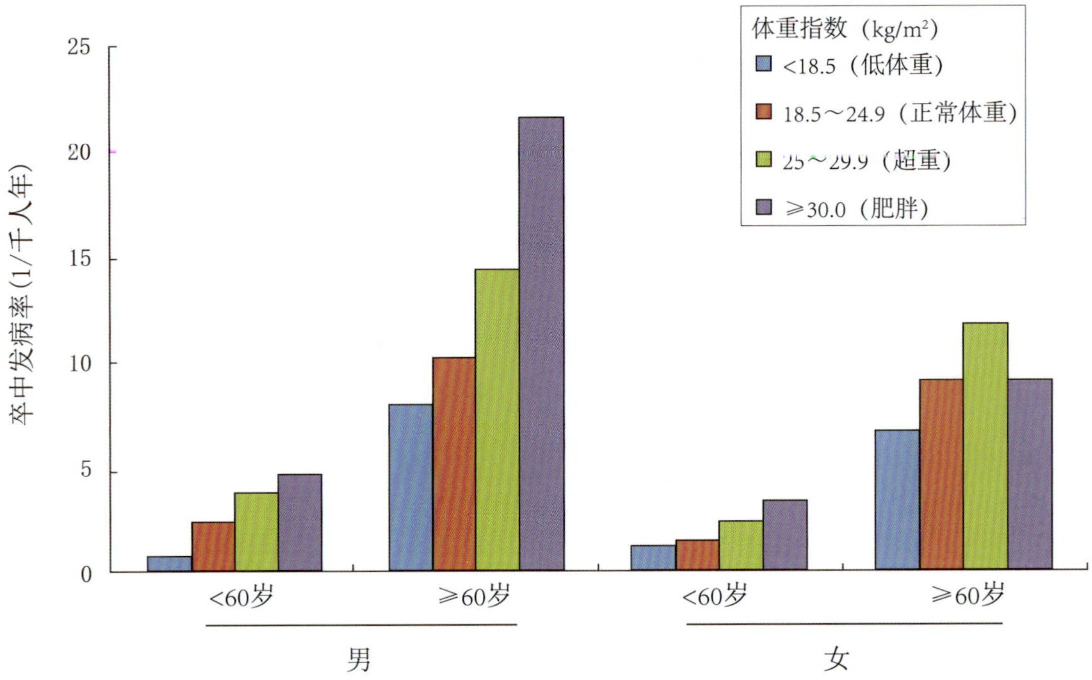

图3-1-9　不同性别和年龄卒中发病率和体重指数的关系

3.1.3.5　颅内动脉狭窄

（1）中国颅内动脉粥样硬化研究（CICAS）：中国症状性颅内大动脉狭窄和闭塞的流行和结局

本研究为前瞻性多中心研究，中国22家医院连续入组2 864例发病在7天以内、年龄在18～80岁之间的急性脑缺血患者。颅内动脉粥样硬化性狭窄（ICAS）（磁共振血管造影显示颅内大动脉直径减少50%以上）的发生率是46.6%。与没有ICAS的患者相比，有ICAS的患者入院时卒中更重，住院时间更长。12个月后，无狭窄的患者卒中复发率为3.27%，狭窄率50%～69%的患者卒中复发率为3.82%，狭窄率70%～99%的患者卒中复发率为5.16%，完全闭塞的患者卒中复发率为7.27%。Cox回归分析显示动脉狭窄程度、年龄、卒中家族史、脑缺血或心脏病史、Willis的完整程度、住院时国立健康研究院卒中量表评分（NIHSS）是1年时卒中复发的独立预测因素。颅内动脉闭塞且具有≥3个其他危险因素的

[1] Wang C, Liu Y, Yang Q, et al. Body mass index and risk of total and type-specific stroke in Chinese adults: results from a longitudinal study in China. Int J Stroke, 2013. 8(4):245-250.

患者复发率最高[1]，见图3-1-10。

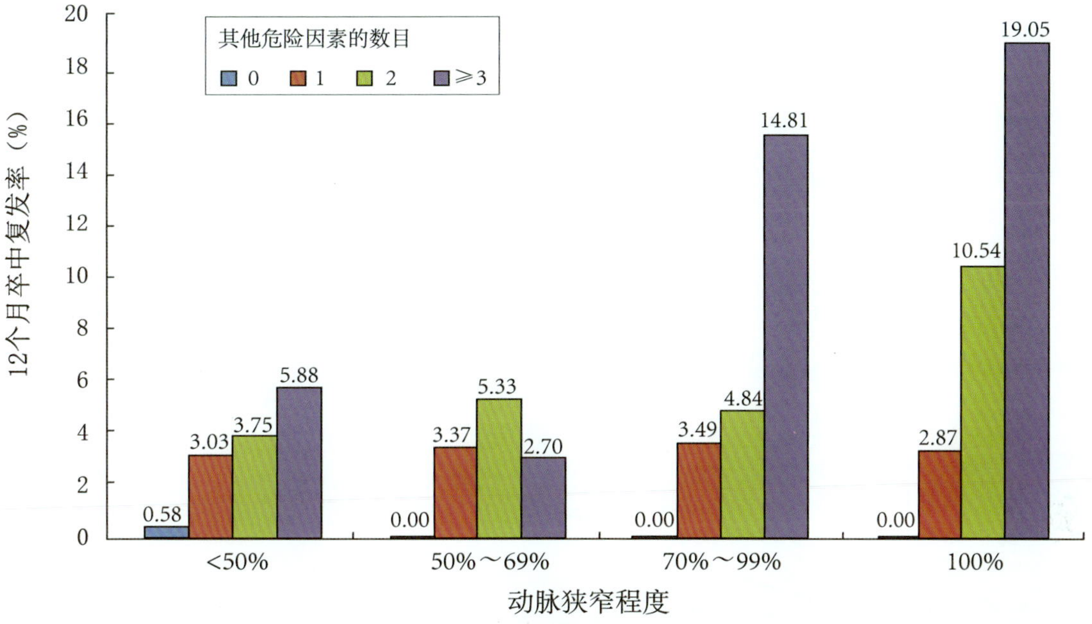

图3-1-10 不同狭窄程度和独立危险因素数目的卒中复发率趋势

（2）南京卒中登记（NSRP）研究：老年患者颅内动脉粥样硬化性狭窄情况

纳入自2004年1月至2011年3月间1 041例年龄60岁以上的汉族动脉粥样硬化性缺血性卒中患者（男749例，女292例）。数字减影血管造影（DSA）显示，19.88%有颅内颈动脉狭窄，18.73%有颅外动脉狭窄，33.33%颅内外动脉都有狭窄。有颅外和/或颅内动脉狭窄的749人共有2002处狭窄。170人（16.33%）为单发狭窄，579人（55.62%）为多发狭窄。在单发狭窄组，颅内动脉狭窄发生率为54.12%；在多发狭窄组，颅内动脉狭窄发生率为47.87%，两组间无显著性差异（$p = 0.127$）。与颅外动脉相比，颅内动脉严重狭窄和闭塞的发生率更高（$p = 0.018$）。有动脉粥样硬化性狭窄者，颅内狭窄的发生率更高[2]。

（3）香港：无症状性颅内动脉狭窄的糖尿病患者的长期心血管病风险研究

1994～1996年间，从香港威尔斯亲王医院糖尿病门诊入选2 197名有糖尿病的香港居民，用TCD测大脑中动脉（MCA）狭窄，利用香港医院管理局的电脑系统随访。有MCA狭窄者，5、10、15、18年的卒中累积发病率为9%、20%、30%、31%，无MCA狭窄者，

[1] Wang Y, Zhao X, Liu L, et al. Prevalence and outcomes of symptomatic intracranial large artery stenoses and occlusions in China: the Chinese Intracranial Atherosclerosis （CICAS） Study. Stroke, 2014. 45(3): 663-669.

[2] Yang F, Liu L, Li M, et al. Pattern of cerebrovascular atherosclerotic stenosis in older Chinese patients with stroke. J Clin Neurosci, 2013. 20(7): 979-983.

5、10、15、18年的卒中累积发病率为5%、11%、17%、24%，二者有显著性差异（x^2=21.27， P<0.001），提示大脑中动脉狭窄增加卒中的发生风险[1]，见图3-1-11。

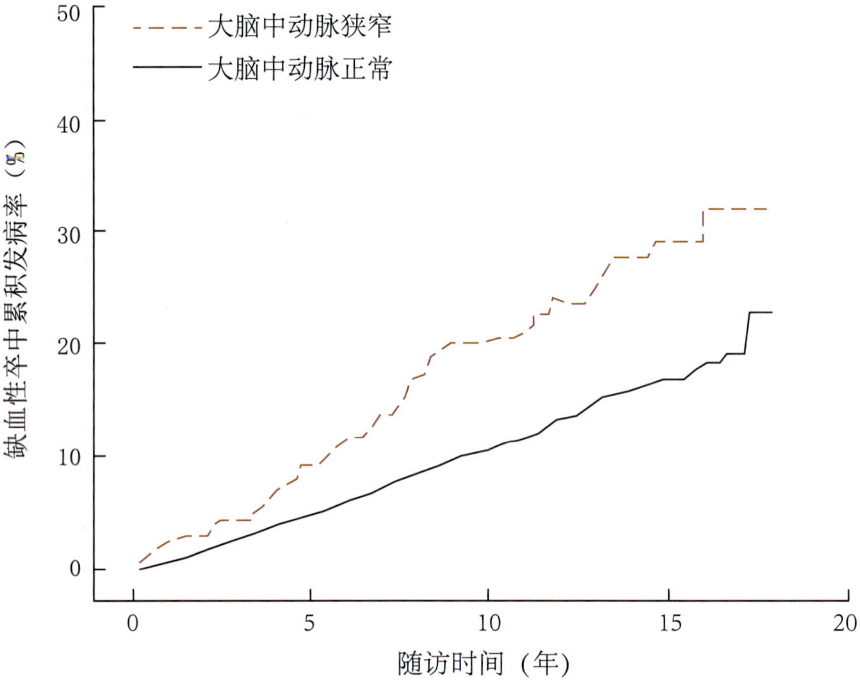

图3-1-11 无症状性大脑中动脉狭窄与缺血性卒中的关系

3.1.3.6 空气污染增加卒中死亡率和卒中住院人数

（1）中国空气污染和健康效应研究[2]

研究共纳入八个城市（北京、福州、广州、香港、上海、沈阳、苏州、唐山）。观察的主要污染物为PM_{10}、SO_2、NO_2。空气中的PM_{10}、SO_2、NO_2每增加10μg/m^3，卒中死亡率分别增加0.54%（95% PI: 0.28～0.81），0.88%（95% PI: 0.54～1.22）和1.47%（95% PI: 0.88～2.06）。见图3-1-12，3-1-13。

[1] Duan JG, Chen XY, Lau A, et al. Long-Term Risk of Cardiovascular Disease among Type 2 Diabetic Patients with Asymptomatic Intracranial Atherosclerosis: A Prospective Cohort Study. PLoS One, 2014. 9(9):e106623.

[2] Chen R, Zhang Y, Yang C, et al. Acute effect of ambient air pollution on stroke mortality in the China air pollution and health effects study. Stroke, 2013. 44(4):954-960.

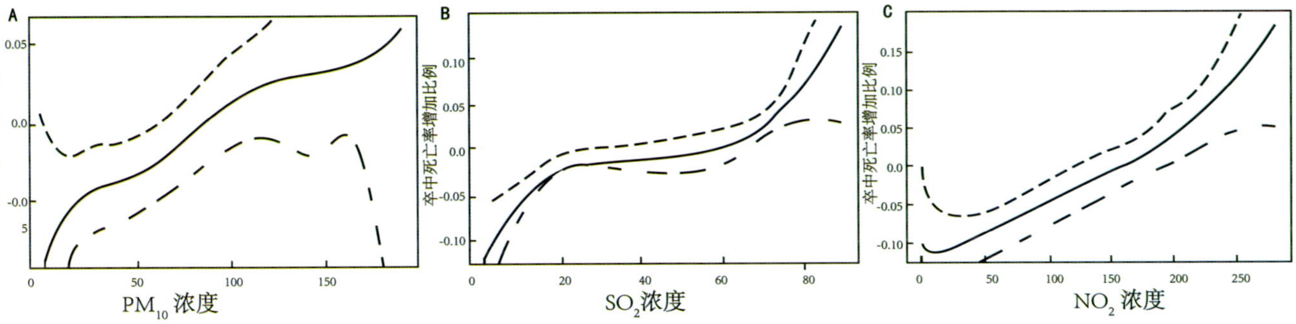

图3—1—12 汇总数据显示八个城市户外空气污染和每日卒中死亡率之间的浓度—反应曲线

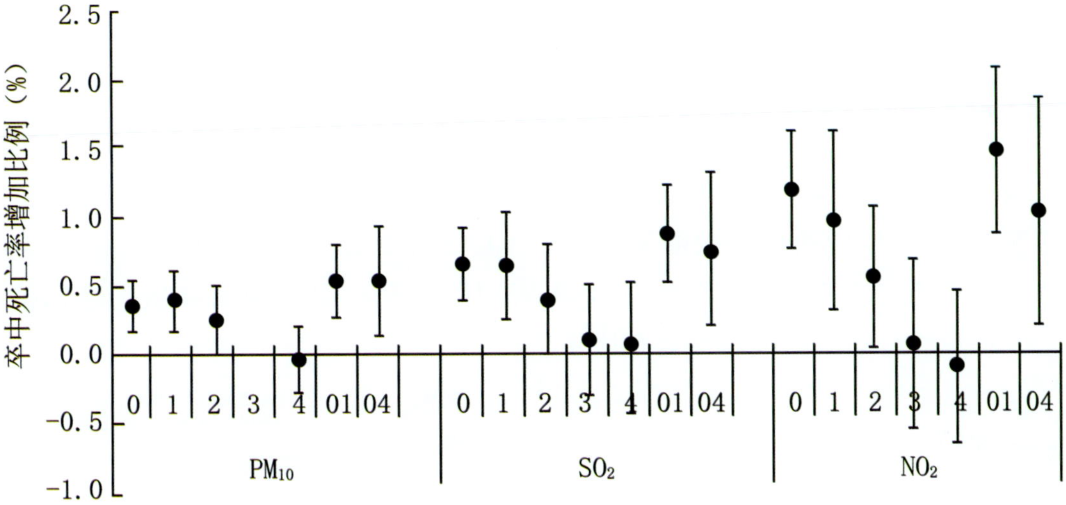

图3—1—13 污染物浓度增加10μg/m³与每日卒中死亡率上升之间的关系

（2）上海研究

2008年，上海的常住人口约为1 380万，65岁以上成人占15.3%。上海市每年总死亡数是10万，其中卒中占12.8%。从上海市疾病预防控制中心收集2003～2008年间每日死亡率数据。从上海市环境监测中心收集每日污染物PM_{10}、SO_2和NO_2数据。所有卒中死亡率和缺血性卒中死亡率与三种污染物浓度均显著相关。出血性卒中只与SO_2和NO_2相关。NO_2与缺血性卒中关系最密切。NO_2每升高10μg/m³，有心脏病的患者缺血性卒中死亡率增加7.05%（95% CI: 1.92%～12.17%），而无心脏病的患者缺血性卒中死亡率增加0.60%（95% CI: 0.49%～1.68%）[1]。

[1] Qian Y, Zhu M, Cai B, et al. Epidemiological evidence on association between ambient air pollution and stroke mortality. J Epidemiol Community Health, 2013. 67(8):635-640.

（3）武汉研究

武汉市寒冷季节（每年10月至来年3月）空气污染水平较高，PM_{10}为136.1mg/m^3、NO_2为63.6mg/m^3、SO_2 71.0mg/m^3；而温暖季节（4～9月）空气污染水平较低，PM_{10}为102.0mg/m^3、 NO_2为41.7mg/m^3、SO_2 41.7mg/m^3；两个时间段有显著性差异（p<0.001）。在寒冷季节，NO_2每上升10mg/m^3，四家医院同一天的卒中住院增加2.9%（95% CI: 1.2%～4.6%）；PM_{10}每上升10mg/m^3，四家医院同一天的卒中住院增加1%（95% CI: 0.1%～1.4%）。在温暖季节，三种污染物与卒中住院都没有显著相关性[1]。

3.1.4 临床试验

3.1.4.1 降压治疗

（1）中国国家卒中登记（CNSR）：缺血性卒中出院后一年降压药的服用情况

7 880名缺血性卒中/短暂性脑缺血发作（TIA）出院患者中，4 458名（56.6%）在出院时带降压药，出院后12个月2 927（37.1%）人服用降压药。最常用的降压药是钙拮抗剂。高龄和严重卒中者服用降压药的比例最低[2]，图3-1-14。

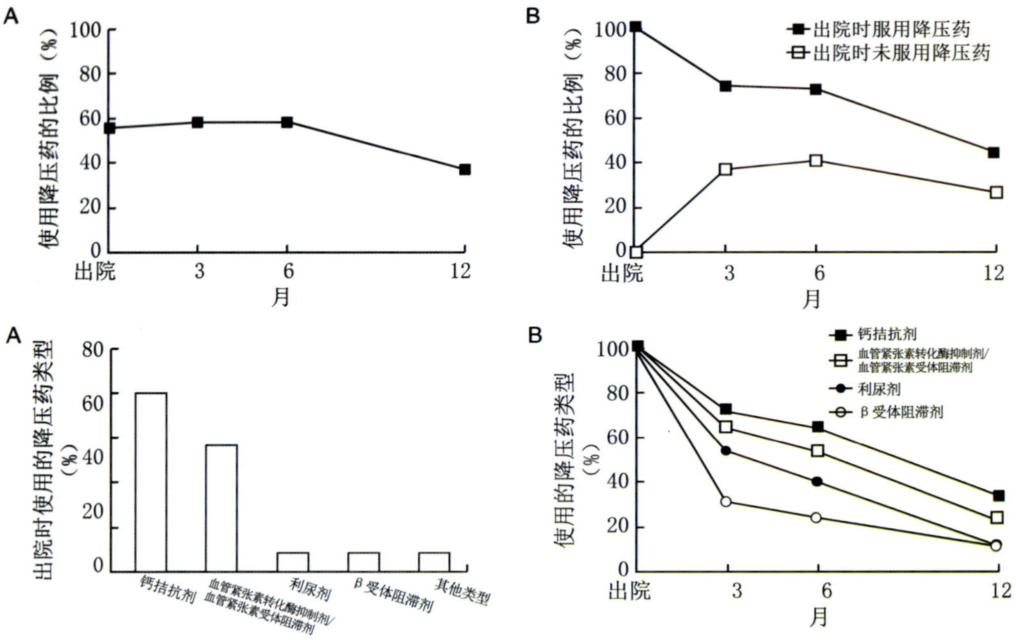

图3-1-14 降压药服用情况

[1] Xiang H, Mertz KJ, Arena VC, et al. Estimation of short-term effects of air pollution on stroke hospital admissions in Wuhan, China. PLoS One, 2013. 8(4): e61168.

[2] Xu J, Ju Y, Wang C, et al. Patterns and predictors of antihypertensive medication used 1 year after ischemic stroke or TIA in urban China. Patient Prefer Adherence, 2013. 7:71-79.

（2）中国国家卒中登记研究 （CNSR）：降压药依从性对一年结局的影响

在8 409名有高血压的缺血性卒中患者中，卒中后1年，31.6%的人降压药依从性高（服药率≥75%），68.4%的人降压药依从性低（服药率<75%）。高依从性显著降低卒中复发（OR 0.78, 95% CI: 0.68～0.89）、复合血管事件（OR 0.71；95% CI: 0.63～0.81）和死亡（OR 0.44；95% CI: 0.36～0.53）风险[1]，见表3-1-2。

表3-1-2　降压药依从性对伴高血压的缺血性卒中患者事件的影响

事件	事件率	OR（95%CI）	
		粗率	调整后
卒中复发			
低依从性	1 150（20.0%）	1.00	1.00
高依从性	364（13.7%）	0.63（0.56～0.72）	0.78（0.68～0.89）
复合血管事件			
低依从性	1 510（26.3%）	1.00	1.00
高依从性	433（16.3%）	0.55（0.49～0.62）	0.71（0.63～0.81）
死亡			
低依从性	1 056（18.4%）	1.00	1.00
高依从性	154（5.8%）	0.27（0.23～0.33）	0.44（0.36～0.53）

3.1.4.2　抗血小板治疗

（1）香港：老年房颤患者，华法林治疗减少死亡和缺血性卒中风险

1997年7月至2011年12月，香港玛丽医院80岁及以上的汉族非瓣膜性房颤患者2 339人，其中534人服用华法林，1 805人未服用抗栓药。平均随访2.2年（共计5 199人年），1 861人（79.6%）发生主要终点（缺血性脑卒中住院或随访期间死亡复合终点），其中服用华法林者66.9% 发生主要终点，未服用抗栓药者80.8%发生主要终点（风险比 0.53；95% CI: 0.48～0.58；P<0.001）。服用华法林者死亡率低（风险比 0.40; 95% CI: 0.37～0.45; P<0.0001），缺血性卒中发生率低（风险比 0.64; 95% CI: 0.54～0.77; P<0.0001）。服用华法林者缺血性卒中和脑出血的发病率分别为7.1%/年和1.1%/年。未服用抗栓药者缺血性卒中和脑出血的发病率分别为11.3%/年和0.6%/年。对所有老年患者来说，使用华法林调整后的净获益更高，其中卒中和脑出血风险高的患者净获益最高。与未服用抗栓药者相比，服

[1] Xu J, Zhao X, Wang Y, et al. Impact of a better persistence with antihypertensive agents on ischemic stroke outcomes for secondary prevention. PLoS One, 2013. 8(6): e65233.

用华法林者事件发生率低7.2～8.0/100人年[1]，见图3-1-15。

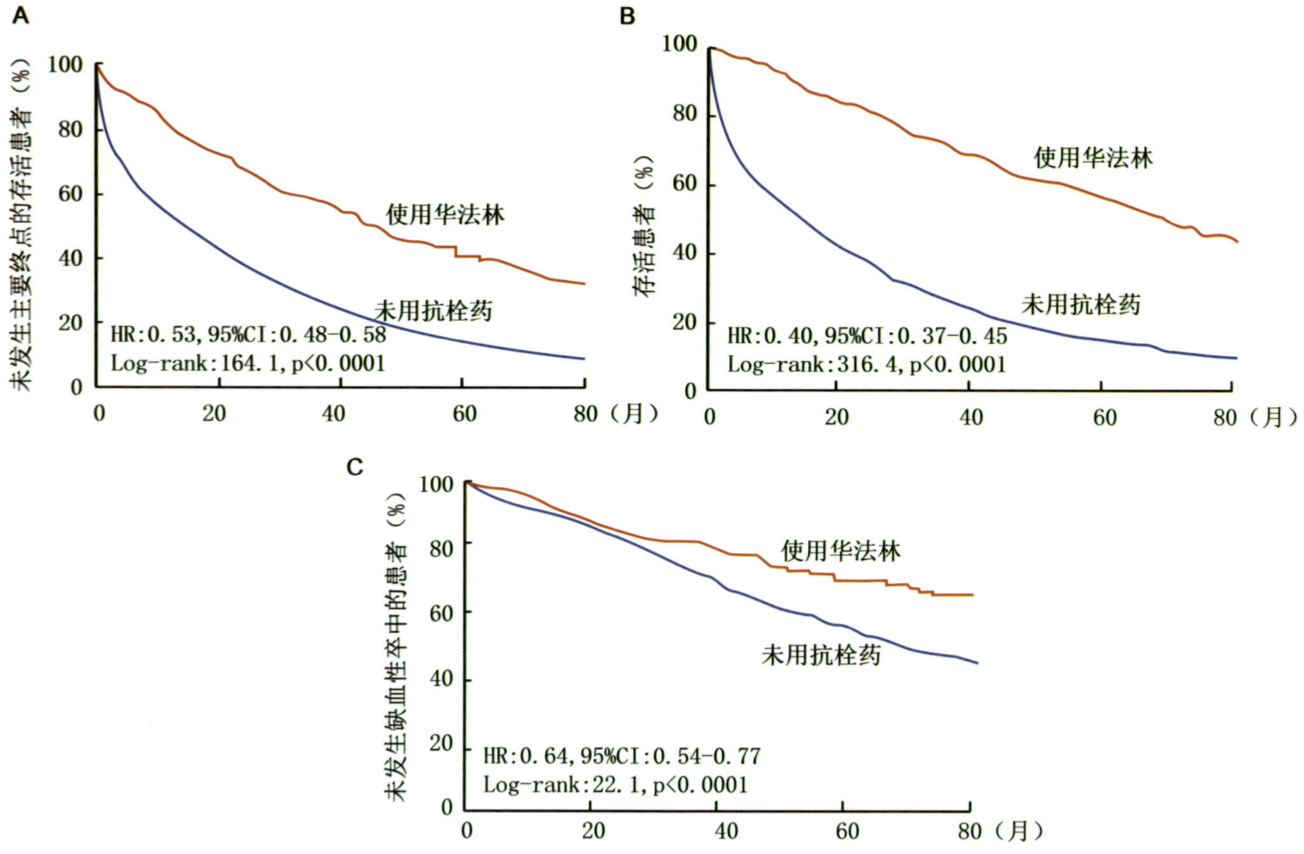

图3-1-15 老年房颤患者使用华法林和未使用抗栓药的结局比较

注：A. 未发生主要终点事件的患者百分率；B. 存活患者百分率；C. 未发生缺血性脑卒中患者的百分率

（2）中国国家卒中登记（CNSR）：抗凝剂减轻首次卒中的严重度[2]

9 519名首次缺血性卒中患者中，1 140（11.98%）有房颤，其中440（38.6%）入院前没有房颤史，561（49.2%）已知有房颤但未服用华法林，139（12.2%）已知有房颤且服用华法林。与已知有房颤但未服用华法林者相比，已知有房颤且服用华法林者的严重卒中（NIHSS4）风险较小（OR=0.68; 95% CI: 0.57～0.84），出现严重昏迷（GCS 3～8）的风险也降低（OR=0.71; 95% CI: 0.56～0.91）。

[1] Siu, C.W. and H.F. Tse. Net clinical benefit of warfarin therapy in elderly Chinese patients with atrial fibrillation. Circ Arrhythm Electrophysiol, 2014. 7(2): 300-306.

[2] Wang C, Wang Y, Wang C, et al. Anticoagulation-related reduction of first-ever stroke severity in Chinese patients with atrial fibrillation. J Clin Neurosci, 2014. 21(10): 1755-1760.

（3）我国房颤患者抗凝剂使用不充分

a. 中国国家卒中登记（CNSR）[1]：

在11 080名首次缺血性卒中或TIA患者中，996人（9.7%）有非瓣膜性房颤且无抗凝禁忌，其中592人有房颤史。在这592人中，只有96人（16.2%）接受了华法林治疗。接受华法林治疗的96人中，只有1人的国际标准化比值（INR）在治疗范围内（2.0～3.0）。华法林治疗率远低于其他国家，见图3-1-16。

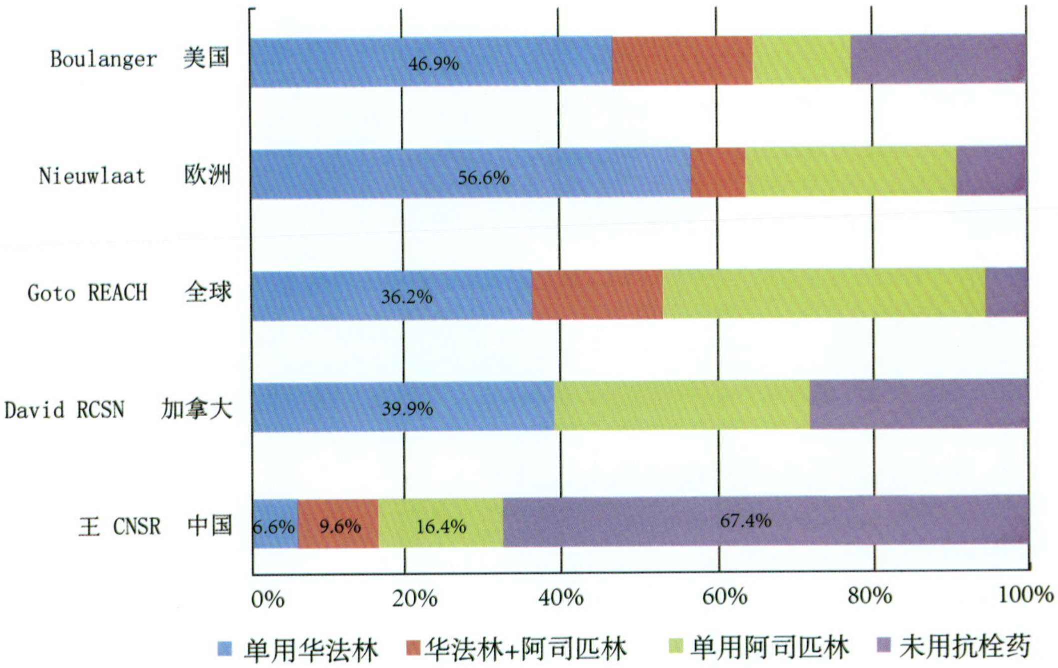

图3-1-16 房颤患者使用华法林的国内外比较

b. 卒中医疗质量评估研究（CHINAQUEST）

2006年的5个月间，中国37个城市的62家医院的4 782名缺血性卒中患者中，499人有房颤（10%），华法林的总体使用率为20%，其中卒中前为8%，住院期间11%，卒中后3个月13%，卒中后12个月10%，图3-1-17。年轻、非体力工作、心血管病危险因素少者华法林使用率较高[2]。

[1] Wang C,Yang Z, Wang C, et al. Significant underuse of warfarin in patients with nonvalvular atrial fibrillation: results from the china national stroke registry. J Stroke Cerebrovasc Dis, 2014. 23（5）: 1157-1163.

[2] Gao Q, Fu X, Wei JW, et al. Use of oral anticoagulation among stroke patients with atrial fibrillation in China: the ChinaQUEST（Quality evaluation of stroke care and treatment） registry study. Int J Stroke, 2013. 8（3）: 150-154.

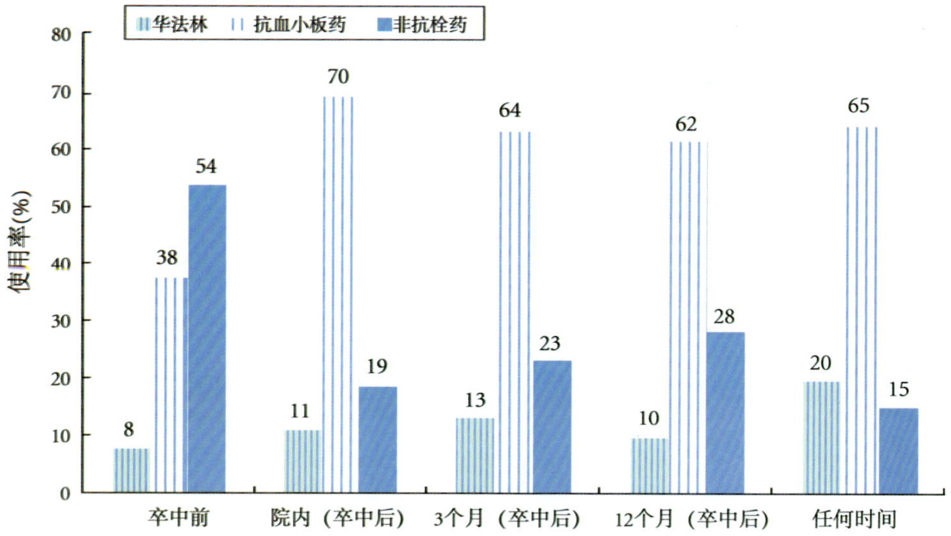

图3-1-17 房颤患者卒中前和卒中后抗栓药的使用情况

3.2 冠心病

3.2.1 冠心病流行病学

3.2.1.1 中国人群冠心病死亡率和变化趋势[1]

（1）2013年冠心病死亡率

根据《中国卫生和计划生育统计年鉴 2014》，2013年中国城市居民冠心病死亡率为100.86/10万，农村居民冠心病死亡率为98.68/10万，与上一年（93.17/10万、68.62/10万）相比均有所上升。总体上看城市地区冠心病死亡率高于农村地区，男性高于女性。见图3-2-1，表3-2-1。

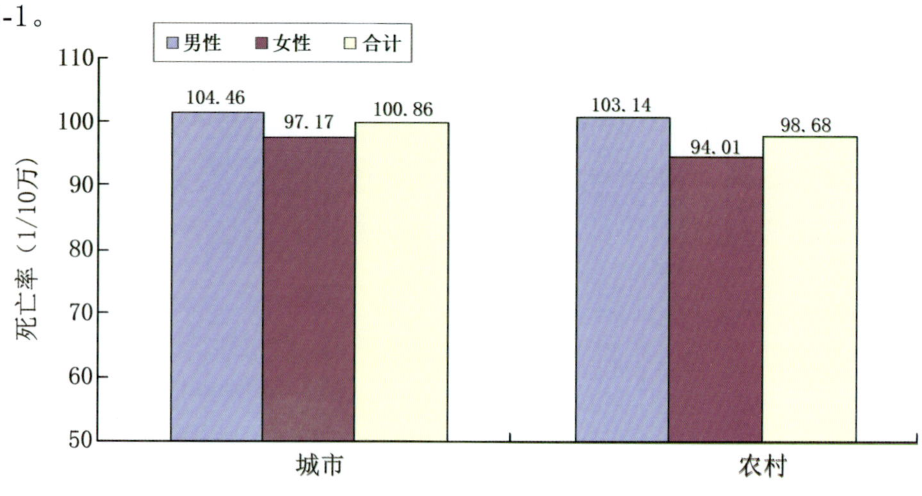

图3-2-1 2013年中国城乡不同性别人群冠心病死亡率

[1] 国家卫生和计划生育委员会.中国卫生和计划生育统计年鉴2014.北京:中国协和医科大学出版社.

表3-2-1　2013年中国城乡不同性别人群冠心病死亡率（1/10万）

	城市			农村		
	合计	男性	女性	合计	男性	女性
急性心肌梗死	51.46	56.74	46.04	66.62	72.11	60.88
其他冠心病	49.4	47.72	51.13	32.06	31.03	33.13
冠心病合计	100.86	104.46	97.17	98.68	103.14	94.01

（2）2002～2013年冠心病和急性心肌梗死死亡率变化趋势

2013年冠心病和急性心肌梗死（AMI）死亡率与2012年相比有所上升，总体亦呈现上升态势，冠心病死亡率城市高于农村地区。农村居民从2005年开始，AMI死亡率呈现快速上升趋势，与2012年相比，2013年农村地区冠心病和AMI死亡率明显升高，AMI死亡率甚至大幅超过城市平均水平。见图3-2-2，图3-2-3。

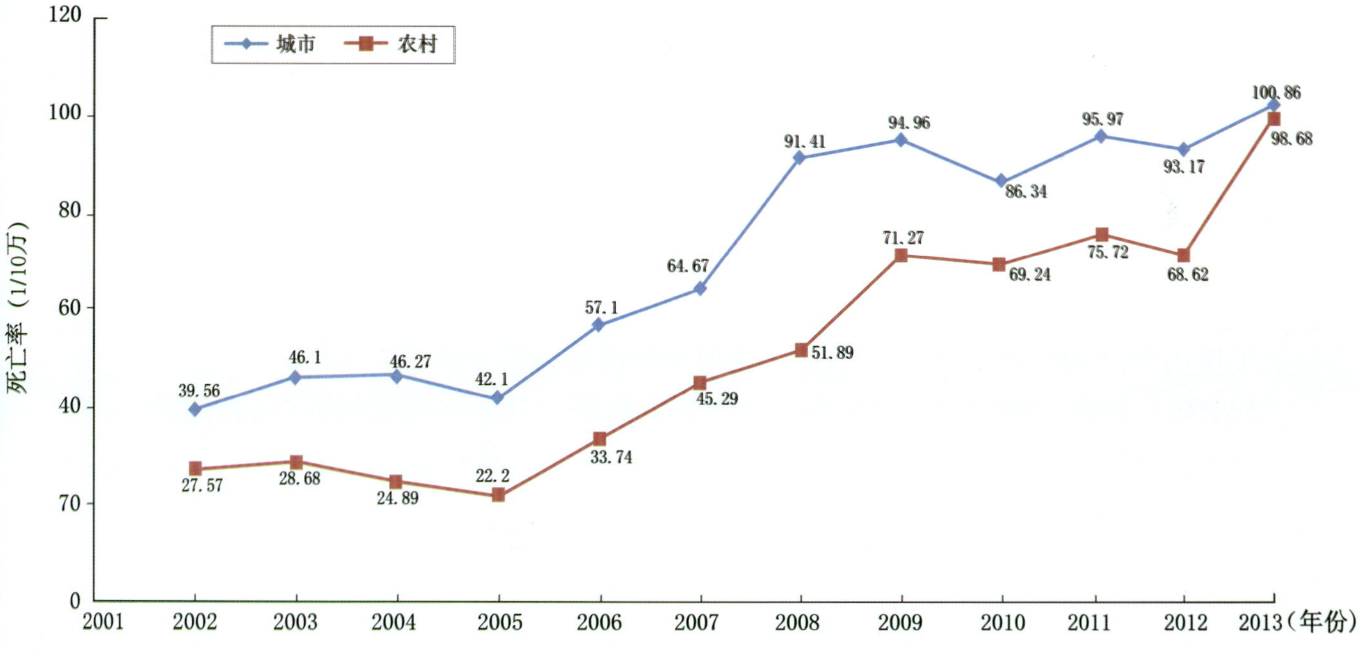

图3-2-2　2002～2013年城乡地区冠心病死亡率变化趋势

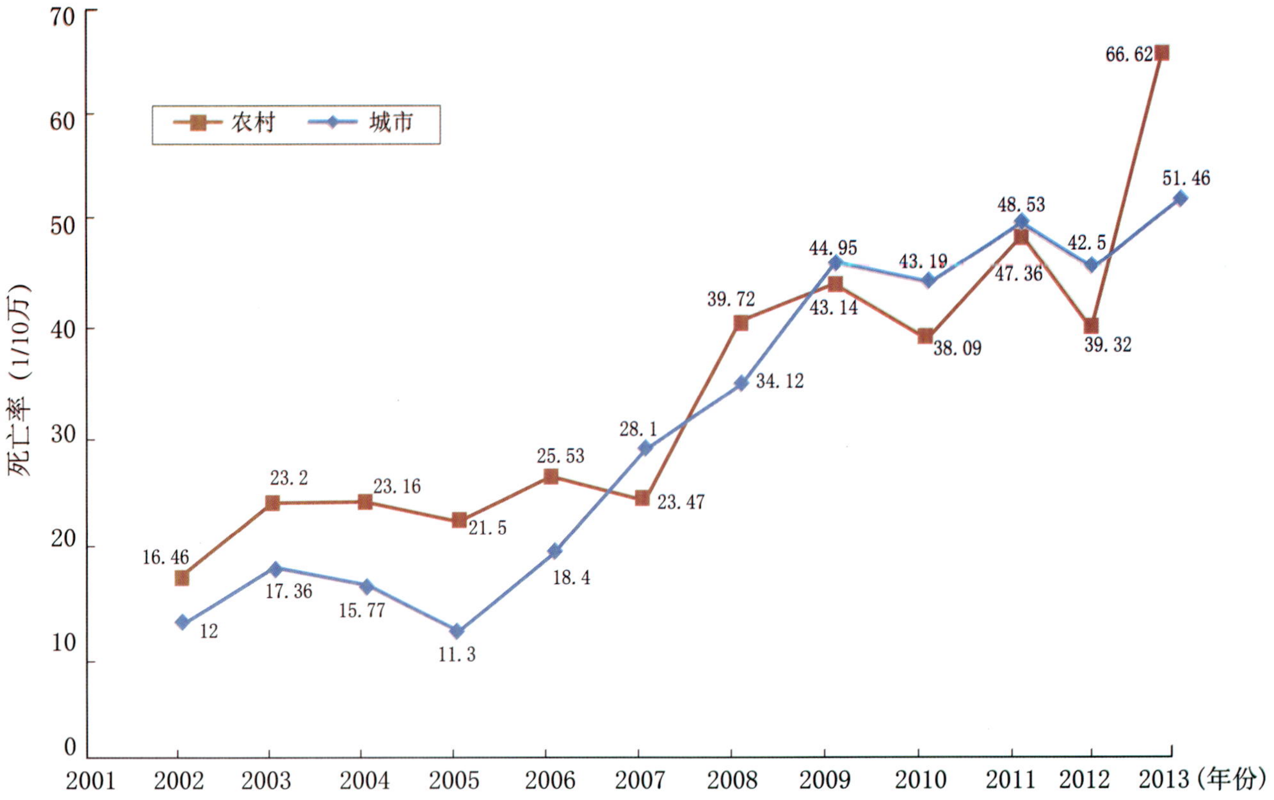

图3-2-3 2002～2013年城乡地区急性心梗死亡率变化趋势

（3）中国人群2002～2013年急性心肌梗死年龄别死亡专率（1/10万）

AMI死亡率随年龄的增加而增加，40岁开始显著上升，其递增趋势近似于指数关系。无论城市、农村，男性或女性，2002～2013年各年度数据均可发现上述现象。见图3-2-4，图3-2-5，图3-2-6，图3-2-7。

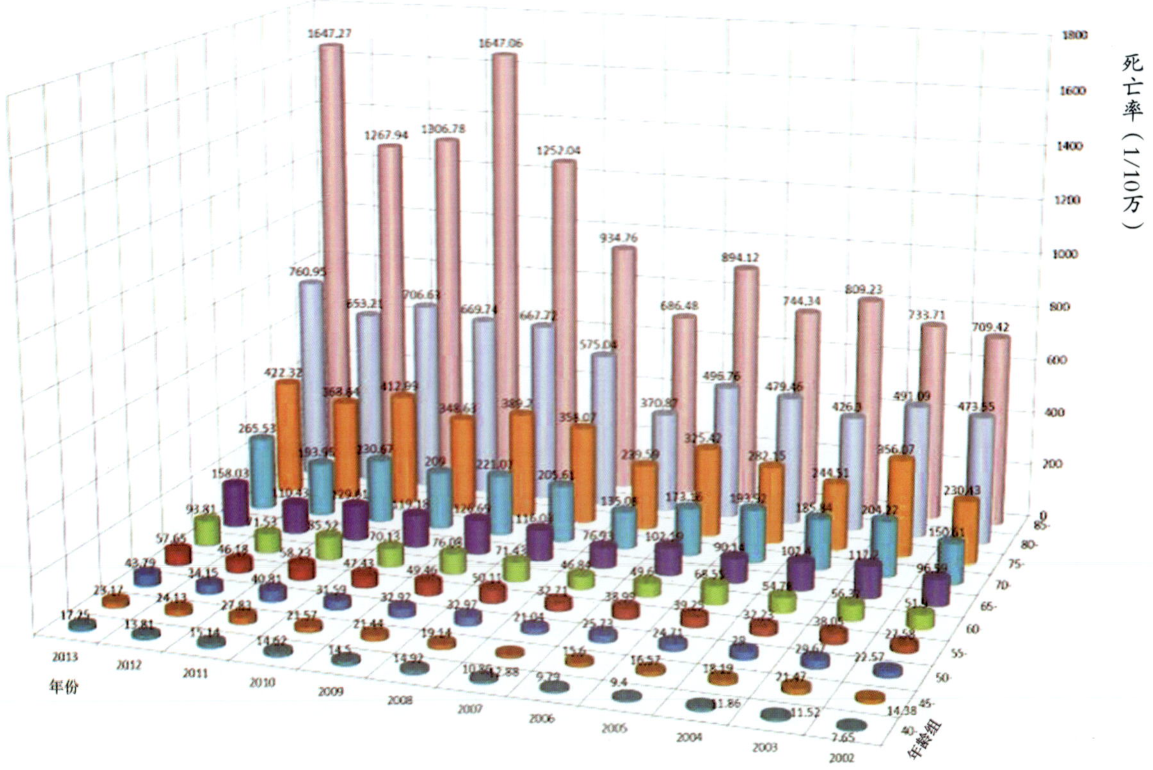

图3-2-4　2002～2013年城市男性各年龄别急性心肌梗死死亡率变化趋势

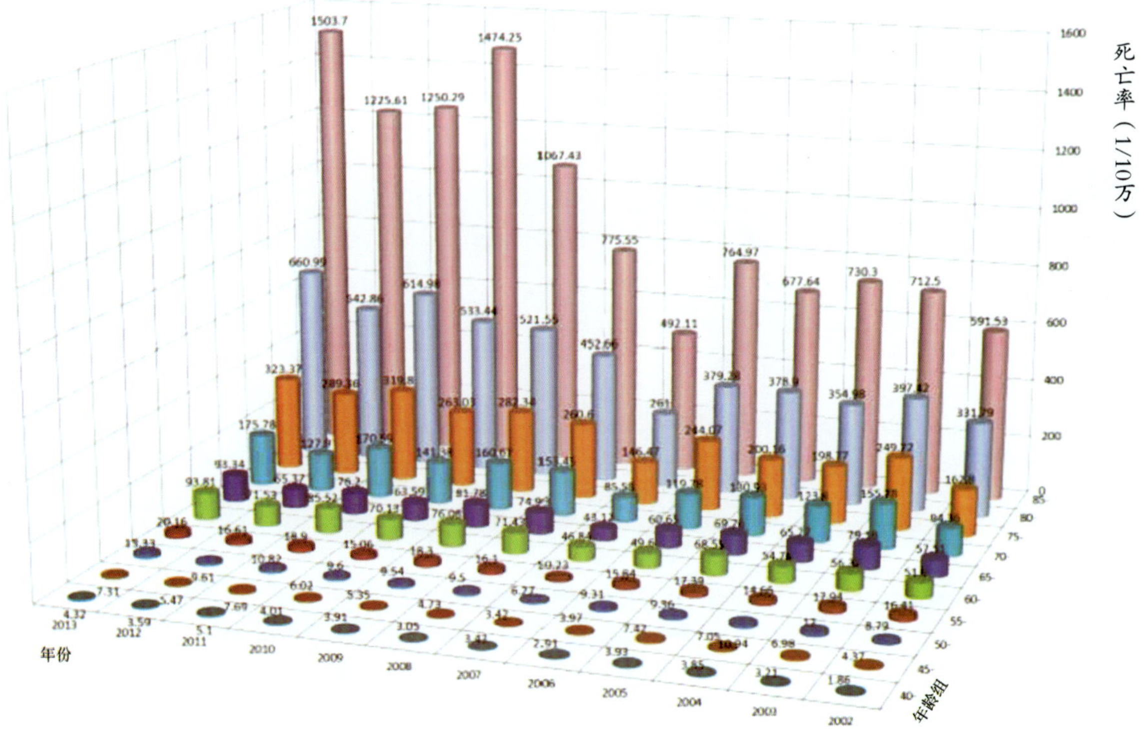

图3-2-5　2002～2013年城市女性各年龄别急性心肌梗死死亡率变化趋势

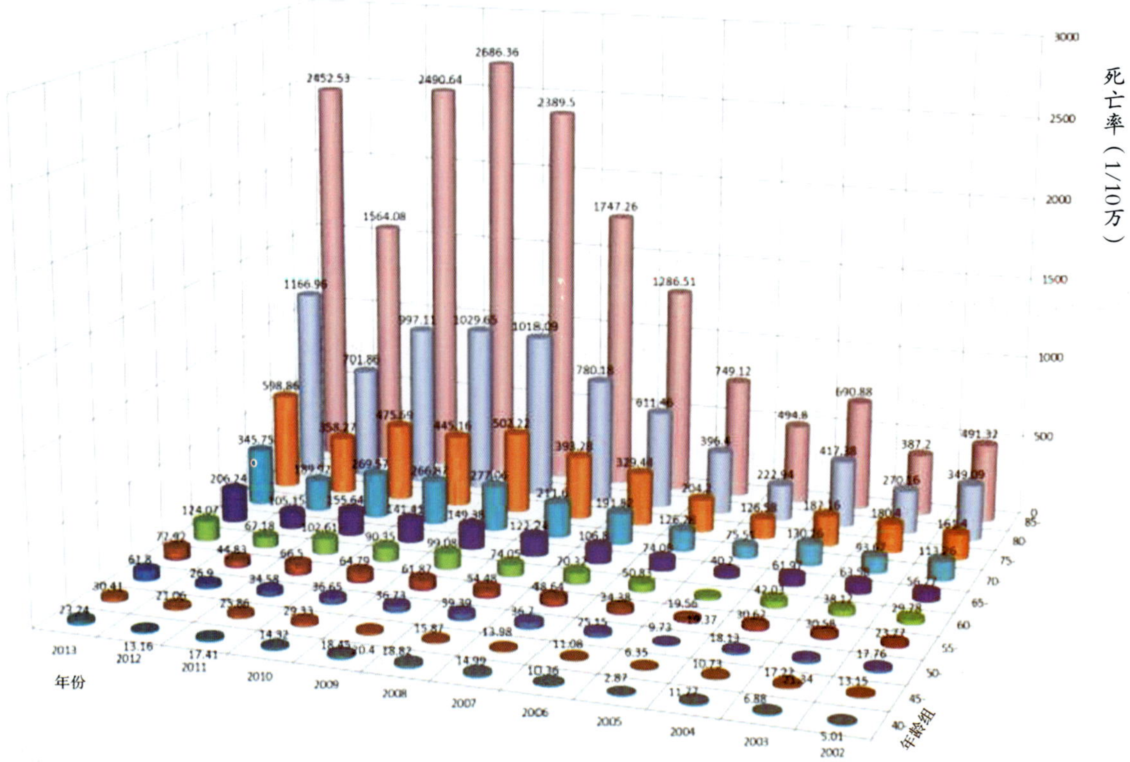

图3-2-6 2002～2013年农村男性各年龄别急性心肌梗死死亡率变化趋势

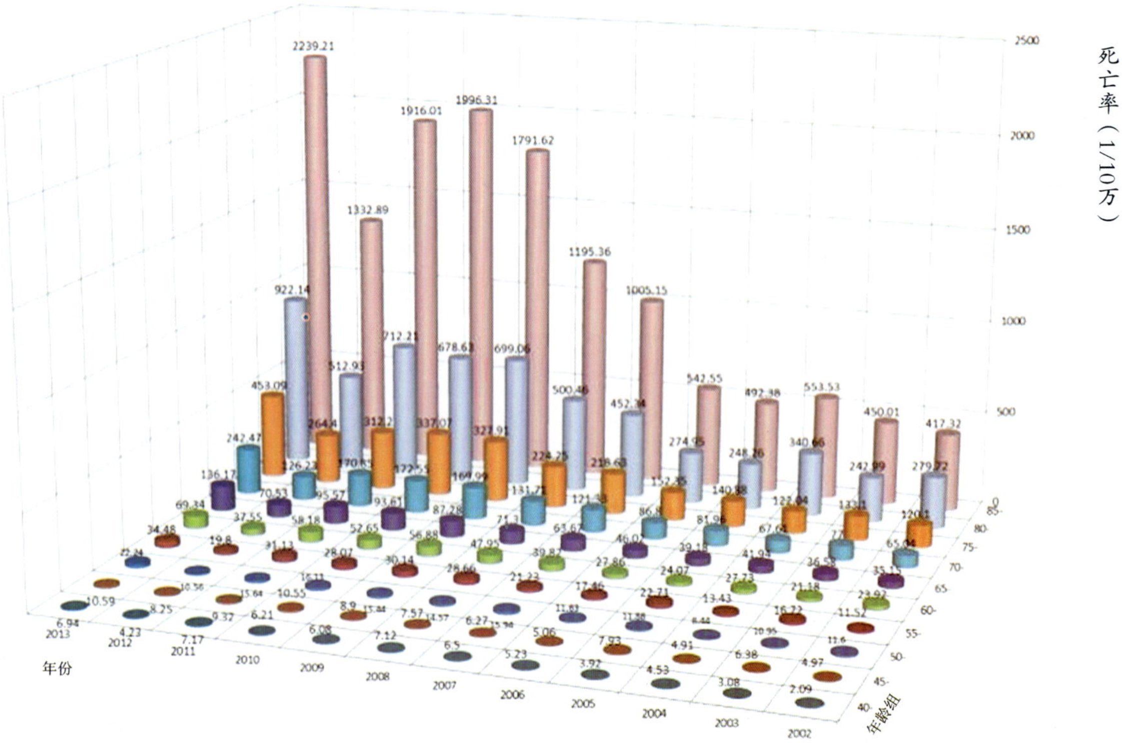

图3-2-7 2002～2013年农村女性各年龄别急性心肌梗死死亡率变化趋势

3.2.1.2 中国人群冠心病患病率[1]

2008年中国卫生服务调查研究中第四次家庭健康询问调查的结果显示：城市调查地区缺血性心脏病的患病率为15.9‰，农村调查地区为4.8‰，城乡合计为7.7‰，与2003年第三次调查数据相比（城市12.4‰、农村2.0‰、合计4.6‰）有较大幅度升高。

该调查中，患缺血性心脏病的认定为：通过询问被调查对象在调查前半年内有经医务人员明确诊断的该疾病；或半年前经医生诊断有该疾病，且在调查半年内时有发作，同时采取了治疗措施。本次调查计算患病率的年龄范围为全年龄段，即零岁以上。

以此数据为基础，根据2010年第六次人口普查数据，2010年中国大陆总人口数为1 339 724 852人[2]，据此推算，2008年中国大陆地区缺血性心脏病的患病人数约为10 315 881人。若按照2000年第五次人口普查数据推算（总人口126 583万人）[3]，患病人数约为9 746 891人。

3.2.1.3 广东番禺农村人口急性冠心病事件发病率变化趋势[4]

研究者在1991～2011年，对广东番禺的农村人口急性冠心病事件发病率进行了20年的监测。根据世界标准人口计算标化发病率。结果显示：2010～2011年急性冠心病事件的发病率为34.06/10万（年龄标化率28.50/10万），显著高于1991～2001年期间的平均值16.14/10万（年龄标化率16.57/10万）。男性75～79岁发病率最高，而女性发病率最高的年龄组为80～84岁。

与1991～2001年期间相比，男性发病率上升最快的年龄组是35～39岁以及75～79岁，而女性则为50～54岁以及65～69岁年龄组。75岁以上年龄组贡献了多达47.4%的事件，与1991～2001年期间的33.7%相比增长了40.4%。

[1] 卫生部统计信息中心. 2008中国卫生服务调查研究-第四次家庭健康询问调查分析报告. 2009.

[2] 中华人民共和国国家统计局. 2010年第六次全国人口普查主要数据公报（第2号）. http://www.gov.cn/gzdt/2011-04/29/content_1854891.htm. 2011.

[3] 中华人民共和国国家统计局. 第五次全国人口普查公报（第1号）. http://www.stats.gov.cn/tjsj/tjgb/rkpcgb/qgrkpcgb/200203/t20020331_30314.html. 2001.

[4] 邓木兰,李河,石美玲等. 广州市番禺区农民急性冠心病事件发病率及20年变化趋势.中华心血管病杂志.2014,3:236-240

3.2.1.4 冠心病危险因素相关研究

（1）胰岛素敏感型肥胖与心血管病的关系[1]

来自REACTION研究的学者于2011～2012年从中国大陆25个社区入选了211 641名40岁以上的研究对象，并对于样本中的胰岛素敏感者进行了分析。结果显示：在控制混杂因素后，与体重正常者相比，普通肥胖者患心血管病的风险增加（男性: OR=2.55, 95% CI，2.04～3.18; 女性: 1.73, 1.45～2.06）。与腰围正常组相比，腹型肥胖者患心血管病的风险更高（OR男性: 1.32, 95%CI: 1.20～1.46；女性: 1.36, 1.27～1.47）。

（2）INTERHEART China Study 的研究结果

睡眠持续时间、打鼾习惯与急性心梗风险的关系[2]

采用病例对照研究方法，入选首次发生AMI的患者2 909例，根据性别和年龄匹配对照组2 947例（无心绞痛、肢体残疾）。通过问卷采集睡眠持续时间和打鼾频率。统计分析采用Logistic回归。结果显示：每天打鼾组与3～5次/周组相比，AMI的OR值为1.45（95% CI: 1.01 to 1.91），与不打鼾组相比OR值为1.93（95% CI: 1.52～2.46）。严重打鼾组与中度打鼾以及不打鼾组相比的OR值分别为1.77（95% CI: 1.29～2.43）和 1.37（95% CI: 1.10～1.69）。对照组中15.2% 的人睡眠时长≤6小时，而AMI病例组中这一比例为17.4%。研究结果提示打鼾频率高以及睡眠持续时间短会增加AMI的发病风险。

（3）膳食碳水化合物、精制谷物摄入与冠心病的关系[3]

该研究包括117 366名40～74岁的上海居民，基线时无冠心病、糖尿病、脑卒中或癌症病史。膳食情况通过食物频率法问卷获得。女性平均随访9.8年，男性平均随访5.4年。冠心病事件（非致死性或致死性）通过家访和相关医疗记录确认。摄入碳水化合物提供的能量比在女性和男性中分别为67.5% 和68.5%。70%的碳水化合物来自于白米饭，17%来自于精制小麦产品。 无论男性女性，碳水化合物摄入量都与冠心病发病呈现正性关联。根据碳水化合物摄入量的四分位数分组，进行多因素分析后，摄入量由低到高各组患冠心病的风险比分别为1.00, 1.38，2.03和2.88 。对于精制谷物而言，高摄入组与低摄入组相比HR为1.80（95% CI: 1.01, 3.17）。

本研究提示高碳水化合物摄入，尤其是多从精制谷物中摄入，会增加中国人群患冠心

---

[1] Lu J, Bi Y, Wang T, et al. The relationship between insulin-sensitive obesity and cardiovascular diseases in a Chinese population: results of the REACTION study. International Journal of Cardiology. 2014, 172(2):388-394.

[2] Xie D, Li W, Wang Y, et al. Sleep duration, snoring habits and risk of acute myocardial infarction in China population: results of the INTERHEART study. BMC Public Health. 2014, 14:531.

[3] Yu D, Shu XO, Li H, et al. Dietary carbohydrates, refined grains, glycemic load, and risk of coronary heart disease in Chinese adults. American Journal of Epidemiology. 2013, 178(10):1542-1549.

病的风险。

（4）室外空气污染状况对急诊冠心病患者就诊量的影响[1]

上海学者通过时间序列分析的方法，研究室外空气污染物浓度（PM_{10}、SO_2，NO_2）对医院处理冠心病急诊患者数量之间的关系。研究收集了2010～2012年的相关气象和急诊数据，使用泊松广义相加模型，控制季节、星期和气候周期影响。结果显示：2010～2012年，上海各医院共收治47 523名急诊冠心病患者，当日空气中PM_{10}、SO_2，NO_2的浓度每增加10微克/米^3，急诊冠心病患者人数相应地增加1.10%（95%CI: 0.33%～1.87%），0.90%（95% CI: 0.14%～1.93%），和1.44%（95% CI: 0.63%～2.26%）。

不同类型冠心病患者受污染物浓度的影响存在差异，受影响最强的是心源性猝死，受中等强度影响的是AMI和心绞痛，对缺血性心肌病的影响较弱。污染物的影响在65岁以上人群和相对寒冷的季节中更明显。

3.2.2　冠心病治疗

3.2.2.1　中国冠脉介入治疗现状

据国家卫生计生委PCI网络申报系统数据，中国大陆经皮冠状动脉介入治疗（PCI）病例数增加趋势明显，见图3-2-8。进一步分析2011～2013年PCI实施情况见表3-2-2。

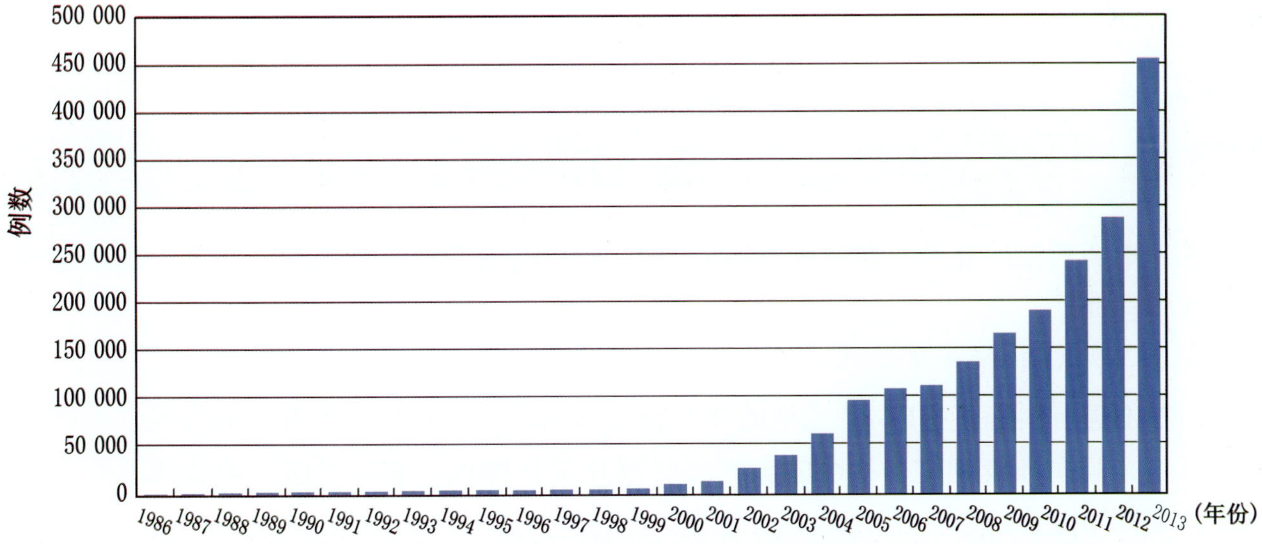

图3-2-8　中国大陆PCI注册登记例数

[1] Xie J, He M, Zhu W. Acute Effects of Outdoor Air Pollution on Emergency Department Visits Due to Five Clinical Subtypes of Coronary Heart Diseases in Shanghai, China. Journal of epidemiology / Japan Epidemiological Association.2014,24（6）:452-9.

表3-2-2 2011～2013年PCI情况

	2010年	2012年	2013年
PCI总例数	341 069例	388 836例	454 505例
（增长率）	19.7%	14.0%	16.9%
平均支架数	1.67枚	1.58枚	1.51枚
DES使用比例	91.4%	98.99%	99.50%
手术入路			
脉动脉	23.44%	17.21%	13.48%
桡动脉	76.12%	82.35%	86.01%
质量评价			
死亡率	0.32%	0.25%	0.26%
STEMI直接PCI比例	30.41%	29.76%	30.60%
网络漏报率	5.1%	6.02%	7.23%

注：2013年PCI总例数中包括军队医院数据（42 110例），而后续分析中未包括。PCI，经皮冠脉介入治疗；STEMI，ST段抬高型心肌梗死；DES，药物洗脱支架。

国家卫生计生委PCI网络申报系统得到的结果显示：

（1）总体趋势

近年来，我国PCI总例数稳定增长，2013年达454 505例，但平均百万人口的PCI例数为309.42例，而美国约为1 800例/百万人，我国冠脉介入治疗存在较大的发展空间。

（2）地区差异

2013年，15个省/区/直辖市PCI例数超过1万例，但不同地区、医院之间存在发展不平衡现象。

（3）适应证的把握

近几年的数据均显示，在行PCI的病例中，约90%为急性冠脉综合征患者，适应证的把握总体较合理。

（4）STEMI诊治水平

STEMI患者实施直接PCI的比例始终维持在30%左右。STEMI患者早期再灌注治疗严重不足，这个问题涉及到整个社会的急性心肌梗死救治体系，要改善这一现状需要社会各个层面的支持与配合。

3.2.2.2　近十年中国ST段抬高型心肌梗死诊疗状况：China PEACE-Retrospective AMI研究[1]。

China PEACE-Retrospective AMI研究对2001～2011年间中国STEMI患者在临床特征、诊疗模式和结局方面的变化趋势进行了全面的评价。研究采用了两阶段随机抽样设计，选取2001、2006和2011三个特定年份。对医院病历进行了回顾性分析，建立了具有全国代表性的中国STEMI入院患者队列。第一阶段，根据地区的社会经济发展水平进行分层，然后采用简单随机抽样方法，确定了研究的协作医院。第二阶段，采用系统随机抽样方法，在上述医院中抽取研究病历，并从其中提取详细临床信息，用于分析STEMI诊疗情况、患者特征和治疗措施等。对结果进行了加权分析。

研究共抽取175家医院（其中162家最终参与研究），确定入选18 631份急性心肌梗死病历，其中13 815例为STEMI病历。结果显示：2001～2011年因STEMI住院率逐年上升，见图3-2-9。2001年3.5/10万人，2006年7.9/10万人，2011年15.4/10万人；趋势P值<0.0001；患者暴露的危险因素如吸烟、高血压、糖尿病和血脂异常都呈上升趋势；从症状发作到入院的时间明显长于发达国家，且无缩短趋势，三年的中位数分别为14小时、15小时和13小时；在无相应禁忌症的患者中，入院24小时内阿司匹林和氯吡格雷的使用显著增加（阿司匹林2001～2011年由79.7%升至91.2%；氯吡格雷由1.5%升至82.1%）；虽然直接经皮冠状动脉介入术使用增加（由10.6%升至27.6%），但接受再灌注治疗的患者比例10年间并未提高（2001年45.3%，2011年44.8%）；β受体阻滞剂和ACEI（或ARB）应用不足，2011年使用率分别为57.3%和66.4%，且无改善趋势。研究还发现，2011年有57.4%的患者入院24小时内接受中药治疗，且有近16.1%患者应用硫酸镁。住院时长的中位数由2001年的12天降至2011年的10天。院内死亡率三年分别为8.7%、9.6%和7.1%，死亡加病危放弃治疗率三年分别为10.5%、12.5%和10.2%。对病人特征进行调整后，院内病死率十年间变化无统计学意义，与2001年相比，2011年院内死亡OR为0.82（95% CI: 0.62～1.10），院内死亡加放弃治疗OR为1.03（95% CI: 0.80～1.35）。

该研究显示，近十年中国因STEMI住院人数显著增长；STEMI患者合并症增多、辅助检查和诊疗措施使用增加。某些治疗措施的使用率显著提高，但诊疗过程中的不规范环节持续存在，院内病死率并无显著降低。亟需在全国范围内采取有效措施，提高诊疗质量，以改善中国STEMI患者预后。

[1] Li J, Li X, Wang Q, et al for the China PEACE Collaborative GrouST-segment elevation myocardial infarction in China from 2001 to 2011 （the China PEACE-Retrospective Acute Myocardial Infarction Study）: a retrospective analysis of hospital data. Lancet.2014 Jun 23. pii: S0140-6736（14）60921-1. doi: 10.1016/S0140-6736（14）60921-1.

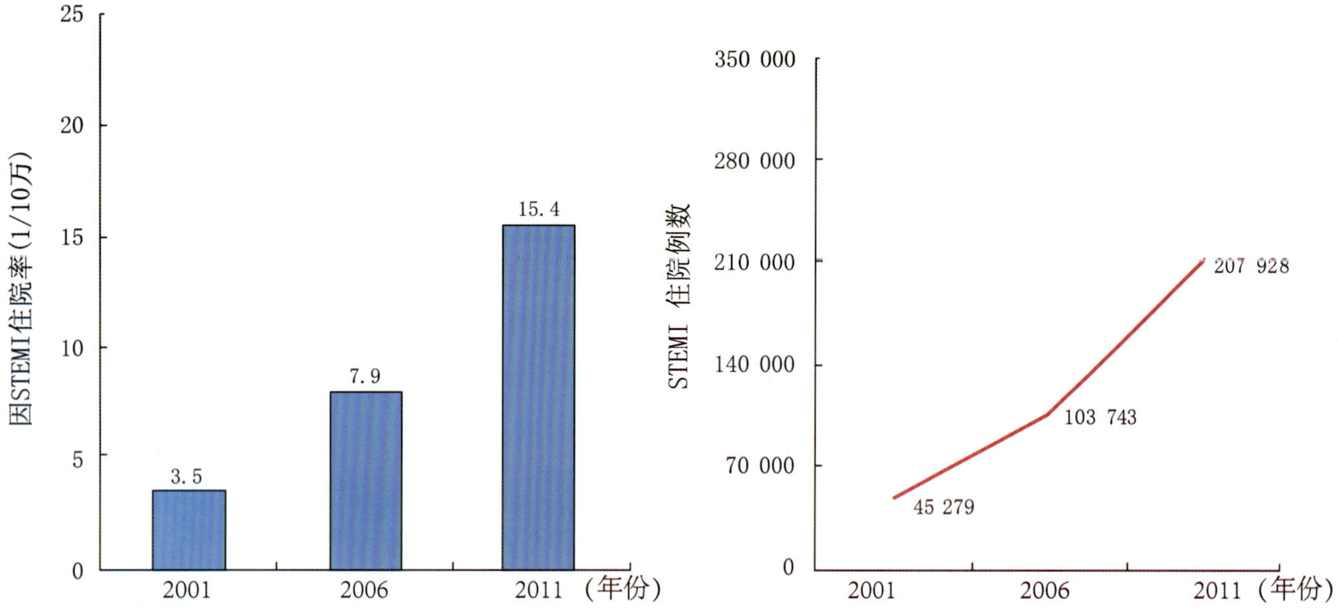

图3-2-9 中国因STEMI患者住院率和住院例数

3.2.2.3 中国急性冠脉综合症临床路径CPACS-2研究[1, 2]

CPACS-2研究用群体随机的办法，从2007年10月至2010年8月，入选中国70家二、三级医院，将急性冠脉综合症（ACS）患者分为临床路径组（A组，n=1 600）和传统治疗组（B组，n=1 900）。作为主要终点的关键指标包括：（1）包括生物标志物在内的诊断率；（2）STEMI发病12小时内医院溶栓和直接PCI的比率；（3）STEMI患者溶栓的门-针（door-to-needle）时间；（4）STEMI患者直接PCI的门-球（door-to-balloon）时间；（5）高危患者接受冠状动脉造影的比率；（6）低危患者进行功能检查的比率；（7）出院患者应用联合药物治疗（包括抗血小板、β-受体阻滞剂、血管紧张素转化酶抑制剂或血管紧张素受体阻断剂和他汀）的比率。次要终点包括住院期的临床事件：（1）死亡；（2）心源性死亡；（3）主要不良心血管事件；（4）严重出血。临床路径是中国心脏学会借鉴美国心脏学会指南为ACS患者制定的诊断治疗标准流程。研究结果表明，除了出院患者联合药物治疗在临床路径组有11%增加（62.7%比51.15%，未调整的风险比1.23 [95%CI:

[1] Du X, Gao R, Turnbull F,etal.CPACS Investigators. Hospital quality improvement initiative for patients with acute coronary syndromes in China: a cluster randomized, controlledtrial. Circ Cardiovasc Qual Outcomes. 2014,7(2):217-226.

[2] Ranasinghe I, Rong Y, Du X,etal.CPACS Investigators. System barriers to the evidence-based care ofacute coronary syndrome patients in China: qualitative analysis. CircCardiovascQual Outcomes. 2014,7(2):209-216.

1.06~1.42]；P=0.007）外，其他关键指标两组均没有差别。同样，住院期的临床事件两组也没有差别。该研究结果提示，临床路径对ACS患者只是在患者的二级预防药物治疗方面带来益处，其他方面没有显示出效果。

从参加CPACS-2研究医院中的10家医院里选出40名参与研究者，通过深入采访，得出临床路径实施的5方面障碍：（1）领导重视和支持不够；（2）医疗资源不足；（3）担心患者纠纷和诉讼；（4）医疗费用报销机制的限制；（5）患者方面的因素。研究认为，只有通过系统改革才能消除临床路径的障碍。

3.2.2.4 中国老年人冠心病治疗与二级预防现状调查[1]

该研究对2011年4至7月全国21个省市165家医院门诊冠心病患者（≥60岁）进行横断面、非于预性、多中心的临床流行病学调查。

调查结果：（1）一般情况：入选7 962例，男性5 018例（63.1%）；年龄（73.0±7.9）岁，≥80岁者占24.1%。

（2）冠心病诊治情况：a. 患者均接受药物及介入/手术治疗，其中PCI 27.5%，冠状动脉搭桥术（CABG）2.6%，单纯保守治疗者70.4%；b. 心绞痛（稳定性与不稳定性）和心肌梗死者占76.5%，近1个月内心绞痛发作≥3次/周者占18.3%。发作时采用加拿大心血管学会（CCS）心绞痛严重程度分级Ⅱ级及以上者79.3%；c. 指南推荐二级预防药物应用率：抗血小板药70.3%，调脂药54.9%，β阻滞剂47.5%，ACEI/ARB29.0%/22.2%。

（3）危险因素及并存疾病控制情况：主动吸烟≥1支/d者38.9%，被动吸烟28.4%；体重指数超标（≥24kg/m^2）57.6%，腰围超标男（≥90cm）46.4%；女（≥85cm）41.1%；合并高血压67.6%，血压达标率56.6%；合并糖尿病23.4%，血糖达标率49.5%；合并血脂紊乱33.2%，血脂达标率总胆固醇26.6%，低密度脂蛋白胆固醇27.5%。见表3-2-2。

（4）心绞痛发作相关因素分析结果显示：男性（*P*=0.005）、血糖超标（P=0.019）和血脂超标（P=0.044）均与心绞痛的发生率相关（CCS各分级均如此），而有CABG史（P<0.001）和PCI史（P<0.001）的患者比单纯保守治疗的患者心绞痛发作率明显减低（CCS各分级亦均如此）。该研究提示：老年冠心病患者在治疗过程中症状控制仍不理想，指南推荐的药物应用率偏低，高危因素的控制达标率不高。

[1] 李小鹰,王林,于普林等.老年人冠心病治疗与二级预防现状调查.中华老年医学杂志.2012,31(10):909-914。

表3-2-2 老年人冠心病高危因素与并存疾病控制情况及药物治疗情况（%）

合并疾病	合并率	治疗率	达标率	前几位药物应用情况
高血压	67.6（5 340/7 900）	96.6（5 037/5 214）	56.6（2 999/5 299）	CCB（63.7），BB（47.8），ACEI（42.3），ARB（35.9），利尿剂（23.1）
糖尿病	23.4（1 821/7 795）	95.3（1 682/1 765）	49.5（667/1 348）	二甲双胍（46.5），胰岛素类（40.4）糖苷酶抑制剂（36.9），磺脲类（27.8）
血脂紊乱	33.2（2 647/7 728）	94.9（2 378/2 507）	27.5（605/2 204）	他汀类（85.1），贝特类（37.0），烟酸类（0.6）

3.2.2.5 糖尿病合并慢性肾脏疾病患者短期应用瑞舒伐他汀预防造影剂诱导的急性肾损害[1]

研究入选2 998例2型糖尿病合并慢性肾脏疾病（CKD）行冠状动脉或外周血管造影的患者，随机分成瑞舒伐他汀治疗组（n=1 498）和标准治疗组（n=1 500）。瑞舒伐他汀治疗方案为10mg/d，应用5天（术前2天，术后3天）。在基线、术后48小时、72小时监测肾功能。研究主要终点是造影剂诱导的急性肾损害（CI-AKI）[CI-AKI的定义为血清肌酐在术后72小时内比基线升高≥0.5mg/dl（44.2μmol/l）或升高0.25%]。结果表明瑞舒伐他汀组患者的CI-AKI发生率明显低于标准治疗组（2.3% vs 3.9%，p=0.01）。30天随访结果表明瑞舒伐他汀组心衰恶化的比率明显低于标准治疗组（2.6% vs 4.3%，P=0.02）。该研究表明，对糖尿病合并CKD患者，瑞舒伐他汀能明显降低CI-AKI的比率。

3.2.2.6 对无保护左主干分叉病变DK-crush与Culotte术式的多中心、随机、前瞻性研究（DKCRUSH-III研究）[2]

DKCRUSH-III研究入选419例无保护左主干（UPLM）分叉病变患者，随机分为DK-crush组（n=210）和 Culotte组（n=209）。主要终点是1年的主要不良心脏事件（MACE），包括心源性死亡、心肌梗死和靶血管重建（TVR）。次要终点是8个月支架内再狭窄（ISR）和支架内血栓（ST）。患者按SYNTAX和NERS评分进行分层。结果表明Culotte组1年的MACE发生率明显高于DK-crush组（16.3% vs 6.2%，p<0.05），见图3-2-10。主要是由于Culotte组TVR发生率明显高于DK-crush组（11.0% vs 4.3%，p<0.05）。Culotte组分支的ISR

[1] Han Y,ZhuG,HanL,et al. Short-term rosuvastatin therapy for prevention ofcontrast-induced acute kidney injury in patients with diabetes and chronic kidney disease. J Am CollCardiol. 2014,63（1）:62-70.

[2] Chen SL, Xu B, Han YL,et al. Comparison of double kissing crush versus Culotte stenting for unprotected distal left main bifurcation lesions: results from a multicenter, randomized, prospective DKCRUSH-III study. J Am CollCardiol.2013,61（14）:1482-1488.

发生率明显高于DK-crush组（12.6% vs 6.8%，p=0.037），确定的ST在Culotte组1.0%，在DK-crush组为0.0%（p=0.248）。在左主干分叉夹角≥70°、NERS评分≥20和SYNTAX评分≥23这3组患者中， 1年MACE发生率DK-crush组均明显低于Culotte组（3.8% vs 16.5%；9.2% vs 20.4%；和7.1% vs 18.9%；p<0.05）。该研究认为，对于UPLM分叉病变，Culotte与DK-crush比明显增加MACE发生率，主要是由于TVR的增加所致。

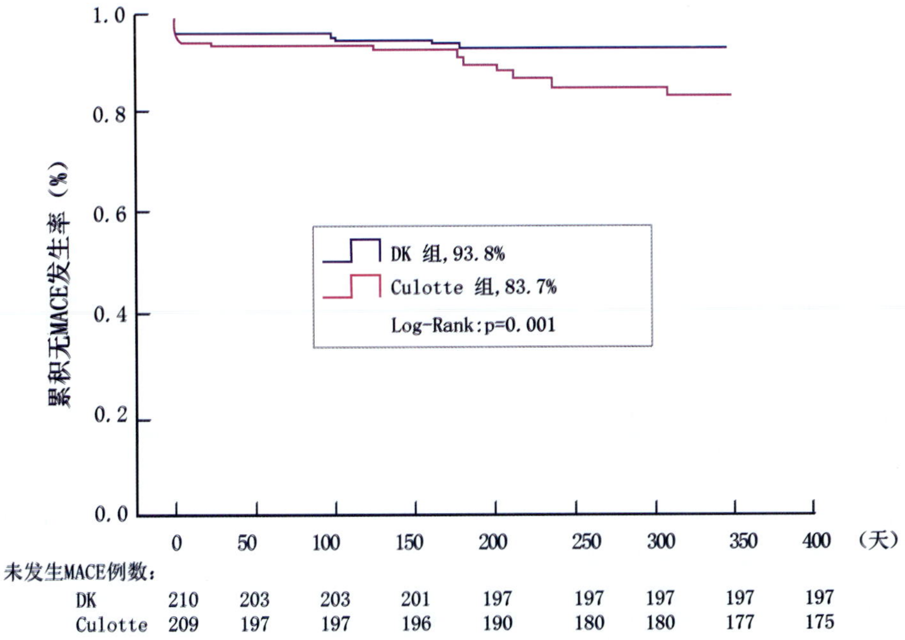

图3-2-10 两组12个月MACE发生率比较

3.2.2.7 紫杉醇涂层球囊对比紫杉醇洗脱支架治疗药物洗脱支架再狭窄的前瞻、多中心、对照研究–PEPCAD China ISR研究[1]

PEPCAD China ISR研究在中国17个中心入选220例药物洗脱支架（DES）再狭窄患者，随机分成紫杉醇涂层球囊（PCB）和紫杉醇洗脱支架组（PES）。主要终点是9个月的晚期管腔丢失（LLL）。结果显示9个月LLL在PCB组为0.46±0.51 mm，PES组为0.55±0.61 mm（非劣效p=0.0005），表明PCB和PES疗效相似，见图3-2-11。12个月的临床事件发生率两组也没有差别。研究认为，PCB对于DES再狭窄能起到紫杉醇洗脱支架相似的疗效，而又不需要再次植入金属支架。

[1] Xu B, Gao R, Wang J,et al.PEPCAD China ISR Trial Investigators. A prospective, multicenter,randomized trial of paclitaxel-coated balloon versus paclitaxel-eluting stent forthe treatment of drug-eluting stent in-stent restenosis: results from the PEPCAD China ISR trial. JACC Cardiovasc Interv. 2014,7(2): 204-211.

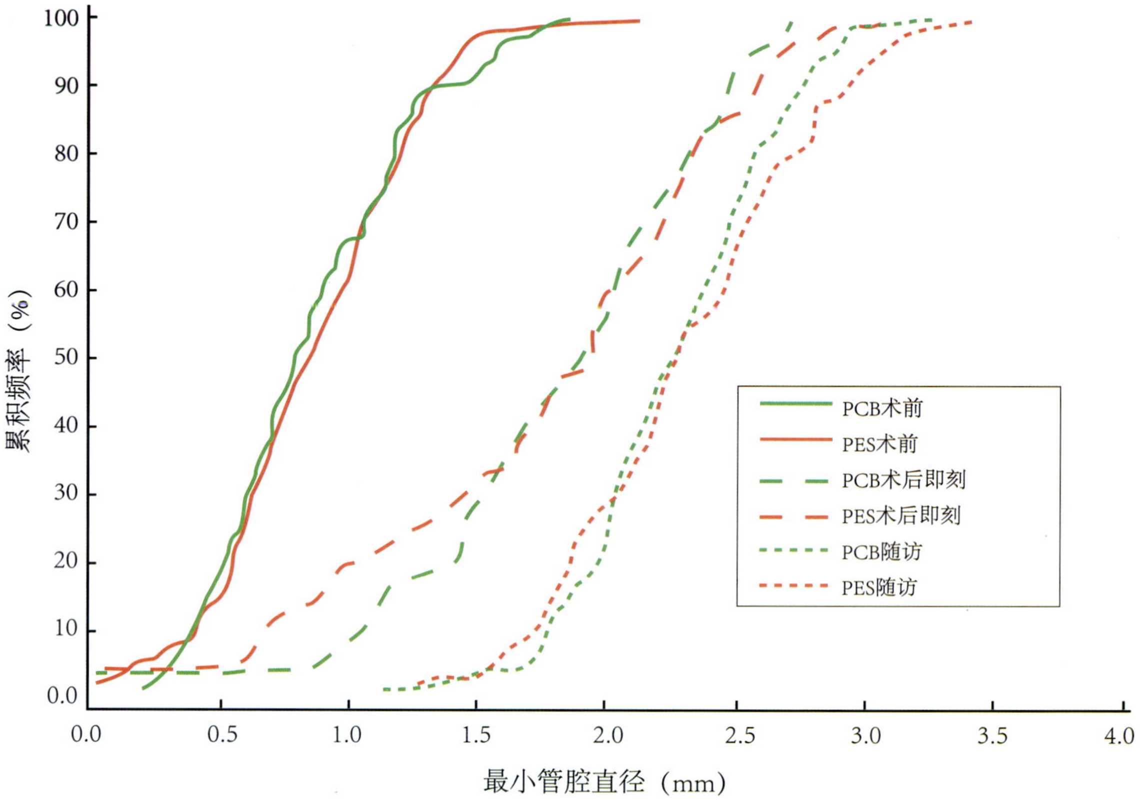

注：PCB: 紫杉醇涂层球囊；PES: 紫杉醇洗脱支架；MLD：最小管腔直径。

图3-2-11　两组最小管腔直径的比较

3.2.2.8　新型可降解涂层靶向释放雷帕霉素洗脱支架与不可降解涂层依维莫司洗脱支架的随机对照研究（TARGET I）[1]

TARGETI研究入选458例冠状动脉原发病变，病变长度≤24mm，血管直径2.25～4.0mm的患者，随机入选可降解涂层靶向释放雷帕霉素洗脱支架（FIREHAWK）组（n=227）和不可降解涂层依维莫司洗脱支架（XIENCE V）组（n=231）。主要终点是9个月的支架内管腔丢失（LLL），次要终点是12个月靶病变失败（TLF），包括心源性死亡、靶血管心梗（TVMI）和缺血导致的靶病变血运重建（iTLR）。结果表明，9个月 FIREHAWK与XIENCE V两组的LLL没有差别（0.13±0.24mm vs 0.13±0.18 mm，p=0.94）。12个月随访结果提示，FIREHAWK组在心源性死亡（0.4% vs 0.0%），TVMI（1.3% vs 1.7%），iTLR（0.4% vs 0.4%）和TLF（2.2% vs 2.2%）均与XIENCE V没有差别

[1] Gao RL, Xu B, Lansky AJ,etal.TARGET I Investigators. A randomised comparison of a novel abluminal groove-filled biodegradable polymersirolimus-eluting stent with a durable polymer everolimus-eluting stent: clinical and angiographic follow-up of the TARGET I trial. Euro Intervention. 2013,9(1):75-83.

（p>0.05）。两组均无支架血栓形成。TARGET I研究表明，对于单支冠状动脉原发病变，FIREHAWK支架在支架内LLL方面不差于与XIENCE V支架，两种支架12个月的临床事件发生率均很低。

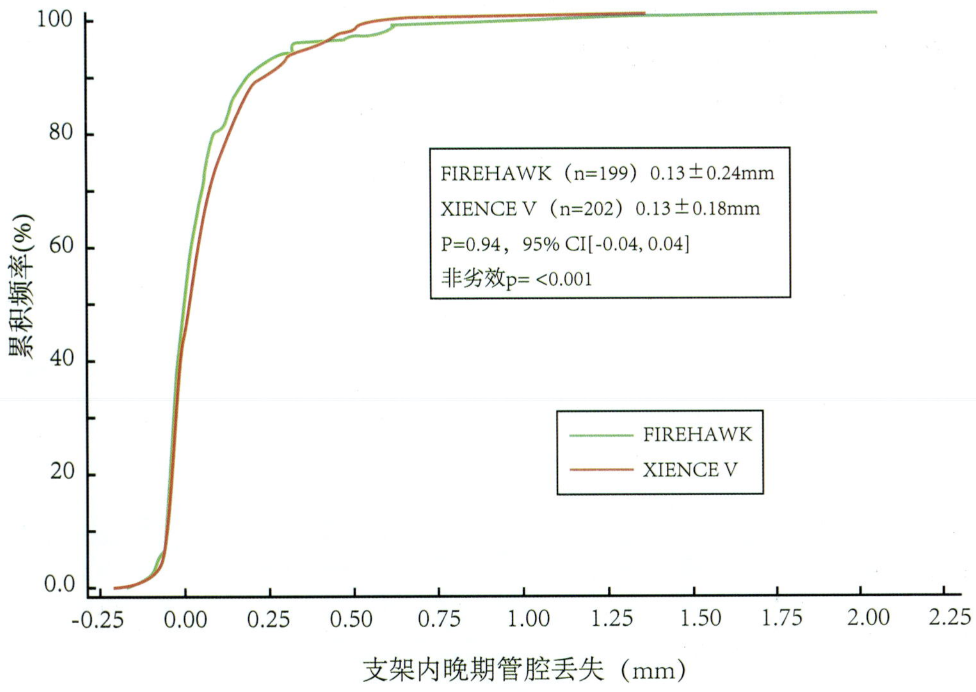

图3-2-12　9个月时两组支架内管腔丢失比较

3.3　心律失常

3.3.1　起搏器、心脏转复律除颤器（ICD）及心脏再同步化治疗（CRT）

中国于1962年在上海首次应用人工心脏起搏器[1]。此后，起搏器植入量逐年增加[2~6]，生理性起搏器比例逐年提高。

根据卫生部网上注册系统的资料统计（2014年3月中国心血管病介入大会报告，部队医院未包括），2013年植入起搏器大约有51 752例， 比2012年（49 502例）增长5.0%，见图

[1] 霍鉴锵, 方作平,王慰年等.两种自制心电起搏器的实验研究和初步临床应用.中华医学杂志1964,50:219-224.

[2] 王方正,华伟,张澍等.全国心脏起搏器1998和1999年临床应用调查；中华心律失常学杂志 2001,5:229-230.

[3] 王方正,华伟,张澍等.全国心脏起搏器2000～2001年临床应用调查；中华心律失常学杂志 2003,7:189-191.

[4] 王方正,张澍,华伟等.全国心脏起搏器临床应用调查(2002至2005年)；中华心律失常学杂志 2006,10:475-478.

[5] Chen YH, Chen H, Wu Y, etal.Cardiac electrophysiology in China. Heart Rhythm, 2007;4(6):862.

[6] Mond HG, Proclemer A.The 11th World Survey of Cardiac Pacing and Implantable Cardioverter-Defibrillators: Calendar Year 2009–A World Society of Arrhythmia's Project. Pacing ClinElectrophysiol, 2011;34:1013-1027.

3-3-1。根据2010年第六次人口普查资料，2013年每百万人口的起搏器植入量为36例，远低于欧洲（2010年百万人口植入量951例）。2012年植入起搏器中，双腔起搏器比例近60%，浙江、上海的植入量超过4 000例，北京、江苏、四川植入量超过3 000例，广东、山东、湖北、安徽植入量超过2 000例。植入量超过1 000例的医院1家（阜外心血管病医院，植入量占全国总量的2.7%）；植入量200例以上的医院53家（5.6%），植入量占32.8%。2013年植入的起搏器中，双腔起搏器33 753台，占65%，呈逐年上升的趋势。

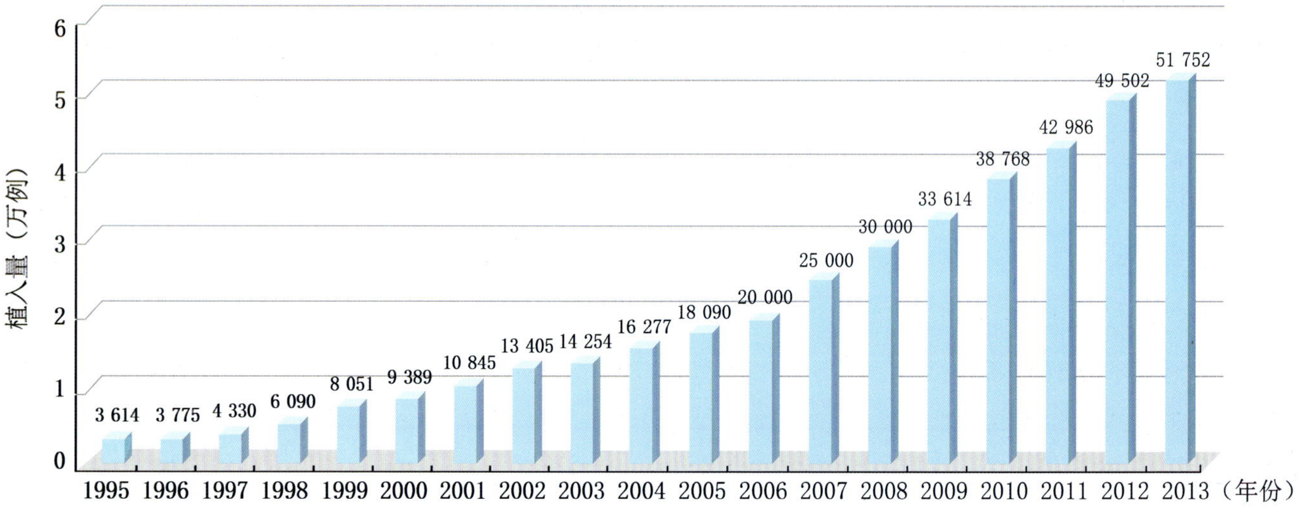

图3-3-1　中国起搏器年植入量（1995～2013年）

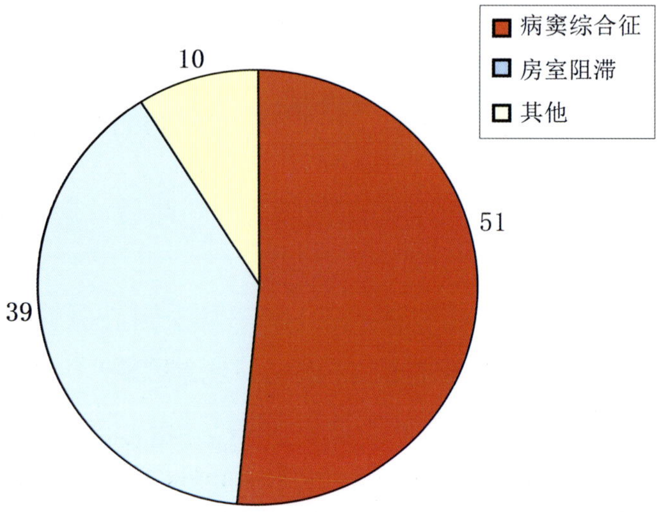

图3-3-2　2013年中国起搏器植入适应证（%）

统计资料显示，2005年植入双腔起搏器的比例达到51.5%，若加上单腔心房起搏

（AAI/R）等各种生理性起搏器，比例达到52.9%，超过非生理性起搏器。2013年起搏器适应证中病态窦房结综合征的比例51%（26 318例），房室传导阻滞的比例39%（20 240例），其他占10%，与2012年起搏器适应证比较没有变化，见图3-3-2。

1996年中国植入第一台经静脉ICD，至2001年，共计植入285台。2005年植入ICD 186台，2002～2005年ICD植入数量稳步增长。对国内31家医院2005年1月至2006年12月植入ICD的患者的适应证分析显示，其中符合2002年ACC／AHA／NASPE指南的ICD植入I类适应证（二级预防）121例（85.2%），符合一级预防Ⅱa类适应证仅15例（10.6%）[1]。随后的分析显示，在入选的497例符合ICD植入I类适应证的患者中，只有22.5%（112例）的患者植入ICD，77.5%的患者因各种原因拒绝植入ICD，随访11±3月发现植入ICD治疗组死亡率1.8%；非ICD治疗组总死亡率9.4%，心脏性猝死发生率6.7%[2]。阜外医院进行的一项前瞻性观察性研究[3]，从2004～2009年连续入选了1 018例心肌梗死患者，至少40天后心功能Ⅱ/Ⅲ级，左室射血分数≤35%，且在告知心脏性猝死风险后拒绝植入ICD治疗，平均随访2.8年，心脏性猝死发生率5%，全因死亡发生率7.4%，心脏性猝死平均年发生率1.8%。心脏性猝死的独立预测因素包括年龄（HR 1.05，95% CI: 1.02～1.09），EF≤25%（HR 1.82， 95% CI: 1.04～3.21），和非血运重建治疗（HR 3.97，95% CI 2.15～7.31），提示血运重建可以显著降低心脏性猝死。2009年调查资料显示全国（包括部队医院）ICD植入1 316例，ICD更换116例[4]。2011年共完成ICD植入1 228例，比2010年（1 027例）增长19.6%，其中双腔ICD的比例为14.7%（179台）。根据2010年第六次人口普查资料，2010年和2011年每百万人口的ICD植入量为1例，远远低于欧洲（2010年百万人口植入量158例）。植入患者的平均年龄59.33岁，男性889例（72.4%）。ICD用于二级预防（722例）占58.8%，一级预防（506例）41.2%。植入的ICD中更换100例（8.14%），具有远程监测功能的126例（10.26%）[5]。2012年中国植入ICD 1 553例，比2011年增长23.5%，其中双腔ICD比例近33%，加上CRT-D共2 726例，百万人口植入量约为2例，和欧洲国家相比差距较大（2010年百万人口植入158例）。

---

[1] 华伟，张澍，牛红霞等. 植入型心律转复除颤器在心脏性猝死一级和二级预防中的应用—全国31家医院植入型心律转复除颤器植入适应证分析.中华心律失常学杂志 2010,14:9-11.

[2] Hua W, Niu H, Fan X,et al. Preventive effectiveness of implantable cardioverter defibrillator in reducing sudden cardiac death in the Chinese population: a multicenter trial of ICD therapy versus non-ICD therapy. J Cardiovasc Electrophysiol. 2012;23Suppl 1:S5-9.

[3] Fan X, Hua W, Xu Y, et al. Incidence and Predictors of Sudden Cardiac Death in Patients with Reduced Left Ventricular Ejection Fraction after Myocardial Infarction in an Era of Revascularization. Heart. 2014;100(16):1242-1249.

[4] Mond HG, Proclemer A.The 11th World Survey of Cardiac Pacing and Implantable Cardioverter-Defibrillators: Calendar Year 2009–A World Society of Arrhythmia's Project. Pacing Clin Electrophysiol, 2011;34:1013-27.

[5] 沈法荣.中国心脏起搏治疗进展.中国继续医学教育 2011,11(3):3-8.

根据2013年卫生部网上注册系统的资料统计，2013年中国植入ICD 1 903例， 比2012年增长15.2%，其中双腔ICD 603例，占32%。ICD用于二级预防（1 048例）占55%，一级预防（855例）45%，其中一级预防的比例较2012年的42.7%略有增长。ICD加上CRT-D共2 942例，百万人口植入量仍为2例，和欧洲国家相比差距较大，见图3-3-3。

1999年中国开始使用双心室起搏治疗心力衰竭，2002～2007年，CRT植入量每年平均增长30%以上。2007年调查研究收到193家医院回执，植入总数为541台，其中包括CRT-D59台。男性401例（74.12%），年龄20～90（60±12）岁[1]。2011年中国植入CRT共约1 822例，比2010年（1 573例）增长19.3%，其中CRT-P为987例（占54%），CRT-D共835例（占46%）。根据2010年第六次人口普查资料，目前每百万人口的CRT植入量不足1例（2010年0.68例/百万人口，2011年0.74例/百万人口），仍然远低于欧洲（2010年百万人口植入量31例）。CRT植入患者的平均年龄62.37岁，男性1 335例（71.16%）。具有远程监测功能的124例（8.17%）[2]。见图3-3-4。2012年中国植入CRT大约有2 210例， 比2011年增长17.8 %，其中CRT-D约占53%。2013年卫生部网上注册资料（部队医院除外）显示植入CRT 2198例，其中CRT-D 1153例，约占56%，较2012年稍有增长，但百万人口植入量仍低于1例。CRT的适应证中缺血性心肌病的比例25.3%。

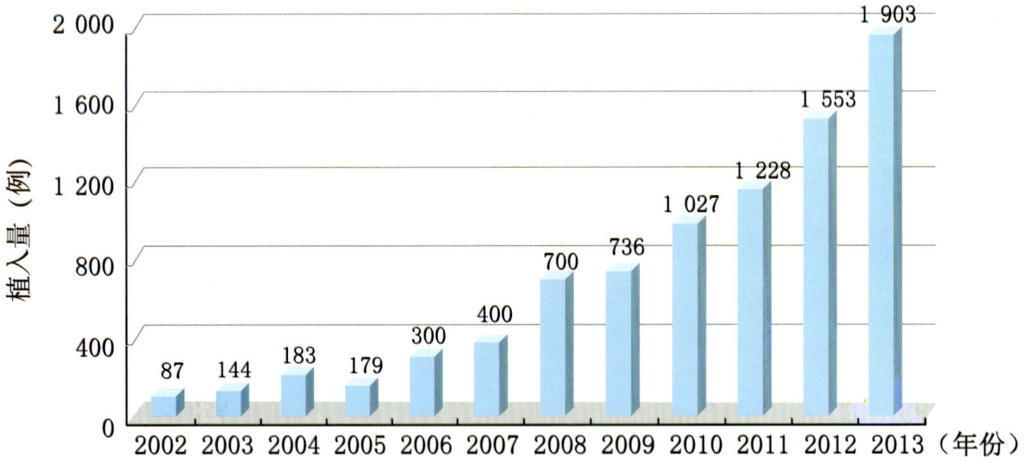

图3-3-3 中国ICD年植入量

[1] 华伟，黄德嘉，张澍等.全国心力衰竭患者心脏再同步治疗应用调查. 中华心律失常学杂志 2008,12: 474-476.
[2] 沈法荣.中国心脏起搏治疗进展.中国继续医学教育 2011,11(3): 3-8.

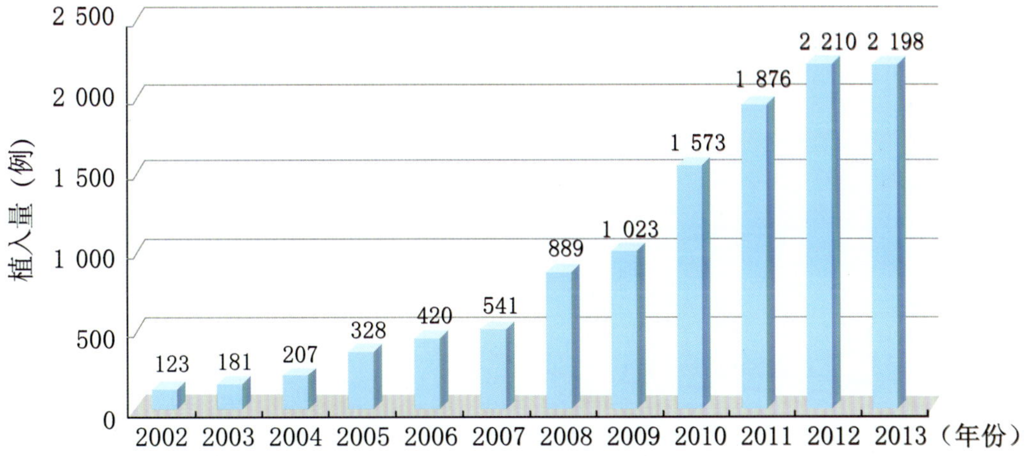

图3-3-4 中国CRT年植入量

3.3.2 导管消融

中国最早于1991年报告临床应用射频消融术（RFCA）[1]。90年代中期后RFCA例数增长迅速[2]，见图3-3-5。目前RFCA做为根治预激综合征和室上性心动过速的成熟治疗技术已经在中国600余家医院广泛应用。卫生部网上注册系统的资料显示，2011年RFCA手术量63 355例，比2010年（54 559例）增长16.1%。患者平均年龄47.7岁，男性32 274例（50.94%）[3]。根据2010年人口普查资料，2010年每百万人口的RFCA手术量为41例，2011年为47例。2012年中国RFCA手术量74 410例，比2011年增长17.5%，其中房颤RFCA手术比例16.6%。2012年北京市RFCA手术量超过7000例，浙江、江苏、广东、上海RFCA手术量超过5 000例。RFCA手术量超过3 000例的医院1家（阜外心血管病医院），RFCA手术量占5.2%，500例以上的医院30家（4.1%），RFCA手术量占38.8%。根据2013年卫生部网上注册资料，2013年中国RFCA手术量83 450例，比2012年增长13.5%，其中房颤RFCA手术比例近17.7%。整体RFCA量呈逐年增长的趋势，房颤RFCA较2012年也略有增长。

[1] 李庚山, 高荟瑗, 许家琍等. 经导管射频消融治疗预激综合征方法学初探.起搏与心脏 1991,5:57-59.
[2] 胡大一, 陈新, 马长生等. 2000年全国射频导管消融治疗快速心律失常资料总汇. 中华心律失常学杂志 2002,6:124-127.
[3] 沈法荣. 中国心脏起搏治疗进展. 中国继续医学教育 2011,11(3):3-8.

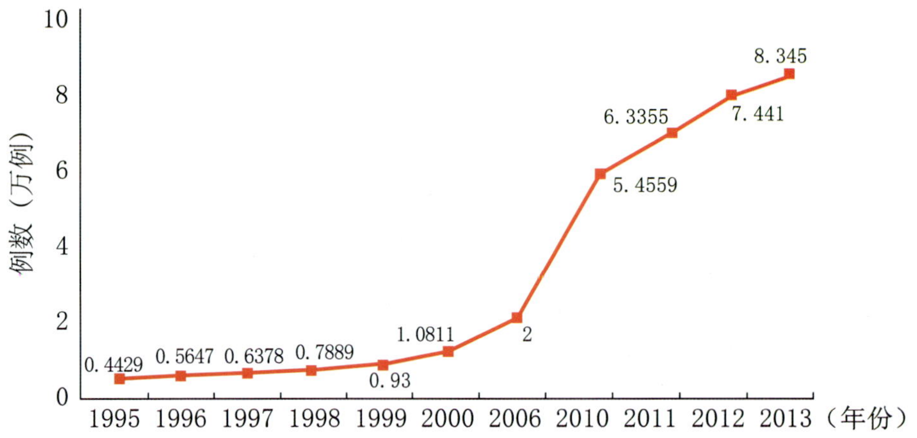

图3-3-5 中国年射频消融例数（1995～2013年）

2013年RFCA病种分类情况：房室结折返性室上性心动过速（AVNRT）25 588例，占30.7%；房室折返性室上性心动过速（AVRT）21 809例，占26.1%。总的阵发性室上速消融比例占56.8%；房扑2 872例，占3.4%，房颤14 752例，占17.7%，室性早搏7 262例，占8.7%，室速2 917例，占3.5%，其余房速2 559例，见图3-3-6。病种分类情况与2012年比较，室上速消融比例略有下降，房颤消融比例从13.9%明显上升为17.7%，房扑消融明显减少，室性早搏和室速消融治疗的比例也略有增长。

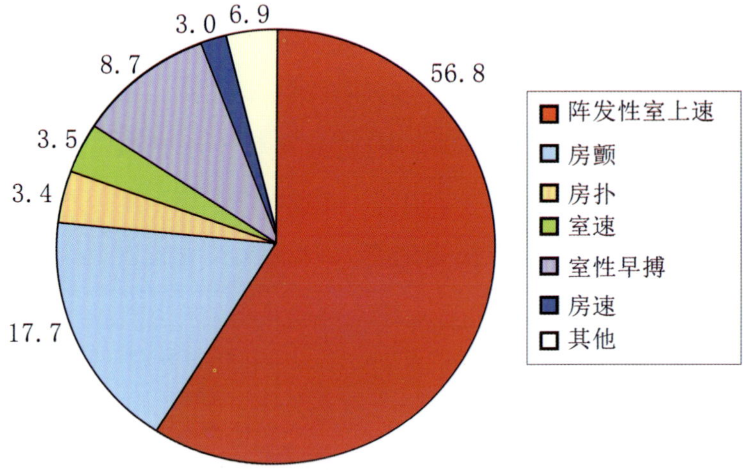

图3-3-6 2013年中国行射频消融病种分类（%）

3.3.3 心房颤动

早期的房颤调查显示，中国35岁以上人群房颤患病率男性为0.74%，女性为0.72%。所有房颤患者中，初次诊断30.9%，阵发性33.0%，持续性7.2%，永久性28.9%[1]。近期发表的2004年在中国10个不同地区（4个城镇和6个农村地区）进行的调查显示，35～59岁人群房颤患病率为0.42%，60岁以上人群为1.83%，年龄性别校正后患病率为0.77%（男性0.78%，女性0.76%）。男性中19%和女性中30.9%的房颤患者有心脏瓣膜病变。校正年龄性别后发现心肌梗死病史、左心室肥厚、肥胖、饮酒是房颤的危险因素[2]。

阜外医院牵头的一项前瞻性观察性研究[3]入选了我国20个急诊中心就诊的2016例房颤患者（54.8%女性），多因素分析显示，女性、年龄≥75岁、有脑卒中/短暂性脑缺血发作病史、左室功能不全和大出血病史是脑卒中的独立危险因素。慢性阻塞性肺病（COPD）是临床不良事件的独立危险因素。基线资料分析显示[4]：30.7%为阵发性房颤，22.4%为持续性房颤，46.9%为永久性房颤。最常见的伴随疾病是高血压（55.5%），冠心病（41.8%），心力衰竭（37.4%）。在非瓣膜病房颤患者中，12.7%的患者CHADS2评分≥2应用了口服抗凝药，15.6%的患者CHADS2评分<2接受口服抗凝药治疗。在324例瓣膜病房颤患者中，41.4%的接受了口服抗凝药治疗，只有26.4%的患者INR达标（2.0～3.0）。总体上只有16.2%的患者接受一个以上的抗栓药物治疗，68.4%的患者接受心室率控制药物治疗。该研究分析了BMI和房颤患者随访临床事件的关系[5]，发现低体重房颤患者1年随访全因死亡率最高，而超重或肥胖与正常BMI和低体重房颤患者比较存活率更高，临床事件危险性更低。该人群中[6]有570例患者年龄65～74岁，766例年龄≥75岁，两组基线资料比较发现，年龄≥75岁房颤患者更多合并冠心病、高血压、脑中风病史、认知障碍和COPD，CHADS2评分更高但接受抗凝治疗较少，1年随访中发生死亡和不良事件的危险增加2倍以

[1] Zhang S.Atrial fibrillation in mainland China: epidemiology and current management. Heart. 2009, 95(13):1052-1055.

[2] Li Y, WU YF, Chen KP, et al. Prevalence of Atrial Fibrillation in China and Its Risk Factors. Biomed Environ Sci, 2013; 26(9):709-716.

[3] Yang YM, Shao XH, Zhu J, et al. Risk factors and incidence of stroke and MACE in Chinese atrial fibrillation patients presenting to emergency departments: A nationalwide database analysis. Int J Cardiol. 2014;173(2):242-247.

[4] Zhang H, Yang Y, Zhu J, et al. Baseline characteristics and management of patients with atrial fibrillation/flutter in the emergency department: results of a prospective, multicenter registry in China. Intern Med J. 2014;44(8):742-748.

[5] Wang J, Yang YM, Zhu J, et al. Overweight is associated with improved survival and outcomes in patients with atrial fibrillation. Clin Res Cardiol. 2014;103(7):533-542.

[6] Shao XH, Yang YM, Zhu J, et al. Comparison of the clinical features and outcomes in two age-groups of elderly patients with atrial fibrillation. Clin Interv Aging. 2014, 12;9:1335-1342.

上。在1 975例有完整资料的房颤患者中227例（11.5%）合并COPD[1]。COPD显著增加房颤患者1年随访全因死亡和心血管死亡的危险，是独立危险因素。尽管接受抗凝治疗不足，但并不增加房颤患者脑卒中的风险。

非瓣膜性心房颤动抗凝研究[2]入选了988例有血栓栓塞危险的房颤患者，随机分为华法林标准抗凝强度治疗组：INR 2.1～2.5；华法林低抗凝强度治疗组：INR 1.6～2.0；阿斯匹林（200mg/d）组。平均随访15个月，血栓栓塞的年发生率分别为2.3%、2.6%和6.4%。华法林治疗组血栓栓塞事件的发生率均明显低于阿司匹林组（P=0.018及P=0.044）。而华法林标准强度抗凝治疗组与低强度抗凝组之间血栓栓塞的发生率无统计学差异。严重出血的发生率分别为2.9%、2.8%和1.0%，三组之间无显著差别（P=0.101）。低抗凝强度的华法林治疗与标准抗凝强度治疗同样有效。2011年中华医学会老年医学专业委员会制定了中国首个《老年人心房颤动诊治中国专家建议》[3]。在卒中风险评估、心室率与节律控制药物治疗和抗栓治疗方面体现了老年患者的特点。

新型口服抗凝药物治疗过程中无需常规监测凝血功能，更便于患者长期治疗。新型抗凝药物的代表包括直接凝血酶抑制剂达比加群酯（dabigatran）以及直接Xa因子抑制剂利伐沙班（rivaroxaban）与阿哌沙班（apixaban）。RE-LY研究、ROCKET-AF研究和ARISTOLE研究的结果证实，新型抗凝药物能有效地降低卒中和体循环血栓发生率，并降低出血事件的危险性和全因死亡率[4,5,6]。新型口服抗凝剂的临床应用，为房颤患者血栓栓塞并发症的预防提供了安全有效的新选择。RE-LY研究中，中国共有11个中心的569例患者参与，为达比加群酯胶囊日后在国内的临床应用积累了丰富的经验[4]。ROCKET-AF研究中，中国有37个医学中心的496位患者参加[5]，将为新型抗凝药物在中国的使用提供依据。

房颤导管消融开展情况：一项包括40家医院的注册资料分析表明，1998～2007年中

---

[1] Huang B, Yang Y, Zhu J, et al. Clinical characteristics and prognostic significance of chronic obstructive pulmonary disease in patients with atrial fibrillation: results from a multicenter atrial fibrillation registry study. J Am Med Dir Assoc. 2014;15(8): 576-581.

[2] Chen KP, Huang CX, Huang DJ, et al. Anticoagulation therapy in Chinese patients with non-valvular atrial fibrillation: a prospective, multi-center, randomized, controlled study Chin Med J （Engl）. 2012;125（24）:4355-4360.

[3] 《老年人心房颤动诊治中国专家建议》写作组.《老年人心房颤动诊治中国专家建议》.中华老年医学杂志 2011, 30: 894-908.

[4] Michael D. Ezekowitz, MBChB, DPhil, et al. Rationale and design of RE-LY: Randomized evaluation of long-term anticoagulant therapy, warfarin,compared with dabigatran. Ameircan Heart J2009，157（5）：805-810.

[5] Manesh R. Patel,Kenneth W. Mahaffey,etal.Rivaroxaban versus Warfarin in Nonvalvular Atrial Fibrillation. N Engl J Med2011;365:883–891.

[6] Christopher B. Granger, John H. Alexander, M.H.S, John J.V. McMurray,Apixaban versus Warfarin in Patients with Atrial Fibrillation. N Engl J Med,2011;365:981–992.

国经导管消融治疗房颤的患者病例数快速增加，从1998年的11例增至2007年的2 620例。经导管消融治疗房颤的主要术式是环肺静脉消融术和节段性肺静脉消融术。消融总成功率为77.1%，复发率为22.9%，并发症发生率为5.3%[1]。中国自2008年开始建立了全国房颤注册研究网络平台，可以实时收集、统计和分析全国房颤经导管消融资料。截止至2010年，注册研究已接收到近2万例病例资料（实际例数应远超过注册数量），房颤射频消融4 253例。目前房颤导管消融仍以环肺静脉电隔离为主，占总体消融量的65.1%，而环肺静脉消融加心房碎裂电位消融和逐级消融的比例均有增加，分别增至11.3%和13.6%[2]。

3.3.4 其他心律失常

对全国22家省级医院心内科住院患者的回顾性调查[3]显示，心内科住院患者中心律失常占26.8%。所有心律失常患者中，房颤所占比例最高（35.0%），其次为阵发性室上性心动过速、病态窦房结综合征和室性早搏，分别为28.0%、11.9%和11.6%。湖北地区一项纳入共16 681名慢性收缩性心力衰竭患者的调查研究显示，慢性收缩性心力衰竭住院患者房早、房速和房颤发生率分别为35.39%、23.57%和40.81%。房速和房颤随年龄增加和LVEF减低而增加[4]。

3.3.5 心脏性猝死

一项研究从2005年7月至2006年6月对678 718人群随访1年，共2 983例死亡，其中心脏性猝死（SCD ）284例（9.5%），SCD发生率为41.8/10万，男性高于女性（44.6/10万 vs 39.0/10万），大多数死亡发生在65岁以上，只有2例发生于25岁以下。估计中国每年发生SCD 54.4万例[5，6]。

2005年1月至2006年12月对国内31家医院入选的497例符合ICD植入I类适应证的患者进行随访分析发现，随访3个月、6个月和12个月，SCD的发生率分别为5%，7%和8%[7]。

---

[1] 曹克将，陈新. 心房颤动导管消融的现状和前景. 中华心律失常学杂志 2009,13:167-169.

[2] 黄从新，张澍，马长生等. 中国经导管消融治疗心房颤动注册研究-2008.中华心律失常学杂志 2011, 4：247-251.

[3] 王增武，王馨，邵澜等. 部分医院住院患者心律失常类型调查. 中华心律失常学杂志 2009,13:395-398.

[4] 于胜波，黄鹤，崔红营等. 湖北地区慢性收缩性心力衰竭患者房性心律失常分布调查.中华心律失常学杂志2011,6:405-408.

[5] HuaW,ZhangLF,WuYF,etal.Incidence of sudden cardiac death in China: analysis of 4 regional populations.J Am Coll Cardiol,2009,54:1110-1118.

[6] Zhang S.Sudden cardiac death in China. Pacing Clin Electrophysiol 2009, 32:1159-1162.

[7] Hua W, Niu H, Fan X,et al. Preventive effectiveness of implantable cardioverter defibrillator in reducing sudden cardiac death in the Chinese population: a multicenter trial of ICD therapy versus non-ICD therapy. J Cardiovasc Electrophysiol.2012;23 Suppl 1:S5-9.

3.4 心力衰竭

心力衰竭（HF）为各种心脏疾病的严重和终末阶段，由于其患病率高、预后差和巨额的经济负担，已成为重大的公共健康问题。

3.4.1 患病率

一项对10省市20个城区和农村15 518人口的调查显示[1]，中国35～74岁人群中慢性心力衰竭（CHF）的患病率为0.9%，其中男性为0.7%，女性为1.0%。推算目前该年龄组共有HF患者400万例。调查的10省市包括南方五省市（江苏、湖北、福建、广西、四川）和北方五省市（北京、吉林、陕西、青海、山东）。其中，城市和农村人口各半，男女人数均衡。中国北方地区心衰患病率为1.4%，南方地区为0.5%，北方明显高于南方（$P<0.01$）；城市人群心衰患病率为1.1%，农村人群为0.8%，城市人群心衰患病率高于农村（$P=0.054$）。

3.4.2 心力衰竭的病因及用药

近期的一项回顾性调查研究[2]，对湖北省12家三级甲等医院2000年1月1日至2010年5月31日期间住院的慢性收缩性心衰患者进行了分析，描述了该省16 681例心衰患者的基本特征（见表3-4-1），并对不同性别患者各年龄组不同病因进行分析，结果显示：扩心病发生率随年龄增加逐渐减低，男性发生率高于女性；冠心病和高心病发生率随年龄增加逐渐升高；风心病发生率随年龄增加而减低，女性发生率高于男性，见表3-4-2。北京301医院的学者对1993～2007年因CHF住院的6 949例患者的病因进行了分析[3]，前四位依次为：冠心病（45.0%）、高血压病（38.7%）、心脏瓣膜病（27.5%）和糖尿病（18.3%），见图3-4-1。更细致的分析显示：对于只有一种疾病的CHF而言，导致CHF的首要病因是心脏瓣膜病（34.3%）；而对于同时患有至少5种疾病的患者，导致CHF前三位的病因分别为：冠心病（87.9%）、高血压病（78.4%）和糖尿病（66.3%）。心力衰竭的用药情况见表3-4-3。

---

[1] Gu DF, Huang GY, He J, et al. Investigation of prevalence and distributing feature of chronic heart failure in Chinese adult population. Chin J Cardio. 2003,31:3-6.

[2] 于胜波,赵庆彦，崔红营等. 慢性收缩性心力衰竭患者药物治疗情况调查及相关因素分析.中华流行病学杂志. 2012,33(2):229-233.

[3] Yin QX, Zhao YS, Li JY, et al. The coexistence of multiple cardiovascular diseases is an independent predictor of the 30-day mortality of hospitalized patients with congestive heart failure: A study in Beijing. Clin Cardiol.2011,34(7):442-446.

表3-4-1 湖北省16 681例心衰患者的基本特征

变量	合计（n=16 681）	存活组（n=10 228）	死亡组（n=6 453）	P值
女性	6 794（40.73）	4 668（45.64）	2 126（39.01）	<0.001
年龄（岁）	63.42±11.16	61.75±11.75	65.37±13.90	<0.001
心率（bpm）	85.31±20.14	83.57±22.60	87.49±23.11	<0.001
NYHA III~IV级	12 668（75.94）	7 236（70.75）	5 432（84.18）	<0.001
糖尿病	2 700（16.19）	1 317（12.88）	1 383（21.43）	0.211
高血压	7 939（47.59）	4 888（47.79）	3 051（47.28）	0.545
房颤	6 807（40.81）	3 792（37.07）	3 015（46.72）	<0.001
LVEDD（mm）	53.64±69.78	50.20±11.72	58.01±9.44	<0.001
LVEF（%）	37.96±10.41	40.31±7.02	30.82±8.02	<0.001
ACEI	8 607（51.60）	4 618（48.08）	3 689（57.17）	<0.001
BB	7 770（46.58）	5 174（50.59）	2 596（40.23）	<0.001
ARB	3 116（18.68）	1 890（18.48）	1 226（19.00）	<0.001
地高辛	7 713（46.24）	4 330（42.33）	3 383（52.43）	<0.001
利尿剂	11 532（69.13）	6 744（65.94）	4 788（74.20）	<0.001

注：LVEDD，左室舒张末内径；LVEF，左室射血分数；ACEI，血管紧张素转换酶抑制剂；BB，β受体阻滞剂； ARB，醛固酮受体拮抗剂

表3-4-2 湖北省16 681例心衰患者病因分析

年龄组（岁）	扩心病（例/%）		冠心病（例/%）		高血压（例/%）		风心病（例/%）	
	男性	女性	男性	女性	男性	女性	男性	女性
<30	154/66.38	61/29.33	5/2.16	3/1.44	10/4.31	5/2.4	48/20.69	79/37.98
30~39	206/52.69	56/20.29	22/5.63	1/0.36	45/11.51	21/7.61	88/22.51	133/48.19
40~49	529/50.43	158/21.44	136/12.96	42/5.7	173/16.49	82/11.13	174/16.59	413/56.04
50~59	742/40.33	344/26.56	446/24.24	170/13.13	422/22.93	292/22.55	243/13.21	505/39.00
60~69	687/31.70	344/19.49	710/32.76	486/27.54	625/28.84	579/32.80	144/6.65	370/20.96
70~79	459/15.72	175/7.90	1482/50.75	1017/45.93	988/33.84	934/42.19	91/3.12	142/6.41
≥80	41/4.57	30/4.35	480/53.51	373/54.14	362/40.36	296/42.96	3/0.33	18/2.61

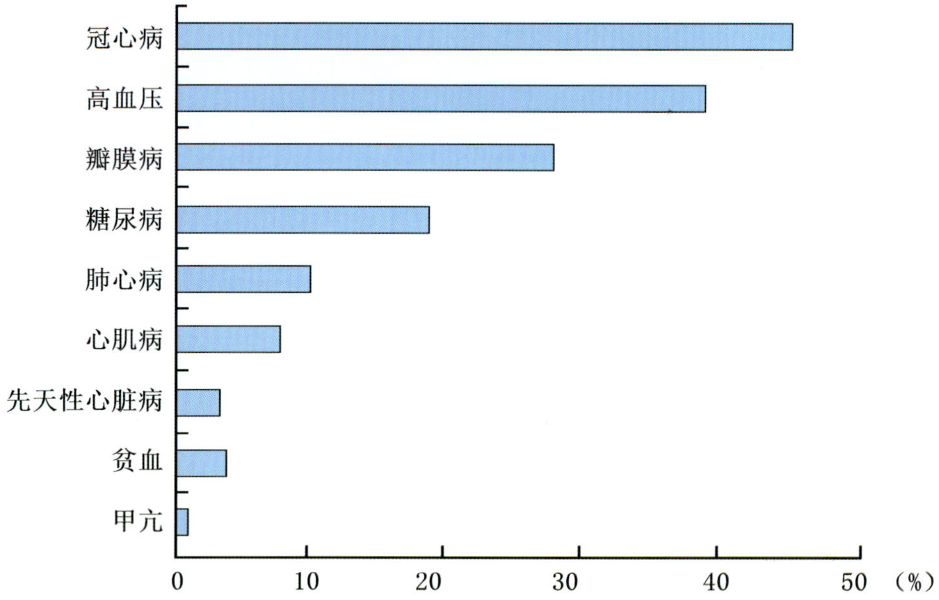

图3-4-1 北京301医院CHF住院患者病因构成

表3-4-3 心力衰竭患者的用药

调查地点	年份	人数	治疗用药（%）							
			硝酸酯类	利尿剂	地高辛	ARB	ACEI	安体舒通	BB	钙拮抗剂
天津[1]	1973～1982	542	30.3	58.7	61.3	—	—	5.9	9.0	14.8
	1983～1992	1 253	70.6	67.8	71.6	—	24.2	10.1	8.3	35.2
	1993～2002	3 394	91.4	75.4	67.9	4.0	70.9	23.1	25.3	21.6
42家不同医院[2]	1980	1 756	44.7	63.7	51.7	0.4	14.0	10.0	8.5	6.1
	1990	2 181	36.0	70.2	45.5	1.4	26.4	8.4	9.5	16.4
	2000	6 777	53.0	48.6	40.3	4.5	40.4	20.0	19.0	10.5
上海[3]	1980	2 178	74.4	77.1	60.0	—	0.6	—	6.8	—
	1990	—	—	—	—	—	38.9	—	5.7	41.3
17个地区基层医院[4]	2000	—	—	—	—	11.5	70.8	—	25.0	14.2
	2006	2 100	—	90.0	60.0		5.8	50.0	40.0	—
10家医院[5]	2005～2009	2154	—	74.37	—	65.97	65.97	74.61	68.29	—

注：BB，β受体阻滞剂；ACEI，血管紧张素转换酶抑制剂；ARB，醛固酮受体拮抗剂

[1] 马金萍, 王林, 党群等. 慢性心力衰竭住院病例药物治疗的回顾性调查. 中华流行病学杂志. 2007,28(1):78-82.

[2] 中华医学会心血管病学分会. 中国部分地区1980、1990、2000年慢性心力衰竭住院患者病例回顾性调查. 中华心血管病杂志. 2002,30(8):450-454.

[3] 上海市心力衰竭调查协作组. 上海市1980、1990、2000年心力衰竭住院患者流行病学及治疗状况调查. 中华心血管病杂志. 2002,30(1):24-27.

[4] 曹雅旻, 胡大一, 王宏宇等. 我国基层医院慢性心力衰竭药物治疗现状调查. 中华内科杂志. 2006,45(11):907-909.

[5] Liu X, Yu H, Pei J, et al. Clinical Characteristics and Long-term prognosis in patients with chronic heart failure and reduced ejection fraction in China. Heart Lung Circ. 2014,23:818-826.

3.4.3 住院患者死亡率

北京301医院的学者对该院15年CHF住院患者回顾性分析研究[1]显示：CHF住院患者30天死亡率为5.4%。年龄段在18～39岁及≥80岁的女性患者，住院死亡率近乎男性患者的2倍（3.2 %vs 1.8%，p=0.148；16.1% vs 11.4%，p=0.086）。随着年龄和合并疾病的增加，男女患者的住院死亡率均随之增加。见图3-4-2，图3-4-3。

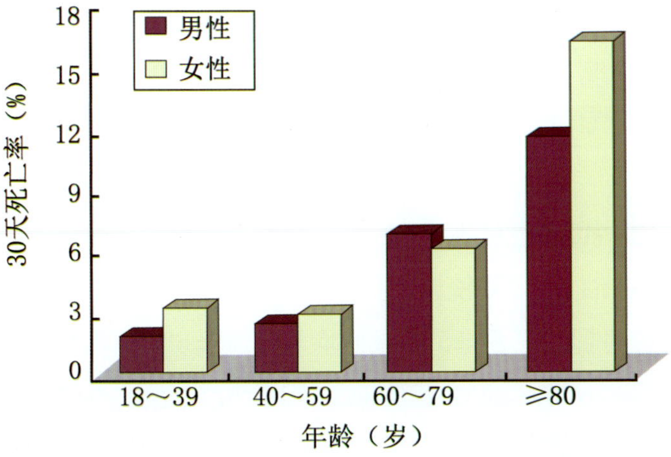

图3-4-2 不同年龄心衰患者30天死亡率

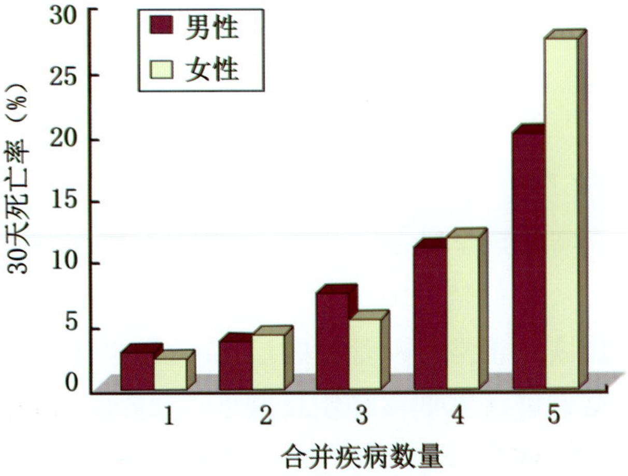

图3-4-3 合并疾病数量和30天死亡率

3.4.4 心衰患者长期预后

河南省人民医院的学者[2]对该院685名LVEF≤45%的心衰患者长期随访发现：中期随访31个月后（8～61月），191例（28%）患者死亡，其中127例（19%）发生泵衰竭，42例（6%）发生猝死。将入选患者按射血分数分2个亚组进行分析：在LVEF≤35%的心衰患者中全因死亡率为37%（137例），泵衰竭占25%，猝死者占8%；在36%≤LVEF≤45%的心衰患者中全因死亡率为17%（54例），泵衰竭占12%，猝死者占4%。应用Kaplan-Meier生存曲线分析2个亚组3年、4年、5年生存率见表3-4-4，多因素回归分析结果显示全因死亡率的预测因素包括年龄、BMI、出院时是否服β受体阻滞剂以及纽约心功能分级。其中全因死亡率随着BMI数值降低而增高。

[1] Yin QX, Zhao YS, Li JY, et al. The coexistence of multiple cardiovascular diseases is an independent predictor of the 30-day mortality of hospitalized patients with congestive heart failure: A study in Beijing. Clin Cardiol.2011,34（7）:442-446.

[2] Xu Y, Shi Y, Zhu Z, Cui C, Li B, Chen F, Li D, Chen S, Guo Y. Prognosis of patients with heart failure and reduced ejection fraction in China. Exp Ther Med. 2013,6（6）:1437-1442.

表3-4-4 未经调整的全因死亡率和Kaplan-Meier估测存活率

	全部患者（n=685）	LVEF≤35%（n=371）	36%≤LVEF≤45%（n=314）
全因死亡（n,%）	191（28）	137（37）	54（17）
3年生存率（%）	71	61	83
4年生存率（%）	56	47	66
5年生存率（%）	34	25	46

注：LVEF，左室射血分数

一项在中国10家医院进行的前瞻性研究，入选因扩心病（767例）和缺血性心肌病（1 387例）心衰入院的患者2 154例[1]，分析发现：在中期随访52个月后，850例患者死亡，死亡率达39.46%，其中扩心病组死亡359例，占42.24%，缺血性心肌病组死亡491例，占57.76%。

北京阜外心血管病医院心衰中心[2]通过对128名新近发生非缺血性心肌病心衰的患者随访（中位随访31个月）发现，通过单纯给予药物治疗，可使62例（48%）患者左室射血分数恢复正常，从基线时LVEF 32±6%恢复至随访时LVEF 58±5%，平均增长28±8%，且伴随左室舒张末期内径明显减低，从63±5mm降至52±4mm。通过多变量回归分析显示，具有高血压病史、高收缩压、短QRS间期、短左室舒张末期内径、高左室射血分数的患者易于通过单纯药物治疗使射血分数恢复正常。

3.4.5 中国基层医院慢性心衰治疗状况的调查[3]

2006年中国学者调查了17个地区（11个省、3个直辖市和3个自治区）2 066所基层医院（2级及以下），总结了基层医院慢性心力衰竭治疗用药的情况，发现了一些问题，如地高辛剂量>0.25mg/d的使用比率仍高达10%，β-受体阻滞剂使用率为40%，靶剂量的使用率只有1%；血管紧张素转换酶抑制剂（ACEI）使用率为80%，靶剂量的使用率只有2%。

3.4.6 急性冠脉综合征（ACS）与急性心衰的研究

BRIG研究是2011年完成的一项针对中国ACS合并急性心衰患者的研究[4]，分析了2006

[1] Liu X, Yu H, Pei J, et al. Clinical Characteristics and Long-term prognosis in patients with chronic heart failure and reduced ejection fraction in China. Heart Lung Circ. 2014,23:818-826.

[2] Zou CH, Zhang J, Zhang YH, et al. Frequency and predictors of normalization of left ventricular ejection fraction in recent-onset nonischemic cardiomyopathy. Am J Cardiol. 2014,113（10）:1705-1710.

[3] 曹雅雯,胡大一,王宏宇等.我国基层医院慢性心力衰竭药物治疗现状调查. 中华内科杂志. 2006,45（11）:907-909.

[4] Wang N, Zhao D, Liu J, et al. Impact of heart failure on in-hospital outcomes of acute coronary syndrome patients in China-Results from the Bridging the Gap on CHD Secondary Prevention in China （BRIG） project. International Journal of Cardiology. 2012,160:15-19.

年3月至6月中国大陆31个省份及香港特别行政区共计65家医院的3 168名可明确诊断为ACS的患者病历资料，其中急性ST段抬高型心肌梗死1 329人，急性非ST段抬高型心肌梗死348人，不稳定型心绞痛1 491人。706（22.3%）名患者住院期间出现了急性心衰，262（8.3%）名患者在住院期间无急性心衰发生，2 200（69.4%）名患者未合并心力衰竭。

3 186名ACS患者的平均年龄为65±12岁，68.1%为男性。相比ACS不伴心衰的患者，发生心衰的患者，多有中风和房颤病史。心衰患者中，住院期间出现急性心衰发作的较未出现的患者相对年轻（67.8±11.1 vs 70.0±9.3，$p<0.01$），多为男性（70.3% vs 60.3%，$p<0.01$）、近期吸烟（26.6% vs 20.2%，$p<0.05$）、多为ST段抬高型心肌梗死（71.0% vs 27.9%，$p<0.01$）、有ACS既往史的相对少（24.6% vs 33.6%，$p<0.01$）。

ACS伴HF的患者，与不伴HF的患者相比，β受体阻滞剂和他汀的服药率均较低（分别为66.5% vs 71.1%，$p=0.01$，67.4% vs 72.2%， $p<0.01$），接受PCI治疗率也较低（16.7% vs 29.9%，$p<0.01$）。对于急性心衰患者，上述三种治疗方法的应用率尚不乐观（分别为67.7%、70.4%和17.4%）。

ACS伴HF患者较无HF的患者，住院天数长（12.5 vs 9.9天，$p<0.01$），院内死亡率高（8.4% vs 0.8%，$p<0.01$），院内复合终点事件发生率高（24.0% vs 8.3%，$p<0.01$）。伴有急性心衰发作和有HF但无住院期间急性发作的患者，其住院时间较为相似（13.2 vs 11.3天，$p=0.18$），而前者院内死亡率和复合终点事件发生率却明显高于后者（10.8% vs 1.9%， $p<0.01$和30.3% vs 6.9%， $p<0.01$）。

多变量逻辑回归分析表明，在对影响ACS患者住院结果的潜在因素（如年龄、性别、高血压病、糖尿病、非ST段抬高型心肌梗死、ST段抬高型心肌梗死、住院期间药物治疗等）进行校正后，急性心力衰竭仍然是ACS患者住院期间死亡率和复合终点事件发生率强有力的独立预测因素（分别为OR=7.50，95% CI=4.32～13.02和OR=2.74，95% CI=2.15～3.48）。

3.5　肺血管病

3.5.1　肺动脉高压

3.5.1.1　先天性心脏病相关性肺动脉高压的筛查

2007年5月至2008年12月，阜外心血管病医院住院治疗的先天性心脏病患者692例，行多普勒超声心动图检查，结果显示[1]房间隔缺损、室间隔缺损和动脉导管未闭分别为187例（27.0%）、456例（65.9%）及49例（7.1%）（表3-5-1）。以肺动脉收缩压>40mmHg作为诊断先天性心脏病相关性肺动脉高压（PAH-CHD）的标准，PAH-CHD 329例（47.5%），其中艾森曼格综合征患者105例，占PAH-CHD的31.9%。先天性心脏病患者年龄增长（OR=1.04，P<0.001）、心脏间隔缺损内径增加，发生肺动脉高压的危险性增加。室间隔缺损和动脉导管未闭患者更易发生肺动脉高压（OR=2.78，P<0.001和OR=2.50，P<0.001），见表3-5-2。

表3-5-1 先天性心脏病患者的基本特征（$\bar{x}\pm s$）

项目	总体（n= 692）	无肺动脉高压（n=363）	合并肺动脉高压（n=329）	P值[a]
年龄（岁）[b]	5（1～18）	6（3～19）	2（1～17.5）	0.027
男/女（例数比）	319/373	168/195	151/178	0.939
体质指数（kg/m²）	17±4	18±4	16±4	<0.001
收缩压（mmHg）	100±15	102±13	97±16	<0.001
舒张压（mmHg）	61±13	63±12	60±14	<0.001
缺损内径（mm）				
房间隔缺损	22.0±8.4	20.7±7.2	24.9±9.9	0.005
室间隔缺损	9.3±4.8	6.2±2.3	11.9±4.8	<0.001
动脉导管未闭	6.2±3.2	4.5±1.4	8.2±3.5	<0.001
肺动脉收缩压（mmHg）	44±24	26±9	64±18	<0.001

注：a：是无肺动脉高压与合并肺动脉高压患者之间比较的结果；b：数据采用中位数（四分位数）表示。

表3-5-2 先天性心脏病患者发生肺动脉高压的独立影响因素

项目	OR值	95%CI	P值
年龄每增加1岁	1.04	1.02～1.06	<0.001
体质指数每增加1kg/m²	0.90	0.85～0.96	0.001
收缩压每增加1mmHg	0.97	0.96～0.99	<0.001
舒张压每增加1mmHg	1.00	0.99～1.02	0.773
分流类型			
室间隔缺损/房间隔缺损	2.78	1.77～4.38	<0.001
动脉导管未闭/房间隔缺损	2.50	1.26～4.95	<0.001

[1] 孙云娟，逄坤静，何建国等. 先天性心脏病相关性肺动脉高压的临床筛查. 中华医学杂志.2012,92:1091-1094.

3.5.1.2 肺动脉高压患者的临床特征

2007年5月至2010年10月，国家“十一五”科技支撑计划项目“提高肺动脉高压诊治水平的研究”，包括全国31家三级甲等医院，入选WHO第Ⅰ类和第Ⅳ肺动脉高压患者551例，其病因构成比见图3-5-1。人口学特征和临床特征见表3-5-3[1, 2]。

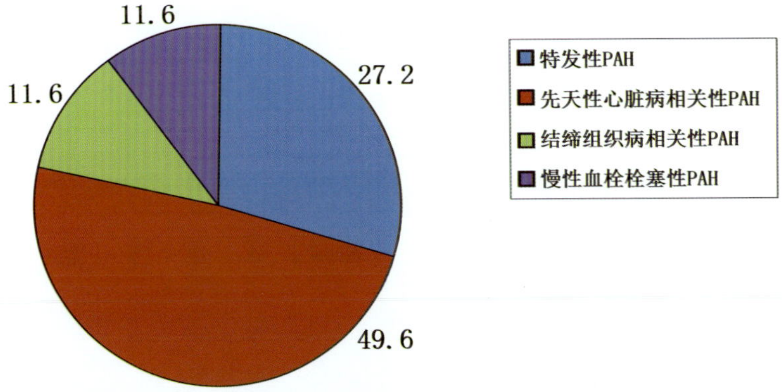

图3-5-1 不同类型肺动脉高压患者的构成比（%）

表3-5-3 551例不同类型PAH患者的人口学特征和临床特征

特征	总体	IPAH	CHD-PAH	CTD-PAH	CTEPH
病例数	551	150	273	64	64
年龄（岁）	35±12	36±13	30±10	42±11	50±11
性别					
女性（n）	386	100	194	61	31
男性（n）	165	50	79	3	33
BMI（$\bar{X}$+SD）	20.8±3.5	21.3±3.5	19.6±3.1	21.4±3.2	24.0±3.2
BMI≥30	1.63%	2.03%	1.10%	1.59%	3.13%
6MWD（m）	352±91	337±101	374±73	313±104	333±97
Borg评分（分）	3.0（2.0，4.0）	3.0（2.0，4.0）	2.0（2.0，3.0）	3.0（2.0，5.0）	3.0（2.0，5.0）
WHO-FC					
Ⅰ/Ⅱ	327（59%）	70（47%）	191（70%）	34（53%）	32（50%）
Ⅲ/Ⅳ	224（41%）	79（53%）	82（30%）	30（47%）	32（50%）
血流动力学指标					
RAP（mmHg）	9±6	10±6	9±6	11±6	10±7
mPAP（mmHg）	67±20	61±16	77±19	52±12	53±13
CI（$L \cdot min^{-1} \cdot m^{-2}$）	2.7±1.2	2.3±0.8	3.0±1.3	2.2±0.8	2.3±0.9
PVR（$dyn \cdot sec \cdot cm^{-5}$）	1496±783	1484±699	1594±869	1322±585	1243±644
SvO_2（%）	65.9±9.1	64.8±9.2	67.7±8.2	63.2±12.4	63.0±8.1

[1] 董琳，何建国，熊长明等. 成人肺动脉高压疾病特征的多中心临床研究. 中华医学杂志. 2012,92:1087-1090.
[2] 董林，何建国，熊长明等. 150例特发性肺动脉高压临床分析.中华心血管病杂志.中华心血管病杂志,2012,40：657-661.

注：IPAH：特发性肺动脉高压患者； CHD-PAH：先天性心脏病相关性肺动脉高压患者；CTD-PAH：结缔组织相关性肺动脉高压患者；CTEPH：慢性血栓栓塞性肺动脉高压患者；BMI（Kg/m^2）：体质指数；6MWD：六分钟步行距离；WHO-FC：WHO肺动脉高压功能分级；Borg评分：Borg呼吸困难指数；RAP：右房压； mRAP：右房平均压；mPAP：肺动脉平均压；CI：心指数；PVR：肺血管阻力；SvO_2：混合静脉血氧饱和度。

3.5.1.3 特发性肺动脉高压（IPAH）的预后

收集2006年3月至2009年11月期间在阜外医院肺血管病诊治中心新诊断且可随访到的成人（年龄≥18岁）IPAH患者90例，平均随访时间为16月，结果显示应用靶向药物治疗的IPAH的1-年、2-年和3-年生存率分别为84.1%、73.7%和70.6%，而仅接受传统治疗的IPAH患者1-年、2-年和3-年生存率分别为67.7%、55.9% 和47.0%，靶向药物治疗可以改善IPAH的预后[1]，不同中心的研究结果见表3-5-4，影响IPAH预后的因素见表3-5-5。

表3-5-4 特发性肺动脉高压的预后

	阜外医院 2006年后（90例）[1]	阜外医院 2006年前[2]（72例）	美国NIH 80年代[3]（162例）	上海等5个中心 2006年后[4]（173例）	法国 2006年[5]（264例）
1年生存率	84.1%	68%	68%	92.1%	85.7%
2年生存率	73.7%	56.9%	-	-	69.6%
3年生存率	70.6%	38.9%	48%	75%	54.9%

表3-5-5 影响特发性肺动脉高压患者预后的因素

变量	HR	95% CI	P 值
年龄，每增加10岁	0.51	0.28～0.95	0.033
体重，每增加5kg	0.75	0.58～0.99	0.039
心包积液	4.20	1.53～11.52	0.005
未接受肺动脉高压靶向药物治疗	7.82	2.75～22.26	＜0.001

[1] Zeng WJ, Sun YJ, He JG, et al. Impact of sildenafil on survival of patients with idiopathic pulmonary arterial hypertension. Journal of Clinical Pharmacology.2011. DOI: 10.1177/0091270011418656.

[2] Jing ZC, Xu XQ, Han ZY, et al. Registry and survival study in chinese patients with idiopathic and familial pulmonary arterial hypertension . Chest, 2007,132:373-379.

[3] Zhang R, Dai LZ, Xie WP, et al. Survival of Chinese Patients with Pulmonary Arterial Hypertension in the Modern Management Era. Chest, 2011,140:301-309.

[4] Rich S, Dantzker DR, Ayres SM, etal. Primary pulmonary hypertension. A national prospective study . Ann Intern Med, 1987,107:216-223.

[5] Humbert M, Sitbon O, Chaouat A, et al. Pulmonary arterial hypertension in France: results from a national registry . Am J Respir Crit Care Med, 2006,173:1023-1030.

3.5.1.4 先天性心脏病艾森曼格综合症患者的预后

收集2005年1月至2009年12月初次确诊的艾森曼格综合症的患者121例[1]，分为西地那非治疗组和传统治疗组，两组患者的生存率见图3-5-2，影响患者生存的因素见表3-5-6。

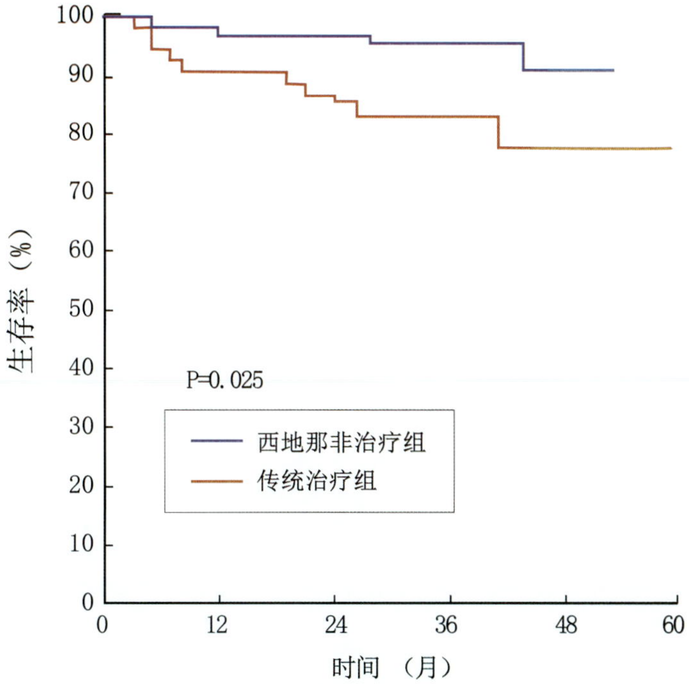

图3-5-2 两组先天性心脏病艾森曼格综合症患者的生存率

表3-5-6 影响先天性心脏病艾森曼格综合症患者生存的因素

参数	HR（95% CI）	P值
肺动脉平均压	1.35（1.13～1.61）	0.001
WHO-FC≥III	5.20（1.46～18.55）	0.001
接受西地那非治疗	0.55（0.34～0.87）	0.001

3.5.1.5 结缔组织病相关性肺动脉高压（CTD-PAH）的预后

2014年5月北京三家医院报道了129例CTD-PAH的预后[2]。患者的基础疾病构成比例见图3-5-3。中位随访时间为17.3（1.4～55.1）月，17（14.9%）例患者死亡。各类型结缔组织病相关性肺动脉高压患者1年和3年生存率见表3-5-7，影响患者预后的因素见表3-5-8。

[1] Sun YJ, Yang T, Zeng WJ, et al. Impact of sildenafil on survival of patients with Eisenmenger syndrome. J Clin Pharmacol. 2013; 53(6):611-618.

[2] Hao YJ, Jing ZC, Zhang ZL. Connective tissue disease-associated pulmonary arterial hypertension in Chinese patients. Eur Respir J. 2014; 44(4):963-972.

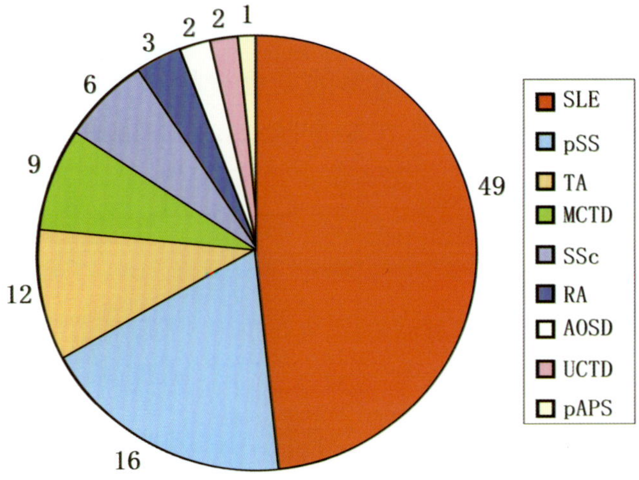

图3-5-3 129例结缔组织病相关性肺动脉高压患者的基础疾病构成比例（%）

注：AOSD：成人斯蒂尔病；UCTD：未明确的结缔组织病；pAPS：原发性抗磷脂综合征；SLE：系统性红斑狼疮；pSS：原发性干燥综合征；TA：大动脉炎；MCTD：混合性结缔组织病；SSc：系统性硬化症；RA：类风湿关节炎。

表3-5-7 结缔组织病相关性肺动脉高压患者1年和3年生存率（%）

	全部	SLE-PAH	pSS-PAH	TA-PAH	MCTD-PAH	SSc-PAH
1年生存率	92	91	100	84	82	100
3年生存率	80	88	86	72	64	60

注：SLE-PAH：系统性红斑狼疮相关性肺动脉高压；pSS-PAH：原发性干燥综合征相关性肺动脉高压；TA-PAH：大动脉炎相关性肺动脉高压；MCTD-PAH：混合性结缔组织病相关性肺动脉高压；SSc-PAH：系统性硬化症相关性肺动脉高压。

表3-5-8 影响结缔组织病相关性肺动脉高压预后的因素

参数	HR（95% CI）	P值
肺血管阻力	1.34（1.04～1.73）	0.023
碱性磷酸酶	1.72（1.01～2.93）	0.045

3.5.1.6 慢性血栓栓塞性肺动脉高压（CTEPH）患者的长期生存率

收集1989～2008年期间在北京安贞医院诊治的CTEPH患者504例，其中360例接受肺动脉血栓内膜剥脱术外科治疗，144例接受内科药物治疗。外科治疗组和内科治疗组住院期间死亡率分别为4.44%和3.50%。中央型CTEPH患者外科治疗组长期生存率显著优于内科治疗组（P=0.0004），周围型CTEPH患者两组之间长期生存率无显著差别（P=0.874）[1]。

[1] Gan HL, Zhang JQ, Bo P, et al. The actuarial survival analysis of the surgical and non-surgical therapy regimen for chronic thromboembolic pulmonary hypertension. J Thromb Thrombolysis. 2010,29:25-31.

CTEPH患者的长期生存率见表3-5-9，国内外CTEPH患者肺动脉血栓内膜剥脱术后的长期生存率见表3-5-10。

表3-5-9　慢性血栓栓塞性肺动脉高压患者的长期生存率

分组	中央型		周围型		P
	10年生存率（%）	15年生存率（%）	10年生存率（%）	15年生存率（%）	
手术组	94.60±2.38	90.96±4.24	71.78±4.66	29.57±15.10	<0.0001
非手术组	81.4±7.14	56.43±14.70	69.84±7.78	32.59±13.70	0.5

表3-5-10　国内外慢性血栓栓塞性肺动脉高压患者肺动脉血栓内膜剥脱术后的生存率

国家	中心	时间（年）	病例数	住院期间死亡率	中央型长期生存率
中国	北京安贞医院	1989～2008	360	4.40%	94.60%（10年） 90.96%（15年）
美国[1]	UCSD医疗中心	1997～2007	988	4%	96%（1年） 88%（5年）
英国[2]	Papworth医院	2001～2006	236	16%	98%～99%（1年） 93%～94%（3年）
日本[3]	Chiba大学	1990～2010	77	9%	84%（5年） 82%（10年）

3.5.1.7　肺动脉高压患者肺移植术后的长期生存率

1978年1月至2010年12月全国20家医疗中心共完成肺移植手术244例。无锡市人民医院完成100例，其中单肺移植72例，双肺移植28例。接受肺移植的患者包括IPAH、CHD-PAH、慢性肺疾病所致肺动脉高压，患者的生存率见表3-5-11[4]。

[1] Thistlethwaite PA, Kaneko K, Madani MM, et al. Technique and outcomes of pulmonary endarterectomy surgery. Ann Thorac Cardiovasc Surg 2008;14:274-282.

[2] Condliffe R, Kiely DG, Gibbs JS, et al. Improved outcomes in medically and surgically treated chronic thromboembolic pulmonary hypertension. Am J Respir Crit Care Med. 2008; 177(10):1122-1127.

[3] Keiichi I，Masahisa M，Nobuhiro T，et al. Long-term outcome after pulmonary endarterectomy for chronic thromboembolic pulmonary hypertension. J Thorac Cardiovasc Surg. 2012;144:321-326

[4] Mao W, Chen J, Zheng M，et al. Initial Experience of Lung Transplantation at a Single Center in China. Transplantation Proceedings. 2013,45:349-355.

表3-5-11 国内外接受肺移植患者的术后生存率（%）

时期	医疗单位	例数	1年生存率	3年生存率	5年生存率
1978.1～2012.12	中国20家医院	244	50	30	20
2002.6～2012.12	无锡市人民医院	100	73.3	53.5	40.7
2000.1～2009.6	国际心肺移植协会[1]（158个中心）	19 524	79	63	52

3.5.2 肺栓塞

3.5.2.1 住院患者肺栓塞发生率和死亡率

全国肺栓塞防治项目对1997～2008年全国60多家三甲医院的肺栓塞患者进行了登记注册研究，在16 972 182例住院患者中共有18 206确诊为肺栓塞，肺栓塞的发生率为0.1% [2]。不同性别和不同年龄段人群中肺栓塞的发病率见表3-5-12。1997年到2008年中国肺栓塞发生率和死亡率的变化趋势见图3-5-4。南方和北方肺栓塞的发生率和死亡率的变化趋势见图3-5-5。

表3-5-12 不同性别和不同年龄段人群中肺栓塞的发生率（%）

年龄（岁）	合计	男	女
≤30	0.07（0.02～0.13）	0.12（0.06～0.21）	0.05（0.02～0.11）
31～40	0.06（0.02～0.12）	0.14（0.08～0.23）	0.03（0.01～0.09）
41～50	0.13（0.07～0.22）	0.16（0.09～0.25）	0.10（0.05～0.18）
51～60	0.12（0.06～0.21）	0.14（0.08～0.23）	0.10（0.05～0.18）
61～70	0.14（0.08～0.23）	0.19（0.11～0.29）	0.12（0.06～0.21）
71+	0.10（0.05～0.18）	0.44（0.32～0.59）	0.05（0.02～0.11）
合计	0.11（0.05～0.19）	0.18（0.10～0.28）	0.07（0.02～0.13）

[1] Jason D, Leah B, Anna Y, et al. The Registry of the International Society for Heart and Lung Transplantation: Twenty-seventh official adult lung and heart-lung transplant report—2010. J Heart Lung Transplant. 2010,29:1104-1118.

[2] Yang Y, Liang L, Zhai Z, et al. Pulmonary Embolism Incidence and Fatality Trends in Chinese Hospitals from 1997 to 2008: A Multicenter Registration Study. PLoS One. 2011;6(11):e26861.

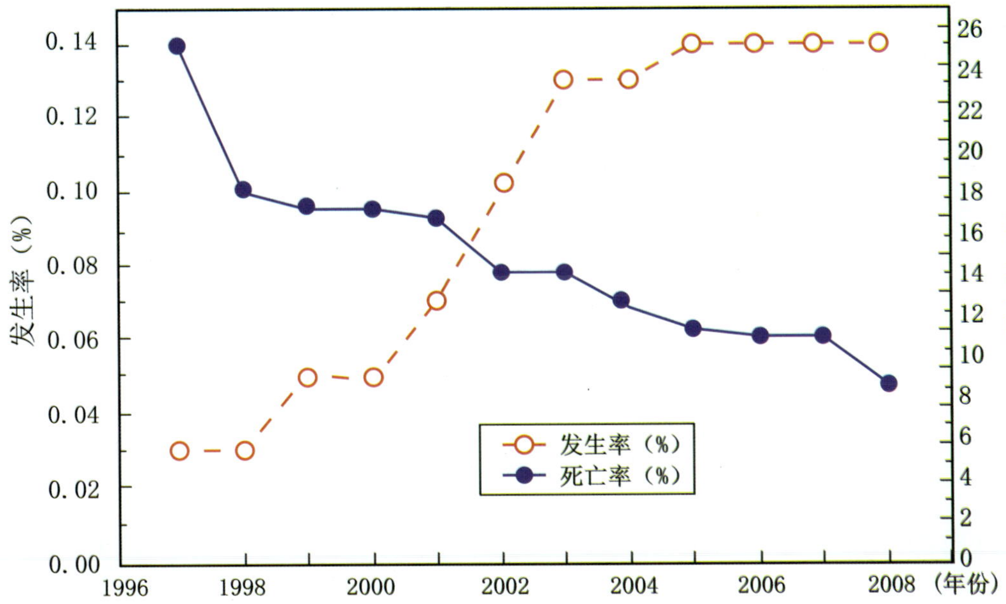

图3-5-4　1997年到2008年中国肺栓塞发生率和死亡率的变化趋势

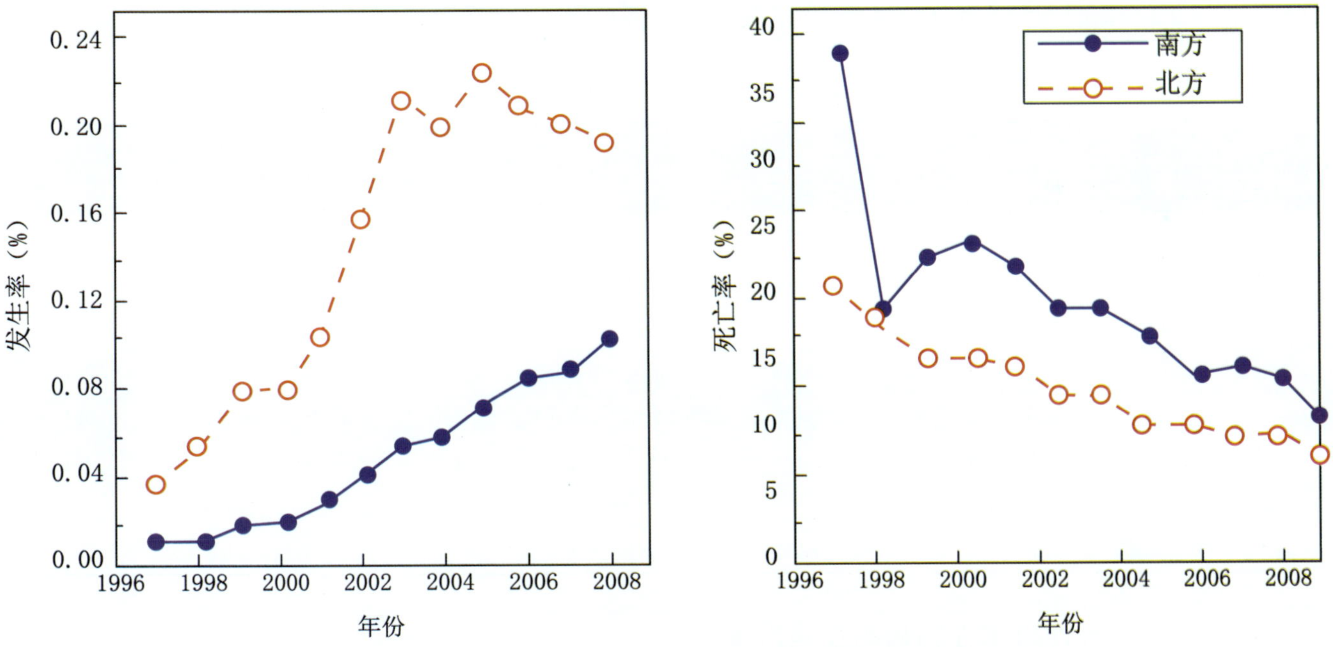

图3-5-5　南方和北方肺栓塞的发生率和死亡率的变化趋势

3.5.2.2　肺栓塞在高危人群中的发生率

2001年通过对骨伤病、肿瘤、心力衰竭及脑卒中四种疾病的临床流行病学调查，初步了解这四种疾病下肢深静脉血栓形成（DVT）及肺栓塞的发生率[1]。采用问卷、查体及多普勒超声技术对四种疾病共430例未服用阿司匹林等抗凝剂的患者进行了DVT检查。同时，对既往在深静脉血栓专业门诊就医并被诊断为DVT的36例患者做了放射性核素肺灌注扫描检查以发现肺栓塞。结果显示，在430例患者中共发现18例DVT，发生率为4.2%，其中心力衰竭组5例（5%），肿瘤组3例（2.83%），骨伤病组2例（1.92%），脑卒中组8例（6.67%）。36例有DVT病史患者中共查出4例肺栓塞，检出率为11.11%。

3.5.3 慢性阻塞性肺病

3.5.3.1 慢性阻塞性肺病的（COPD）患病率

2007年公布的一项基于北京、天津、辽宁、上海、广东、山西和重庆七个省市40岁以上人群的流行学研究结果显示[2]：COPD的患病率为8.2%，估计全国有4 300万名COPD患者。农村COPD患病率为8.8%，城市为7.8%。男性患病率高于女性：12.4%（95%CI: 11.7～13.1）和5.1%（95%CI: 4.7%～5.5%）。各省市COPD的患病率见表3-5-13。

表3-5-13 COPD的患病率

省市	城市		农村		全部人群		P值
	调查人数	患病率（%）	调查人数	患病率（%）	调查人数	患病率（%）	
北京	1 434	6.8（5.5～8.1）	1 624	9.1（7.7～10.5）	3 058	8.0（7.1～9.0）	0.021
天津	1 500	9.9（8.4～11.4）	1 508	9.4（7.9～10.9）	3 008	9.6（8.6～10.7）	0.676
辽宁	1 947	8.1（6.9～9.3）	2 020	6.8（5.7～7.9）	3 967	7.4（6.6～8.3）	0.139
上海	1 503	3.9（2.9～4.9）	1 516	9.0（7.6～10.5）	3 019	6.5（5.6～7.4）	<0.001
广东	1 818	7.4（6.2～8.6）	1 468	12.0（10.3～13.7）	3 286	9.4（8.4～10.4）	<0.001
山西	1 189	4.0（2.8～5.1）	1 298	6.9（5.5～8.2）	2 487	5.5（4.6～6.4）	0.001
重庆	1 420	13.7（11.9～15.5）	-	-	1 420	13.7（11.9～15.5）	
合计	10 811	7.8（7.2～8.3）	9 434	8.8（8.2～8.4）	20 245	8.2（7.9～8.6）	0.007

3.5.3.2 慢性阻塞性肺病的危险因素

研究分析发现：吸烟史、儿童时期肺疾病、肺部疾病家族史、男性、教育程度低、年

[1] 张啸飞, 程显声, 何建国等. 心力衰竭、脑卒中、肿瘤及骨伤病下肢深静脉血栓形成及肺栓塞发生率的临床流行病学调查. 中国慢性病预防与控制.2001,10:206-208.

[2] Zhong N, Wang C, Yao W, et al. Prevalence of chronic obstructive pulmonary disease in China: a large, population-based survey. Am J Respir Crit Care Med. 2007,176(8):753-760.

老、低BMI、厨房通气不良、烟雾粉尘接触史等因素，均与COPD患病有关。慢性阻塞性肺病的危险因素见表3-5-14[1]。

表3-5-14 慢性阻塞性肺病的危险因素

	样本量	患病率	OR值	P值
地区				0.007
城市	10 811	7.8（7.2～8.3）	1.00（参考标准）	
农村	9 434	8.8（8.2～8.4）	1.30（1.07～1.57）	
性别				<0.001
男性	8 705	12.4（11.7～13.1）	1.85（1.59～2.14）	
女性	11 540	5.1（4.7～5.5）	1.00（参考标准）	
年龄				<0.001
40～49	6 742	2.3（1.9～2.6）	1.00（参考标准）	
50～59	5 517	5.0（4.5～5.6）	2.01（1.64～2.48）	
60～69	4 518	11.7（10.8～12.7）	4.97（4.09～6.04）	
>70	3 468	20.4（19.0～21.7）	9.20（7.48～11.30）	
受教育年限				<0.001
0	3 824	13.0（11.9～14.0）	1.94（1.47～2.57）	
1～5	5 120	10.3（9.5～11.2）	1.38（1.07～1.79）	
6～8	5 823	6.2（5.6～6.8）	1.31（1.02～1.69）	
9～11	3 944	4.8（4.1～5.4）	1.14（0.87～1.50）	
>12	1 534	6.1（4.9～7.3）	1.00（参考标准）	
BMI				<0.001
<18.5	790	21.0（18.2～23.9）	3.70（2.83～4.85）	
18.5～23.9	9 918	9.5（8.9～10.1）	1.73（1.41～2.11）	
24.0～27.9	7 185	6.0（5.5～6.6）	1.15（0.93～1.42）	
>28	2 352	5.4（4.5～6.3）	1.00（参考标准）	
吸烟				<0.001
无吸烟史	12 471	5.2（4.8～5.6）	1.00（参考标准）	
吸烟者	5 911	11.4（10.6～12.2）	1.27（1.05～1.54）	
已戒烟	1 863	18.7（17.0～20.5）	1.72（1.40～2.11）	
吸烟数量（盒*年）				<0.001
0～14	15 004	5.7（5.4～6.1）	1.00（参考标准）	
15～29	2 547	11.7（10.5～12.9）	1.30（1.07～1.58）	

[1] Zhong N, Wang C, Yao W, et al. Prevalence of chronic obstructive pulmonary disease in China: a large, population-based survey. Am J Respir Crit Care Med. 2007,176(8):753-760.

表3-5-14 慢性阻塞性肺病的危险因素 续表

	样本量	患病率	OR值	P值
30～44	1 590	16.3（14.5～18.1）	1.78（1.44～2.19）	
>45	1 104	22.6（20.2～25.1）	1.72（1.39～2.14）	
烟雾粉尘接触史				0.001
无	16 101	7.9（7.5～8.3）	1.00（参考标准）	
有	4 144	9.5（8.6～10.4）	1.20（1.04～1.39）	
厨房是否通风				<0.001
通风不良	8 714	9.3（8.7～9.9）	1.28（1.14～1.43）	
通风良好	11 531	7.5（7.0～7.9）	1.00（参考标准）	
室内油烟暴露史				<0.001
无	10 661	7.3（6.8～7.8）	1.00（参考标准）	
有	9 584	9.3（8.7～9.9）	1.35（1.20～1.52）	
儿童时期肺疾病				0.002
无	15 412	7.9（7.5～8.3）	1.00（参考标准）	
有	4 833	9.3（8.5～10.1）	1.21（1.05～1.40）	
肺部疾病家族史				<0.001
无	15 764	7.2（6.8～7.6）	1.00（参考标准）	
有	4 481	12.1（11.1～13.0）	2.18（1.93～2.45）	

3.5.3.3 慢性阻塞性肺病的死亡率

根据2008年卫生部公布的数据[1]，COPD在中国城市和农村分别为排名第四和第三的死亡原因，从1990～2008年COPD的死亡率呈逐年下降趋势，见图3-5-6， 可能与医学发展和人们对该疾病的重视程度增加有关。

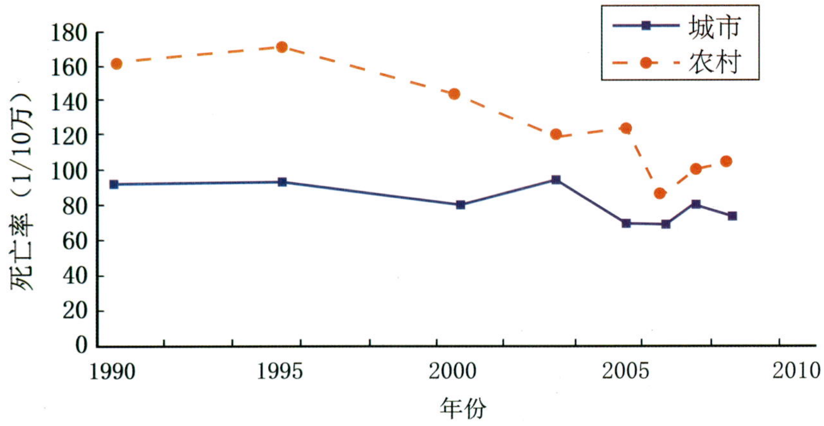

图3-5-6 1990～2008年中国城市和农村COPD死亡率

[1] Fang X, Wang X, Bai C. COPD in China: the burden and importance of proper management. Chest. 2011; 139(4): 920-929.

3.6　心血管外科

3.6.1　中国心脏外科手术量

2013年，中国大陆心脏外科手术总量为207 881例；其中体外循环手术量为162 320例。中国香港特区实施心脏外科手术1 593例；其中体外循环手术1 559例。见表3-6-1。

表3-6-1　2011～2013年中国大陆、香港心脏及主动脉外科手术量（例）

地区	省市	2011年		2012年		2013年	
		总数	体外手术	总数	体外手术	总数	体外手术
华北	北京	24 553	16 995	27 538	18 060	29 998	19 180
	天津	3 623	2 187	3 784	2 217	3 959	2 523
	河北省	5 562	4 354	5 688	4 137	5 662	4 287
	山西省	2 218	1 534	2 573	1 739	1 992	1 295
	内蒙古	1 379	916	1 369	856	1 143	720
东北	黑龙江	3 242	2 204	3 386	2 172	3 316	2 304
	吉林省	1 850	1 619	2 200	1 840	2 158	1 557
	辽宁省	4 177	2 974	4 940	3 402	5 040	3 407
华东	上海	15 381	12 958	16 099	12 887	16 551	13 119
	山东省	11 782	8 017	13 199	9 070	13 249	8 844
	江苏省	8 391	7 022	8 908	7 072	8 640	6 983
	浙江省	5 386	4 529	5 666	4 502	5 315	4 650
华中	湖北省	10 963	9 915	11 665	10 539	12 029	10 678
	湖南省	7 168	5 756	7 579	6 282	7 614	6 320
	江西省	4 486	4 069	4 200	3 808	4 103	3 743
	河南省	17 616	14 659	19 650	15 787	19 723	15 223
	安徽省	4 245	3 817	4 823	4 330	4 698	4 111
华南	广东省	14 325	12 350	15 036	13 018	15 677	13 365
	广西	3 703	3 243	3 894	3 630	4 267	3 926
	福建省	5 004	3 916	5 977	4 189	5 490	4 193
	海南省	850	745	1 040	847	1 021	954
西北	陕西省	7 079	5 630	6 997	5 778	6 944	5 786
	甘肃省	2 358	2 024	2 700	2 141	2 708	2 027
	青海省	324	267	364	309	384	369
	宁夏	911	478	910	568	1 158	528
	新疆	5 157	3 946	5 030	3 477	4 412	3 528

表3-6-1 2011～2013年中国大陆、香港心脏及主动脉外科手术量（例） 续表

地区	省市	2011年		2012年		2013年	
		总数	体外手术	总数	体外手术	总数	体外手术
西南	重庆	4 820	4 384	5 634	5 085	5 591	5 016
	四川省	6 294	5 271	6 515	5 643	7 006	5 968
	云南省	3 149	3 140	3 700	3 195	4 064	3 960
	贵州省	1 900	1 806	2 049	1 949	2 376	2 197
	西藏	87	62	82	68		
香港				1 793	1 596	1 593	1 559
总计		187 983	150 787	204 988	160 193	207 881	162 320

（注：数据来源于中国生物医学工程学会体外循环分会）

近十余年来，中国心脏主动脉外科年手术量保持着逐年递增趋势，但2013年增速较前几年明显减缓。见图3-6-1。

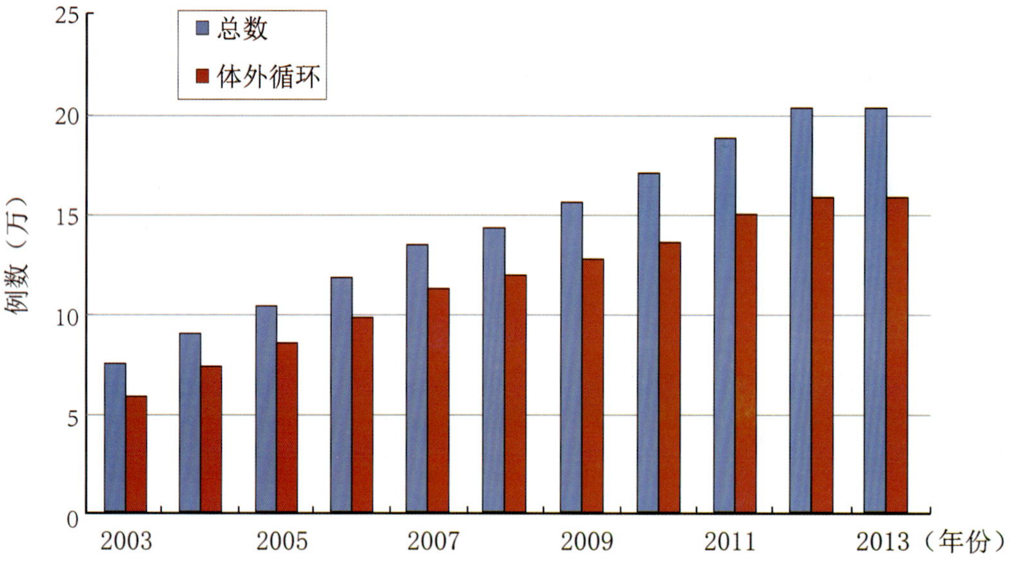

图3-6-1 2003～2013年中国心脏外科手术量

2013年，中国大陆及香港地区完成先天性心脏病矫治手术85 578例，占所有心脏主动脉外科手术的41%，居首位，见图3-6-2。完成心脏瓣膜手术57 184例、冠状动脉旁路移植术37 861例，主动脉血管手术9 032例；实施心脏移植250例（其中包括1例心肺联合移植），开展ECMO辅助治疗541例。

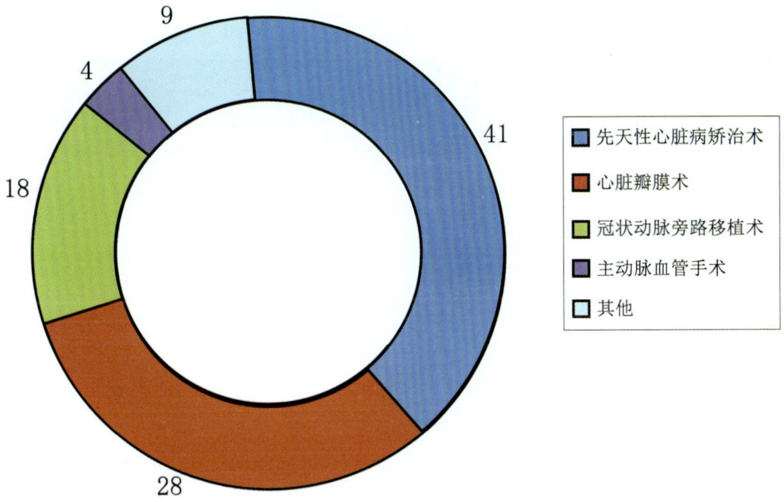

图3-6-2 2013年中国心脏外科主要手术比率结构（%）

2013年各省市、自治区的主要心脏外科手术分类统计见表3-6-2。

表3-6-2 2013年中国大陆及香港心脏外科手术分类统计（例）

地区	省市	手术类别				辅助循环		移植		
		先心	瓣膜	CABG	主动脉	IABP	ECMO	心脏	肺脏	心肺
华北	北京	10 244	6 642	10 781	1 617	824	138	77		
	天津	1 025	764	1 602	73	124	26	3		
	河北省	2 905	1 049	1 423	105	41	4			
	山西省	842	394	513	30	13				
	内蒙古	216	364	261	70	19				
东北	黑龙江	898	683	590	92	94	4			
	吉林省	692	595	378	161	40	18			
	辽宁省	1 214	1 543	2 039	204	212	12	1		
华东	上海	7 722	4 055	2 771	961	253	27	19	4	
	山东省	5 094	3 493	3 423	509	85	11	14		
	江苏省	2 871	3 482	1 674	332	157	53	7	65	
	浙江省	1 346	1 809	579	162	32	37	2		
华中	湖北省	5 116	3 285	1 939	782	186	23	72	1	1
	湖南省	3 966	2 240	521	158	66	23	2		
	江西省	2 126	1 460	189	88	31				
	河南省	9 948	3 824	3 714	988	541	30			
	安徽省	1 683	1 978	323	179	212		1		

表3-6-2　2013年中国大陆及香港心脏外科手术分类统计（例）　续表

地区	省市	手术类别				辅助循环		移植		
		先心	瓣膜	CABG	主动脉	IABP	ECMO	心脏	肺脏	心肺
华南	广东省	8 045	5 180	899	611	144	79	5	10	
	广西	1 814			90		5	14	2	
	福建省	1 793	2 030	303	281	18	11	19		
	海南省	303	487	98	17	7				
西北	陕西省	3 254	1 669	857	476	73	2	3		
	甘肃省	2 027	1 758	512	153	112	21			
	青海省	276	76	15	17	2				
	宁夏	217	215	169	32	10				
	新疆	1 762	1 039	1 115	222	42				
西南	重庆	2 336	2 278	315	124	58				
	四川省	2 409	3 570	392	198	133	3			
	云南省	2 274	1 075	227	194	3				
	贵州省	1 204	900	59	26	2	1			
	西藏									
香港		225	493	539	121	83	34	11	4	
总计		85 578	57 184	37 861	9 032	3 526	541	250	86	1

（注：数据来源于中国生物医学工程学会体外循环分会）

3.6.2　先天性心脏病

3.6.2.1　先天性心脏病的流行病学调查

2013年，广东、四川、安徽和青海等地发表了先天性心脏病流行病学调查的结果，见表3-6-3，提供了各地先心病患病率的信息。

表3-6-3　2013年中国大陆省市先天性心脏病患病率

地区	普查对象	人数（名）	患病率（‰）	先心病构成比　（%）		
				VSD	ASD	PDA
广东省中西南北部地区[1]	≤1岁	383 281	8.68	39.9	13.8	29.8
广东省深圳市[2]	孕28周到产后7天	357 373	4.66	23.3	17.7	31.4

[1] 刘小清,麦劲壮,高向民等.广东省中西南北部地区婴儿先天性心脏病的发病情况分析.中华心血管病杂志.2013,41(4):337-340.

[2] 赵光临,代礼,谢建生,等.深圳市先天性心脏病流行病学特征研究.中国妇幼保健.2013,28(22):3633-3636.

表3-6-3 2013年中国大陆省市先天性心脏病患病率 续表

地区	普查对象	人数（名）	患病率（‰）	先心病构成比 （%）		
				VSD	ASD	PDA
安徽省肥东县[1]	1～8岁	5 007	10.39	34.6	21.2	26.9
四川省凉山州6县[2]	7～17岁	10 021	6.8	19.1	38.2	29.4
凉山州6县	彝族	7 202	8.2			
凉山州6县	非彝族	2 751	3.3			
青海海拔4 000米以上地区[3]	4～18岁藏族	25 185	8.74	13.6	35.5	46.4
青海省玉树地区	4～18岁藏族	18 747	8.37			
青海省果洛地区	4～18岁藏族	6 438	9.79			

青海省此次在海拔4 000米以上地区调查[3]的先心病患病率较同一地区20世纪80年代的调查结果显著下降（玉树地区8.37‰ vs 14.7‰）。

而且，与其他地区调查未发现先心病患病率在男女性别上存在差异不同，玉树和果洛地区女性先心病患病率均高于男性，经标化后两地区总患病率女性仍显著高于男性（20.73‰ vs 13.83‰）。

在先心病构成谱上，各地调查均显示室间隔缺损、房间隔缺损和动脉导管未闭三种畸形可占到先心病总量的75%～80%；三种畸形在各地的先后排序有所差别。广东省中西南北部地区的调查，以及深圳市围产儿的先心病调查还给出了更详尽的疾病构成谱。见表3-6-4。

表3-6-4 流行病学调查中各类先天性心脏病构成比（%）

疾病名称	广东省	深圳	凉山州	疾病名称	广东省	深圳	凉山州
室间隔缺损	39.9	23.3	19.1	主动脉瓣狭窄	0.27	0.9	
房间隔缺损	13.8	17.7	38.2	共同动脉干	0.12	1.1	
动脉导管未闭	29.8	31.4	29.4	TECD	1.39	1.1	
ASD+PDA				右室双出口	0.46	1.3	
ASD+VSD				单心室	0.35	1.7	
PS+ASD				肺动脉闭锁	0.27		
肺动脉狭窄	1.35	3.9	1.5	TAPVC	0.43		
TOF	3.52	3.7	4.4	主动脉弓离断			

[1] 潘健源,袁昌翮,高潮等. 肥东县婴幼儿先天性心脏病的流行病学调查.中华疾病控制杂志.2013,17(5):446.
[2] 刘晓康,桑灏,修剑峰等. 四川省凉山州在校学生先天性心脏病患病调查.中华内科杂志.2013,52(6):494-496.
[3] 陈秋红,金新会,徐效龙等. 海拔4000m以上地区藏族少年儿童先天性心脏病现状调查.解放军医学杂志.2013,38(8):657-660.

表3-6-4 流行病学调查中各类先天性心脏病构成比（%） 续表

疾病名称	广东省	深圳	凉山州	疾病名称	广东省	深圳	凉山州
TGA	2.47	3.1		Ebstein畸形	0.31		
VSD+PDA				左心发育不良	0.70	1.6	
主动脉缩窄	0.27	1.0		右心发育不良	0.31	1.3	

注：VSD：室间隔缺损、ASD：房间隔缺损、PDA：动脉导管未闭、PS：肺动脉狭窄、TOF：法洛四联症、TGA：完全大动脉转位、TECD：完全性房室通道、TAPVC: 完全肺静脉异位引流

广东省的调查显示[1, 2]：胎、婴儿罹患先天性心脏病的危险因素众多，见表3-6-5，且多个危险因素在流动人口和常住人口中的风险有明显差异。应有针对性地加强孕前期及孕早期综合干预。

表3-6-5 先天性心脏病相关危险因素分析

项目	说明	P值	OR（95% CI）
胎婴儿体质量			
参照体质量（2 500～4 000g）		＜0.01	1.00
低体质量（0～2 499g）		＜0.01	5.34 （4.13～6.92）
巨大儿（≥4 001g）		＜0.05	1.67 （1.08～2.57）
家庭人均月收入	总收入/同居室人口		
参照收入（≥2 501元）		＜0.01	1.00
1 201～2 500元		＞0.05	1.04 （0.83～1.29）
0～1 200元		＜0.01	1.68 （1.29～2.20）
孕母接触化学制剂	苯、醛、天那水、油漆、软发剂	＜0.01	19.72 （7.02～55.40）
流动人口		＜0.01	2.13 （1.70～2.66）
孕母异常生育史	死胎、自然流产、缺陷儿史	＜0.01	3.18 （2.34～4.33）
孕母被动吸烟	不吸烟者吸入吸烟者呼出的烟雾>15ml/d或者每周>1d	＜0.01	2.59 （1.77～3.81）
孕早期孕母发烧	孕早期3个月以内，腋窝体温>37.4℃	＜0.01	3.74 （2.16～6.48）
产次≥2次		＜0.01	1.45 （1.24～1.70）
住装修半年内居室	孕前3月至孕早期（3个月内）居住	＜0.01	2.74 （1.62～4.66）
孕早期孕母病毒感染		＜0.01	2.08 （1.38～3.15）
常住地为农村		＜0.01	1.33 （1.08～1.64）
居室距离马路50米内		＜0.01	1.52 （1.13～2.04）
梅毒感染	以甲苯胺红不加热血清试验（TRUST）初筛，梅毒螺旋体血凝试验（TPHA）确诊	＜0.05	13.06 （1.55～110.08）
父亲饮酒	男性每天饮38° 白酒1两以上，持续1年；或者总量与之相当	＜0.05	2.13 （1.70～2.66）

[1] 聂志强,欧艳秋,陈寄梅等. 2004至2011年广东省胎婴儿先天性心脏病危险因素分析.中华心血管病杂志.2013,41(8):704-708.
[2] 欧艳秋,聂志强,刘小清等. 广东省流动和常住人口先天性心脏病危险因素的差异分析.中华流行病学杂志.2013,34(7):701-705.

3.6.2.2　先天性心脏病介入治疗[1]

与支架置入术和射频消融术这些“舶来品”技术不同，先心病介入治疗模式的建立及技术创新当属国人，其数量也遥遥领先于欧美国家。

20世纪末，Amplatzer 封堵器的研制成功刷新了先心病治疗历程，戴汝平、秦永文等率先在国内开展了先心病介入治疗并获得国际同行的认可。本世纪初，国产封堵器的研发与应用大大降低了介入手术的成本，进一步推动了我国先心病介入治疗发展的进程。

目前中国大陆已有492 家医院开展了此项技术，其中地方医院441所，占86%；部队医院51所，占14%。2012 年，中国大陆全年先心病介入治疗病例累计28 296 例。先心病介入治疗量名列前茅的省市和医院见表3-6-6。

表3-6-6　2012年先天性心脏病介入治疗量名列前茅的省市和医院

排序	省市、自治区	地方医院	部队医院
1	广东省	北京阜外心血管病医院	沈阳军区总医院
2	北京市	广东省人民医院	解放军西京医院
3	上海市	上海儿童医学中心	长海医院
4	云南省	上海市中山医院	西南医院
5	山东省	昆明延安医院	
6	四川省	武汉亚洲心血管病医院	

据国家卫生及计划生育委员会统计信息中心网络申报统计数据，2009年至2012年4月，不包括部队医院的主要地方医院，先心病介入治疗总量达8万余例，总的技术成功率达97.69%，严重并发症0.17%，死亡率0.03%。主要治疗病种分类见图3-6-3。

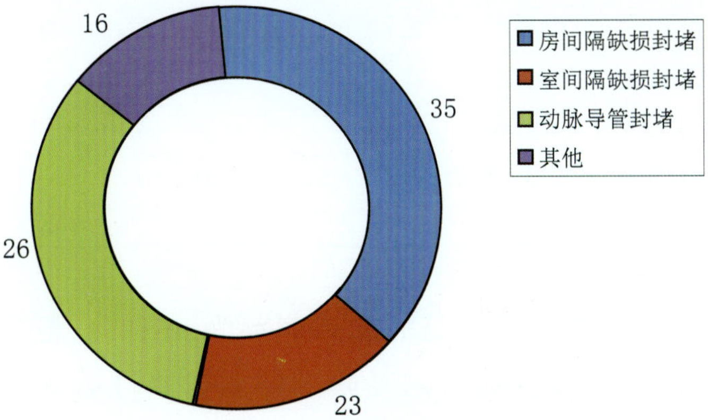

图3-6-3　2009～2012年中国大陆地方医院先心病介入治疗病种比率结构（%）

[1] 赵世华.中国先天性心脏病介入治疗:成功与挑战.中国循环杂志.2013,28(8):565-567.

3.6.3 中国大陆瓣膜性心脏病

3.6.3.1 瓣膜性心脏病的流行病学调查[1]

2007年10月至2010年3月，选取新疆人口较集中、经济发展水平及医疗条件较有代表性的乌鲁木齐市、克拉玛依市、阜康市、吐鲁番地区、和田地区、阿勒泰地区、伊犁哈萨克自治州的汉、维吾尔（维）和哈萨克（哈）族35岁以上城乡自然人群，采用整群随机抽样法进行抽样，调查瓣膜性心脏病的患病情况。

共抽取14 618名35岁以上成年人，实际完成调查14 478人。男性6 775人（46.8%），女性7 703人（53.2%），性别构成差异无统计学意义。调查结果见表3-6-7和表3-6-8。

表3-6-7 新疆7个地区35岁以上不同民族人群瓣膜性心脏病患病率

民族	男性		女性		合计		x^2值	P值
	人数	患病率(%)	人数	患病率(%)	人数	患病率(%)		
汉族	2 758	12.50	2 910	14.40	5 668	13.51	4.32	0.038
维族	2 018	3.70	2 698	2.00	4 716	2.71	12.13	0.000
哈族	1 999	11.80	2 095	12.80	4 094	12.29	1.02	0.31
合计	6 775	9.65	7 703	9.63	14 478	9.65	0.005	0.943
标化患病率		7.31		8.00		7.67		

表3-6-8 新疆7个地区35岁以上不同年龄组人群瓣膜性心脏病患病率(%)

年龄（岁）	汉族		维族		哈族		合计	
	人数	患病率	人数	患病率	人数	患病率	人数	患病率
35～44	2 024	2.80	1 652	0.80	1 730	7.20	5 406	3.63
45～54	1 356	7.10	1 250	1.80	1 131	11.10	3 737	6.53
55～64	1 064	19.60	1 074	3.10	763	18.50	2 901	13.20
65～74	972	29.80	575	7.10	388	22.40	1 935	21.60
≥75	252	45.20	165	10.90	82	29.30	499	31.23
合计	5 668	13.50	4 716	2.70	4 094	12.30	14 478	9.65
标化患病率		10.57		2.36		12.22		

结果显示：新疆7个地区瓣膜性心脏病总患病率为9.65%；根据新疆2000年标准人口构成标化后患病率为7.67%。汉、维吾尔及哈萨克族瓣膜性心脏病标化后患病率分别为10.57%、2.36%和12.22%，不同民族患病率的差异有统计学意义。瓣膜性心脏病患病率随

[1] 安勇,马翔,黄莺等.新疆不同民族心脏瓣膜病流行病学调查.中华流行病学杂志.2011,32(11):1114-1116.

年龄增长呈升高趋势。

具体分析维吾尔和哈萨克族中不同年龄、不同性别和生活地区人群瓣膜受累的情况[1, 2]，结果（见表3-6-9）如下：

a. 两个民族中，瓣膜性心脏病患病率均不存在性别上的差异。

b. 维吾尔族成年人瓣膜性心脏病以主动脉瓣病变最多见；而哈萨克族成年男性与女性瓣膜性心脏病均以二尖瓣受累最多见。

c. 两个民族中，主要受累瓣膜均随年龄增加而呈现变化。维吾尔族45岁以下人群以主动脉瓣受累最多见，45岁以上组以二尖瓣受累最多见。哈萨克族65岁以下人群以二尖瓣病变最多见，65岁以上以主动脉瓣受累为主。

表3-6-9 新疆7个地区调查不同性别、年龄和生活环境中瓣膜受累情况

组别	维吾尔族			哈萨克族		
	主动脉瓣病变(%)	二尖瓣病变(%)	双瓣病变(%)	主动脉瓣病变(%)	二尖瓣病变(%)	双瓣病变(%)
男性	75.5	13.5	10.8	28.9	50.2	20.9
女性	55.6	37.0	7.4	23.1	54.9	22.0
城镇	52.8	36.1	11.1	29.9	62.8	7.3
农牧区	72.8	18.5	8.7	24.3	48.9	26.8
35～44岁	43.0	28.5	28.5	8.8	80.8	10.4
45～54岁	31.8	50.0	18.2	22.2	62.7	15.1
55～64岁	21.2	72.7	6.1	25.5	47.5	27.0
65～74岁	19.5	78.0	2.5	49.4	14.9	35.7
≥75岁	11.1	83.3	5.6	50.0	20.8	29.2
合计	67.2	23.4	9.4	25.8	52.7	21.5

注：双瓣病变：主动脉瓣及二尖瓣联合病变

3.6.3.2 老年退行性心脏瓣膜病的流行病学调查

老年退行性心脏瓣膜病是心脏瓣膜纤维层退行性病变及钙盐沉积的结果，现已成为老年心脏瓣膜病的常见病因。近年来，中国大陆在部分人群中进行了老年退行性心脏瓣膜病的患病率调查，结果见表3-6-10。

[1] 安勇,马依彤,杨毅宁等.新疆地区哈萨克族成年人心脏瓣膜病患病率调查.中国医学创新杂志.2012,9(24):9-10.

[2] 安勇,佟箫兵,马依彤等.新疆地区维吾尔族成年人心脏瓣膜病患病率调查.中国医学创新杂志.2012,9(27):7-9.

表3-6-10　中国大陆老年退行性心脏瓣膜病的流行病学调查

	离退休铁路职工[1]	北京军队干休所[2]	新疆7地区[3]			
			汉族	维吾尔族	哈萨克族	合计
人数（例）	1 014	8 202	1 729	1 269	775	3 773
男性（%）	70.3	52	46.8	52.1	52.9	49.8
女性（%）	29.7	48	53.2	47.9	47.1	50.2
平均年龄（岁）	66.7	70.7±5.9				67.7±6.1
患病率（%）	8.1	13.41	13.2	3.7	8.5	9.0
男性患病率（%）	9.8	12.21	15.3	5.0	8.5	10.2
女性患病率（%）	4.0	14.72	11.3	2.3	8.5	7.87

注：老年退行性心脏瓣膜病的判断标准：①年龄≥60岁；②超声心动图显示心脏瓣膜、瓣环回声增强、增厚或有钙化，瓣膜厚度>3mm，瓣叶僵硬，二尖瓣包括腱索和乳头肌局限性增厚，回声增强。

根据这三个老年退行性心脏瓣膜病流行病学调查，发现：

a. 三地老年退行性心脏瓣膜病的现患率分别为8.1%、13.4%和9.0%。

b. 患病率随年龄增加而升高，年龄是其发病的最重要危险因素。

c. 患病率有民族差异，维吾尔族患病率远低于汉族、哈萨克族。

d. 该病患病率还存在性别差异。北京军队干休所的研究显示在65～69岁组，女性多于男性，男女之比1:7；75～79岁组，男性多于女性，男女之比7:1。而新疆的调查中，男性患病率明显高于女性。

e. 心脏不同部位的瓣膜受累程度不同。离退休铁路职工的调查显示主动脉瓣受损率6.7%，而二尖瓣受损率为2.4%。

三个调查提示，老年退行性心脏瓣膜病是一种随年龄增加而改变的心脏病。年龄、高血压、高血脂、脑卒中、心血管病家族史是患病的危险因素，超重、较少的体育锻炼、冠心病与老年退行性心脏瓣膜病发病有关，因此要积极预防。

3.6.3.3　SinoSCORE手术评分系统在中国大陆心脏瓣膜手术中的应用

SinoSCORE（中国心脏手术风险评估模型）是首个基于我国多中心心脏外科数据库并主要针对冠心病手术建立的风险评估系统[4]。有研究证实SinoSCORE模型可对我国瓣膜手术死亡风险做出预测。长海医院通过分析该院2009年1月至2011年11月间2098例心脏瓣膜

[1] 范甲卯,孟方,樊小莉等.老年退行性心脏瓣膜病患病情况调查分析.预防医学情报杂志.1999,15(3):177-178.

[2] 刘丽,赵玉生,王士雯等.北京地区军队老年人群退行性心脏瓣膜病流行病学研究.中华流行病学杂志.2006,27(10):836-839.

[3] 安勇,黄莺,马翔等.新疆地区不同民族老年人群退行性心脏瓣膜病患病率及相关因素的横断面调查.中华流行病学杂志.2011,32(1):99-101.

[4] 郑哲,张路,胡盛寿等.中国冠状动脉旁路移植手术风险评估.中华心血管病杂志.2010,38(10):901-904.

手术病人的数据，来检验SinoSCORE模型在瓣膜手术中的预测准确性[1]。

应用受试者工作特征（ROC，receiver operating characteristic）曲线下面积（AUC，area under curve）检验模型对术后早期死亡的区分度。区分度显示模型区分死亡和生存病例的能力；AUC≥0.7较好，AUC>0.75好，AUC>0.8优。

运用Hosmer-Lemeshow（HL）拟合优度检验验证模型对术后早期死亡的校准度。校准度是指模型预测的精确程度，HL拟合优度检验P<0.05提示实际病死率和预测病死率差异有统计学意义，即模型的预测准确度低。P>0.05显示模型具有较好的校准度。

表3-6-11 2013年针对SinoSCORE在瓣膜手术中临床验证研究

分组	SinoSCORE分值	患者数（死亡）	病死率	ROC曲线下面积	HL检验
低风险组	-0.3 ± 1.1	594（5）	0.84%	AUC=0.742	P= 0.503
中风险组	3.7 ± 1.1	855（17）	1.99%	AUC=0.762	P= 0.574
高风险组	9.7 ± 1.1	649（41）	6.32%	AUC=0.738	P= 0.688

结论：SinoSCORE模型对瓣膜手术患者的在院死亡风险预测具有较好的准确度。

3.6.4 中国大陆冠状动脉病变的外科治疗

3.6.4.1 一站式Hybrid手术治疗冠状动脉多支血管病变

阜外心血管病医院配对比较该院2007年6月至2010年12月间分别接受Hybrid手术、不停跳CABG和PCI治疗的三组冠状动脉多支血管病变患者（每组均为141例）术后三年随访的结果[2]。所有患者均按EuroSCORE和SYNTAX（Synergy Between Percutaneous Coronary Intervention With Taxus and Cardiac Surgery）评分进行危险分层。结果发现Hybrid手术治疗在降低术后主要不良心脑血管事件（MACC）发生率方面具有优势。

在中、低危险SYNTAX分值（低危≤24分，24分<中危<30分）和中、低危险EuroSCORE分值（低危≤2分，2分<中危<6分）的患者中，MACC发生率在三组间不存在差异。但在SYNTAX高危险分值（≥30分）患者中，Hybrid手术组MACC发生率与不停跳CABG组相似（p = 0.362），却明显低于PCI治疗组（P= 0.002）。

[1] 王崇,韩林,陆方林等.SinoSCORE预测瓣膜手术在院死亡风险-第二军医大学长海医院胸心外科经验.中华胸心血管外科杂志.2013,29(4):193-195.

[2] Shen L,Hu S,Wang H,et al. One-stop hybrid coronary revascularization versus coronary artery bypass grafting and percutaneous coronary intervention for the treatment of multivessel coronary artery disease: 3-year follow-up results from a single institution.J Am Coll Cardiol. 2013,61(25): 2525-2533.

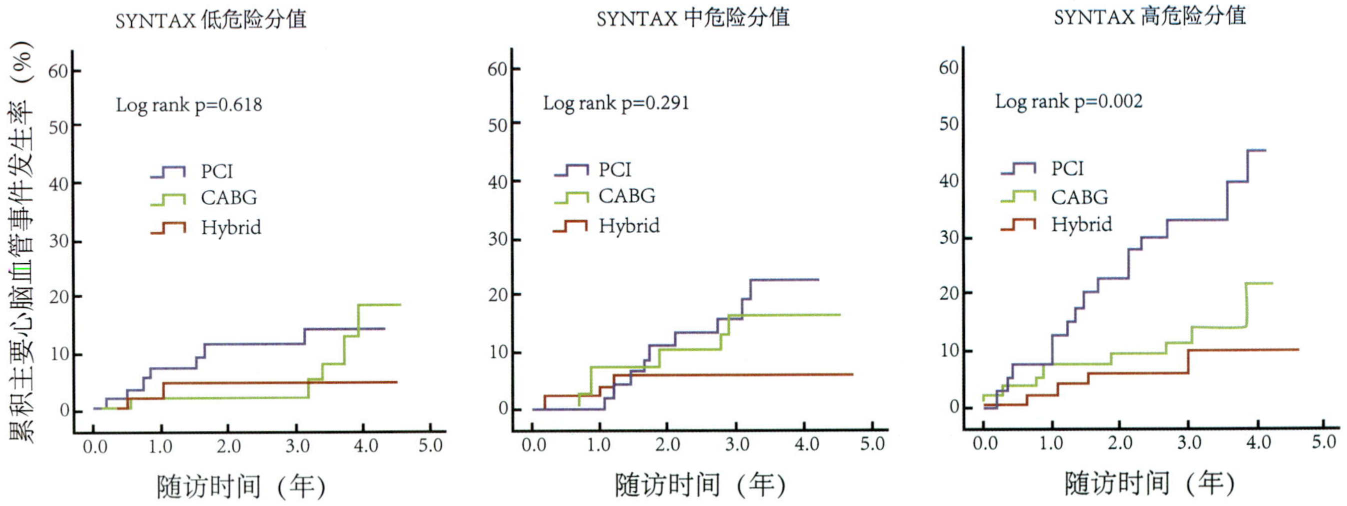

图3-6-4　按SYNTAX评分比较三组随访3年的MACC发生率

而在EuroSCORE高危险分值（≥6分）患者中，Hybrid手术组MACC发生率要明显低于不停跳CABG组（p＝0.030）和PCI治疗组（p＝0.006）。

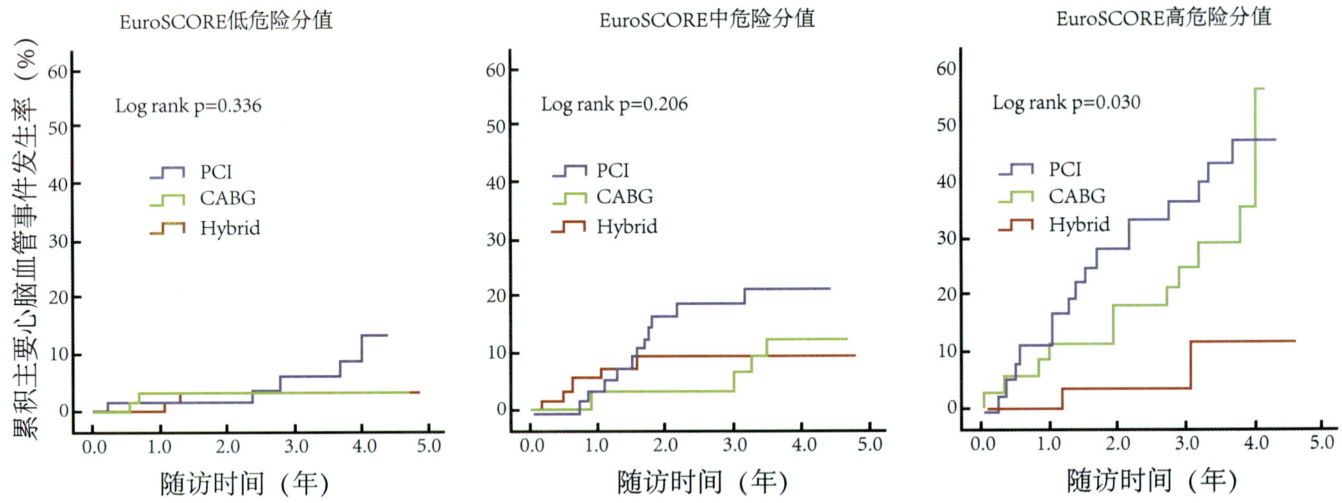

图3-6-5　按EuroSCORE评分比较三组随访3年的MACC发生率

3.6.4.2　对氨甲基环己酸在冠状动脉旁路移植术中的血液保护作用

中国大陆7个心脏中心进行了随机双盲的临床试验，研究对氨甲基环己酸（简称：氨甲环酸）在体外循环辅助的单纯CABG患者中的血液保护作用[1]。共1 173名成人患者参与了研究。

该研究首先根据患者术前使用氯吡格雷的情况分为：术前7日内仍在使用组、术前停药7日以上组和未使用组（空白组）。然后再将患者随机分入使用氨甲环酸组和对照组。观察患者围术期失血、发生重要出血事件以及输注红细胞的情况。结果发现：术前使用氯吡格雷明显增加上述不良事件发生的风险，而运用氨甲环酸则明显降低上述风险的发生。见表3-6-12。

3-6-12　使用氯吡格雷和氨甲环酸对观察指标的影响

组别	围术期失血量	发生重要出血事件风险	围术期输注红细胞量	围术期输注红细胞风险
氯吡格雷组与空白组	MD　270ml 95%CI　135～404ml	RD　18.5 95% CI 7.85～29.2	MD　2.97U 95%CI 1.51～4.43U	RD　17.9 95%CI　8.51～27.2
氨甲环酸组和对照组	MD　-278ml 95%CI -380～ -176ml	RD　-19.5 95% CI -27.7～ -11.4	MD　-2.58U 95%CI -3.61～ -1.55U	RD　-18.9 95%CI -26.4～ -11.4

注：MD均数差；RD风险差

亚组分析的结果显示，氨甲环酸在血小板受损害患者中减少CABG围术期失血、降低重要出血事件风险和减少围术期输注红细胞方面更有效果。对比术前7日内仍在使用氯吡格雷和术前停用氯吡格雷7日以上的两组中使用氨甲环酸的患者情况，发现上述风险指标，在两组中的发生不再存在差异。从而提示使用氨甲环酸，可以免除单纯体外循环CABG术前停用氯吡格雷7日的等待期。

3.6.5　心脏术后急性肾损伤并发症

上海中山医院针对该院2006年9月至2011年7月间6 665例体外循环辅助心脏手术成年患者（男性3 420例，女性3 245例），按2005年AKI网络（AKIN）诊断标准，采用Logistic回归，分析了患者术后急性肾损伤（AKI， acute kidney injury）的发病情况及相关危险因素[2]。

[1] Shi J, Ji H, Ren F,et al. Protective effects of tranexamic acid on clopidogrel before coronary artery bypass grafting: a multicenter randomized trial.JAMA Surg.2013,148(6): 538-547.

[2] 杨晓梅,王春生,刘岚,等.成人体外循环手术后急性肾损伤的危险因素分析.中华胸心血管外科杂志.2013,29(3):147-150.

表3-6-13 心脏术后发生急性肾损伤的危险因素

	ß值	OR	95% CI	P值
性别（男性）	0.166	1.824	1.596～2.083	＜0.001
年龄（每增加10岁）	0.235	1.366	1.292～1.445	＜0.001
高血压史	0.086	1.465	1.254～1.712	＜0.001
糖尿病史	0.037	1.354	1.040～1.762	0.025
基础血肌酐 ≥115 umol/L	0.072	1.812	1.400～2.347	＜0.001
血尿酸 ≥420 umol/L	0.071	1.331	1.160～1.528	＜0.001
左心室射血分数 ＜ 0.40	0.157	3.600	2.780～4.663	＜0.001
术前贫血	0.056	1.484	1.174～1.877	0.001
手术类型				
瓣膜手术		1.000		
主动脉瘤手术	0.079	1.641	1.280～2.103	＜0.001
冠状动脉旁路移植术	－0.093	0.489	0.372～0.645	＜0.001
冠状动脉旁路移植术 + 瓣膜手术	－0.007	0.947	0.732～1.227	0.682
先天性心脏病纠治及其他手术	－0.044	0.768	0.582～1.013	0.062
体外循环时间 ≥120 min	0.111	1.654	1.415～1.932	＜0.001
深低温停循环的应用	0.070	1.988	1.354～2.918	0.001
术后低血压	0.171	3.355	2.676～4.207	＜0.001
术后24小时内输血 ≥1000 ml	0.126	2.509	1.986～3.168	＜0.001
机械通气 ≥ 72 小时	0.098	3.543	2.245～5.591	＜0.001

结果显示：该组体外循环心脏手术后成人患者AKI的患病率为26.69%，其中1.53%的AKI患者需要肾脏替代治疗。AKI组患者住院期间病死率明显高于非AKI组（2.47% vs 0.29%，P＜0.01）。

年龄、术后低血压、性别、术前左心室射血分数、术后24小时内输血量是影响最大的5个危险因素。

3.7 慢性肾脏病

3.7.1 慢性肾脏病（CKD）流行病学研究

3.7.1.1 CKD患病风险研究

2009年9月至2010年9月进行的全国CKD患病率调查，通过多阶段、分层取样的方法，在13个省市自治区、直辖市对47 204名成年人进行了抽样调查，结果[1]显示，CKD的总患病率为10.8%。其中，以eGFR<60ml/min/1.73m^{2}诊断的患病率为1.7%（95% CI: 1.5～1.9），而以尿白蛋白与肌酐比值>30mg/g诊断的CKD的患病率为9.4%（95% CI: 10.2～11.3）。根据2009年全国人口抽样调查结果推算，全国约有1.2亿名CKD患者。年龄、性别、高血压、糖尿病、既往心血管病史、高尿酸血症、居住地及经济状况是发生CKD的独立危险因素。

来自2007年6月至2008年5月进行的中国糖尿病与代谢综合征调查研究[2]的数据显示，在15 987名20岁以上的受访者中，根据NECP-ATP-III关于代谢综合征的诊断标准（5条里面符合≥3条:1）腰围增加：男性≥90cm，女性≥80cm; 2）甘油三酯增高：≥1.69mmol/L或应用降脂药物; 3）血压升高:收缩压≥130mmHg或舒张压≥85mmHg，或应用降压药物; 4）空腹血糖≥5.6 mmol/L或应用糖尿病药物; 5）HDL-C下降:男性<1.04 mmol/L或女性<1.29mmol/L），以eGFR<60 ml/min/1.73 m^{2}为诊断标准的CKD患病率经年龄校正后在代谢综合征者中为4.64%，无代谢综合征者中为3.30%（p<0.001）。高血压、高空腹血糖、高甘油三酯血症、低高密度脂蛋白水平以及代谢综合征患者患CKD的OR值均显著增高。

另一项来自浙江省的横断面研究进行了类似的观察。在2009年9月至2012年6月总共11 013人受访者中，10 384人（94.3%）完成了调查[3]。eGFR<60mL/min/1.73m^{2}的患病率为1.83%（95%CI 1.52～2.13），白蛋白尿（ACR≥30mg/g）的患病率为8.65%（95%可信区间7.98～9.31），总的CKD（eGFR<60mL/min/1.73m^{2}或白蛋白尿）患病率为9.88%（95%CI 9.18～10.59）。多因素logistic回归分析显示，代谢性疾病，如糖尿病、肥胖、高血压以及高尿酸血症均是CKD的独立危险因素。

血脂异常是公认的心血管疾病危险因素。于河南郑州、开封、焦作、平顶山4个城市多个社区及街道随机抽样进行的研究，共纳入4 779名年龄≥45岁的中老年人，参照2007年中国成人血脂指南为血脂异常诊断标准，白蛋白尿（ACR≥30mg/g）和/或eGFR<60 ml/min/1.73m^{2}为CKD诊断标准。结果[4]显示，高胆固醇血症患者较胆固醇水平正常者白蛋白

[1] Zhang L，Wang F，Wang L et al. Prevalence of chronic kidney disease in China: a cross-sectional survey. Lancet. 2012，379（9818）:815-822.

[2] Ming J，Xu S，Yang C，et al; China National Diabetes and Metabolic Disorders Study Grou Metabolic syndrome and chronic kidney disease in general Chinese adults: results from the 2007-08 China National Diabetes and Metabolic Disorders Study. Clin Chim Acta. 2014，430:115-120.

[3] Lin B，Shao L，Luo Q，et al. Prevalence of chronic kidney disease and its association with metabolic diseases: a cross-sectional survey in Zhejiang province，Eastern China. BMC Nephrol. 2014，15:36.

[4] Liu DW，Wan J，Liu ZS，et al.Association between dyslipidemia and chronic kidney disease: a cross-sectional study in the middle-aged and elderly Chinese population. Chin Med J（Engl）. 2013，126:1207-1212.

尿及eGFR下降更常见（10.0% vs 6.1%，P=0.001；4.0% vs 2.4%，P=0.028）。高胆固醇血症和高密度脂蛋白低与白蛋白尿独立相关，OR值分别为1.49（95%CI 1.08～2.07）和1.53（95%CI 1.13～2.09）。多因素校正后，高胆固醇血症患者出现eGFR<60ml/min/1.73m^{2}的OR值为1.65（95%CI 1.03~2.65）。随着血脂异常成分个数从1到3递增（以0为标准），患者发生CKD的危险性增加，见表3-7-1。

表3-7-1　血脂异常成分个数与CKD发病风险[OR（95%CI）]

血脂异常成分个数	白蛋白尿		eGFR下降	
	未调整	多因素调整	未调整	多因素调整
0	1.00	1.00	1.00	1.00
1	0.99（0.75～1.30）	0.87（0.65～1.15）	0.39（0.22～0.70）	0.38（0.21～0.69）
2	1.30（0.86～1.98）	1.29（0.83～2.01）	2.00（1.19～3.36）	1.92（1.14～3.25）
3	9.42（4.87～18.25）	7.87（3.75～16.50）	6.50（2.66～15.93）	5.85（2.36～14.51）

注：调整因素包括年龄、性别、肥胖、高血压、糖尿病、吸烟、以及血尿酸水平。

来自浦东地区2008年4月至7月的研究，通过多层随机抽样方法，共纳入5 584名20～79岁的居民，根据血糖水平分为4组：确诊糖尿病组，未确诊的糖尿病（空腹血糖≥126 mg/dl），糖尿病前期（空腹血糖100～126mg/dl）和血糖正常组（空腹血糖 <100mg/dl），观察不同血糖水平组与白蛋白尿（ACR≥30mg/g）、肾功能下降（eGFR<60ml/min/1.73 m^2）及CKD患病率之间的关系。其中，肾功能水平采用两个公式进行估算：基于中国人改良的MDRD公式和CKD-EPI公式。结果[1]显示，随着血糖水平的升高，在校正了年龄、性别、高血压后，基于MDRD公式估算的CKD患病率分别为9.1%，12.3%，25.0%和25.8%；采用CKD-EPI公式估算的CKD患病率略有不同，但呈现相同趋势，依次为9.8%，12.1%，23.3%和24.5%。多因素分析显示，高血压、血糖异常、女性、高甘油三酯血症、高BMI及高龄均为CKD的独立危险因素。

3.7.2　老年CKD患者高血压知晓率、治疗率和控制率的研究

PATRIOTIC研究是一项针对中国CKD患者高血压的患病率、知晓率和治疗率进行的多

[1] Zhou Y， Echouffo-Tcheugui JB， Gu JJ， et al. Prevalence of chronic kidney disease across levels of glycemia among adults in Pudong New Area， Shanghai， China. BMC Nephrol. 2013, 14:253.

中心、横断面、全国性调查[1]。在国内31个省、自治区及直辖市（除香港、澳门及台湾）符合参加条件（有独立肾脏内科、病床数>40，且每月收治CKD患者>50例）的61家三级医院中进行。其中年龄大于60岁的老年患者共有2 414例。老年CKD患者高血压的患病率、知晓率、治疗率和控制率见表3-7-2。上述指标在进一步的年龄分层统计中无显著差异。以<140/90mmHg的常规标准分析，肥胖，中晚期CKD（4和5期）及糖尿病是影响老年CKD患者血压控制的独立危险因素。

表3-7-2 中国CKD患者高血压的患病率、知晓率和治疗率（n，%）

年龄	患病率	知晓率	治疗率	控制率	
				血压<140/90mmHg	血压<130/80mmHg
合计（n=2 414）	1 980（82.0）	1 796（90.7）	1 728（87.3）	586（29.6）	240（12.1）
60～69（n=1 259）	1 022（81.2）	917（89.7）	880（86.1）	303（29.6）	123（12.0）
70～79（n=917）	757（82.6）	694（91.7）	667（88.1）	213（28.1）	80（10.6）
≥80（n=238）	201（84.5）	185（92.0）	181（90.0）	70（34.8）	37（18.4）
P值（三个年龄组间比较）	0.19	0.14	0.08	0.46	0.16

3.8 外周血管病

外周动脉疾病（ PAD）指冠状动脉和颅内动脉以外其他动脉的疾病。本报告仅涉及下肢动脉粥样硬化性疾病（LEAD）和颈动脉粥样硬化性疾病（CAD）。

3.8.1 下肢动脉粥样硬化性疾病

3.8.1.1 LEAD患病率情况

LEAD是中老年人常见的疾病，许多流行病学研究对其患病率进行了调查，所采用的诊断方法包括间歇性跛行问卷表、踝臂指数（ABI）及脉搏波传导速度（PWV）等无创方法。国内LEAD的有关流行病学调查结果见表3-8-1，不同研究人群的LEAD患病率差别较大，有危险因素者LEAD患病率较高。大多数研究中，女性患病率高于男性。

[1] Cai G, Zheng Y, Sun X, et al; Survey of Prevalence, Awareness, and Treatment Rates in Chronic Kidney Disease Patients with Hypertension in China Collaborative GrouPrevalence, awareness, treatment, and control of hypertension in elderly adults with chronic kidney disease: results from the survey of Prevalence, Awareness, and Treatment Rates in Chronic Kidney Disease Patients with Hypertension in China. J Am Geriatr Soc. 2013，61:2160-2167.

表3-8-1 中国LEAD患病率的流行病学调查结果

人群（调查发表年份）	调查人数	年龄（岁）	患病率（%）		
			男性	女性	合计
北京万寿路地区老年居民（2003年）[1, 2]	2 124	60～95	12.7	18.1	16.4
浙江舟山渔民（2005年）[3]	2 668	35～	3.0	1.2	2.1
代谢综合征人群（2006年）[4]	2 115	32～91	21.7	23.4	22.5
MUCA研究人群*（2007年）[5]	18 140	35～	5.4	9.3	6.0
糖尿病患者（2007年）[6]	1 347	50～	18.3	20.4	19.4
高血压人群（2007年）[7]	3 047	>50	—	—	27.5
社区自然人群（2009年）[8]	21 152	18～	1.8	4.3	3.04
武汉市老年糖尿病人群（2010年）[9]	2 010	60～	—	—	24.1

注：表中LEAD的诊断方法均为ABI<0.90；MUCA：中国心血管病流行病学多中心合作研究

3.8.1.2 LEAD相关危险因素

流行病学调查资料显示，LEAD患病率随着老龄化与动脉粥样硬化（AS）危险因素的增多而增加。LEAD的主要病因是AS，致AS的危险因素如吸烟、糖尿病、血脂异常、高血压、高同型半胱氨酸血症均增加LEAD患病的危险性。30%的脑血管病患者、25%的缺血性心脏病患者并存LEAD[3, 4]。因此，LEAD是全身AS性疾病的重要窗口，其早期检出与治疗对全身性AS疾病诊治有重要价值。近几年研究结果显示血清胱抑素C水平（Cystatin C）是糖尿病患者下肢动脉疾病的独立预测因子，Cystatin C >1.2 mg/L显著增加下肢动脉疾病的发生率（OR 21.79， 95%CI:10.05～47.28，P<0.001）[10]。

[1] 李小鹰,王洁,何耀等.老年周围动脉硬化闭塞病与心血管疾病的关系--北京万寿路地区老年人群横断面调查.中华医学杂志.2003,83(21): 1847-1851.

[2] 王洁,李小鹰,何耀等.北京市万寿路地区老年人群周围动脉硬化闭塞病横断面调查.中华流行病学杂志.2004,25(3):221-224.

[3] 刘成国,阮连生.浙江省舟山渔区外周动脉病患病率调查.中华老年医学杂志. 2005.24(11):863-865.

[4] 魏毅东,胡大一,张润峰等.代谢综合征患者合并外周动脉疾病的临床研究. 中华医学杂志.2006,86(30):2114-2116.

[5] 李贤,武阳丰.我国中老年人中踝臂指数（ABI）的分布及周围动脉硬化疾病（PAD）的患病率.全国老年周围动脉硬化疾病防治专题研讨会论文汇编, 2007:99.

[6] 管珩,刘志民,李光伟等.50岁以上糖尿病人群周围动脉闭塞性疾病相关因素分析.中华医学杂志.2007,87(1): 23-27.

[7] 李觉.中国下肢动脉疾病研究系列报道——高危人群下肢动脉疾病的全因及心血管病病死率和危险比.中国实用内科杂志.2006,26(21):1685-1687.

[8] 王勇,李觉,徐亚伟等.中国自然人群下肢外周动脉疾病患病率及相关危险因素.中华心血管病杂志.2009,37(12):1127-1131.

[9] Wang L,DU F,Mao H,et al.Prevalence and related risk factors of peripheral arterial disease in elderly patients with type 2 diabetes in Wuhan, Central China. Chin Med J (Engl).2011,124(24): 4264-4268.

[10] Liu F,Shen J,Zhao J,et al.Cystatin C: a strong marker for lower limb ischemia in chinese type 2 diabetic patients?PLoS One.2013,8(7):e66907.

3.8.1.3 LEAD对死亡率的影响

LEAD患者的死亡率明显高于同龄非LEAD者，且随ABI的减低逐步增高。有研究[1]报告了3 210例AS高危人群不同ABI分级随访3年的死亡率，ABI≤0.4组与1.0～1.4组比较，全因死亡率增加2倍（95%CI: 1.936～4.979），心血管病死亡率增加4倍（95%CI: 2.740～8.388），见表3-8-2。

表3-8-2 动脉粥样硬化高危人群不同ABI分级3年随访的死亡率比较

	ABI≤0.4	0.41～0.9	0.91～0.99	1.0～1.4	总体	p值
全因死亡率	37.7	24.4	13.2	12.1	15.7	<0.001
心血管病死亡率	27.5	14.5	8.1	6.3	8.9	<0.001

3.8.2 颈动脉粥样硬化性疾病

3.8.2.1 CAD的患病率及危险因素

CAD也是中老年人常见的疾病，对其患病率的流行病学调查，主要采用颈动脉超声检查，检出粥样硬化斑块和测量颈动脉内中膜厚度（IMT）。结果显示CAD的患病率同样与被调查对象的年龄、危险因素及基础疾病相关。

中美协作研究队列中的石景山人群和多省市队列中的北京大学社区人群横断面调查显示，在年龄43～81岁的2 681人中颈动脉超声斑块的检出率为60.3%（男性66.7%，女性56.2%）；颈动脉斑块分布主要在颈动脉膨大部，见表3-8-3。多因素分析结果：男女两组IMT均随血压、血糖、LDL-C水平的增加而增加。与无危险因素者相比，高血压、糖尿病、吸烟和高LDL-C血症者斑块检出率明显增高。此项调查显示中国中老年人群颈动脉粥样硬化普遍存在，且与多个心血管病危险因素相关[2]。新近报道的1 195例患者的队列研究，分别于1993～1994年基线时及2002年随访时测定患者的血脂水平及颈动脉内膜厚度，结果表明基线及随访时的血脂水平（TC，LDL-C，non-HDL-C，TC/HDL-C，和LDL-C/HDL-C）均与颈动脉内膜厚度显著相关，且与基线的血脂水平关联性更强[3]。

---

[1] Li X,Luo Y,Xu Y,et al.Relationship of ankle-brachial index with all-cause mortality and cardiovascular mortality after a 3-year follow-up: the China ankle-brachial index cohort study.J Hum Hypertens.2010,24(2):111-116.

[2] 王薇,武阳丰,赵冬,等.中老年人群颈动脉粥样硬化分布特点及影响因素分析.中华心血管病杂志,2010,38(6):553-557.

[3] Huang Y,Yu X,Millican D,et al.The measurement of lipids currently and 9 years ago--which is more associated with carotid intima-media thickness? Clin Cardiol,2012 ,35(8):512-517.

表3-8-3 北京地区中老年人群颈动脉斑块检出率

	例数（%）	颈动脉斑块检出率（%）			
		颈总动脉	膨大部	颈内动脉	颈动脉
男	1002（39.1）	20.9	61.2	24.7	66.7
女	1562（60.9）	13.8	51.6	12.2	56.2
合计	2564（100）	16.6	55.4	17.2	60.3

2007～2010年对新疆维吾尔族、哈萨克族、汉族35岁以上人群13 896人的调查结果显示，颈动脉斑块的总检出率为10.2%，其中维吾尔族、哈萨克族和汉族检出率分别为12.5%、7.2%和10.4%。本研究颈动脉斑块检出率相对较低，可能与该人群平均心血管病风险较低等因素有关[1]。

3.8.2.2 CAD与缺血性心血管病的发病风险

一项为期5年的随访研究[2]发现，对于无颈动脉斑块者，基线IMT是缺血性心血管病的独立预测因子（HR=1.59， 95% CI: 1.04～2.45）；而对于伴有颈动脉斑块者，随着斑块总面积及数量的增加，发生缺血性心血管病的风险亦显著增加[2, 3]， HR分别为1.29（95% CI: 1.08～1.55）和1.14（95% CI: 1.02～1.27）。

[1] 杨毅宁,纪伟宁,马依彤等. 新疆维吾尔族、哈萨克族、汉族人群颈动脉斑块的检出率调查.中华医学杂志.2011. 91(4):225-228.

[2] Xie W,Wu Y,Wang W,et al.A longitudinal study of carotid plaque and risk of ischemic cardiovascular disease in the Chinese population. J Am Soc Echocardiogr,2011, 24(7):729-737.

[3] Xie W,Liang L,Zhao L,et al.Combination of carotid intima-media thickness and plaque for better predicting risk of ischaemic cardiovascular events. Heart,2011,97(16):1326-1331.

第四部分 心血管病社区防治

4.1 心血管病社区防治工作概况

中国心血管病社区防治工作持续了40多年的探索与实践，社区防治工作由点及面逐步推广实施，开展以高血压防治为突破口的人群综合干预。1969年阜外医院在首都钢铁公司建立的中国第一个人群防治基地是中国社区人群防治工作的典范，被世界卫生组织定义为“首钢模式”。20世纪70年代以来各地陆续建立了一批以行政地域社区为基础的人群高血压防治基地和心血管疾病综合防治示范区，1997年起在北京、天津、上海、浙江等24个省、自治区、直辖市开展了慢性病综合防治示范点工作，2010年国家卫生计生委启动了中国慢性病防治示范区创建工作，到2012年全国建立起了140个示范区。中国社区人群防治工作在不断的探索中前行，并取得明显成效。2009年国家推出医改新政策，将高血压和糖尿病社区防治工作纳入国家基本公共卫生服务范畴，在全国层面开展人群防治工作。

40多年的历程，中国的心血管病社区防治工作历经了从试点到局部区域扩大实施到全国居民均等化基本公共卫生服务；从只干预高血压患者到管理社区全人群（包括一般人群、高危人群、患病人群）及多种慢性病（糖尿病、高脂血症、冠心病、脑卒中等）综合管理；从注重心血管病的发病、死亡和危险因素监测到重视提高人群的知晓率、治疗率和控制率水平；从专家以科研、项目为目的的示范研究到以政府为主导的多部门合作的社区人群防治工作。中国心血管病社区综合防治逐步由点及面地向规范化、规模化和信息化方向发展。

4.2 心血管病社区防治工作案例介绍——开滦煤矿职业人群高血压管理模式

中国现有产业工人约1.46亿，产业工人接触粉尘及有毒有害物质的时间多于一般人群，主要慢性病的患病率高于一般人群。政府主导的公共卫生服务项目主要涉及行政地域社区居民，实际服务对象是老年人，而功能社区职业人群，尤其是产业工人往往被忽视或是边缘化，均等化的基本公共卫生服务实际上很难惠及。

职业人群不仅是社会财富的创造者，而且是疾病预防和控制的黄金年龄段，是实现国家疾病防控战略前移的主要目标人群。为有效维护员工的生命权和健康权，提高员工的健康监控和自主健康管理，2009年开始，开滦集团有限责任公司对在职职工进行以高血压干预为主的综合管理。现将主要管理模式介绍如下：

4.2.1 开滦高血压管理的领导组织构架

首先，在集团公司层面设立安全健康委员会，作为员工健康保障体系建设的领导机构，负责体系建立及其运转的协调指导和监督考核。

其次，各级人力资源部是员工安全健康保障体系建设的协调指导部门，负责定期组织员工健康查体；对患有高血压、心脑血管疾病等不适合继续从事原岗位工作的员工，依据集团公司相关标准，做出调整工作岗位、离岗治疗、劳动能力鉴定等工作。

再次，各级工会负责本单位员工安全健康保障体系建设的日常管理，掌握本单位员工健康状况，督促患有高血压、心脑血管疾病的员工，定期接受检查和治疗，组织班组急救员参加急救知识培训，负责急救箱的日常管理。

最后，安全监管部门负责组织员工安全健康保障体系运行情况的监督检查与考核，对各单位员工安全健康保障体系建设情况和工作目标落实情况、存在的问题等，依照有关规定实施考核并提出改进建议。

4.2.2 四级职工健康保障体系

开滦社区共建立起四级职工健康保障体系：

定点医院：集团所属11家各定点医院是员工安全健康保障体系的主要实施单位。每两年组织一次全员健康查体；进行重大疾病筛查及其抢救与治疗；对各生产经营单位、保健站安全健康保障体系建设及其运转提供业务指导，对从事员工健康保障工作的相关专、兼职人员进行管理、培训与考核。

保健站：保健站是各定点医院的派出机构，建立在厂矿区内。主要负责建立全员安全健康档案，随时掌握员工健康状况；对已确诊或高度怀疑患有高血压、心脑血管疾病、糖尿病等慢性疾病员工实施跟踪管理、定期配药、干预治疗，同时根据体系建设发展情况，逐步拓宽医疗服务内容；实施突发伤病员工的紧急救治；组织急救员业务培训，开展保健知识、自救知识的宣传培训；对患有高血压、心脑血管疾病等不适合继续从事原岗位工作的员工，依据集团公司相关标准，提出调整工作岗位、离岗治疗、进行劳动能力鉴定等书面建议；负责班组急救包的统一收发和抢救药品及医用材料的定期更换。每名保健医生负责800-1000名开滦员工的保健。

井下急救站：井下急救站是专门负责井下班组突发伤病员工紧急医疗救治的专职机构。急救员由各生产单位配备和管理，接受各定点医院和保健站的业务指导。主要负责与矿山救护队一起进行井下班组在岗突发伤病员工的临时紧急救治。

班组急救员：车间、班组急救员由各生产车间、班组成员兼任，归属各单位管理，接受定点医院和保健站的业务指导和培训。主要负责在第一时间对本车间、班组范围内突发伤病员工的紧急临时救治和现场急救箱的管理。

4.2.3 高血压管理具体措施

制度性筛查：全体员工每2年进行一次健康体检，体检发现的高血压人群，纳入开滦高血压管理。

宣传教育：随访医生每个月到所管辖单位，向职工进行高血压防治健康宣教和康复指导。定期举办健康知识讲座，利用宣传栏、黑板报、多媒体、工会活动场所等多种方式进行宣教。宣教的内容包括：高血压的危害、心脑血管疾病的危险因素、行为和危险因素对心脑血管疾病的影响、健康生活方式指导等；通过宣传普及高血压防治知识，提高职工心脑血管疾病发病的症状早期识别能力，开展心肺复苏的指导训练，提高定期检查、规律服药重要性的认识。

生活方式干预：减少钠盐摄入、控制体重、不吸烟、限制饮酒、体育运动、减轻精神压力，保持心理平衡。

药物干预：免费发放螺内酯、氢氯噻嗪、卡托普利、尼群地平四种降压药品，通过医生指导长期规律服药治疗。

行政干预：工会主要协调保健站对高血压人群实施管理与监控，对坚持血压测量、按时服药及血压控制达标的员工，工会给予其一定的物质奖励，对因高血压休假而致家庭生活困难者可按城镇居民最低生活保障标准给予补助。

定期随访：对纳入管理的开滦在职职工，确诊为高血压且正在服用免费药物或自行服用降压药物者每2周随访1次，进行测量血压和健康宣教，与高血压员工做好沟通；询问服药依从性；了解高血压员工有无所服药物的副作用，并做详细记录。随访期间根据血压控制情况和出现的不良反应调整药物种类及剂量或加用其他药物。

数据库建立：所有员工均建立纸质版和电子版的健康档案，电子版数据上传，建立数据库。每半年收集一次重要终点信息，从集团层面进行数据分析，进一步指导高血压管理工作[1]。

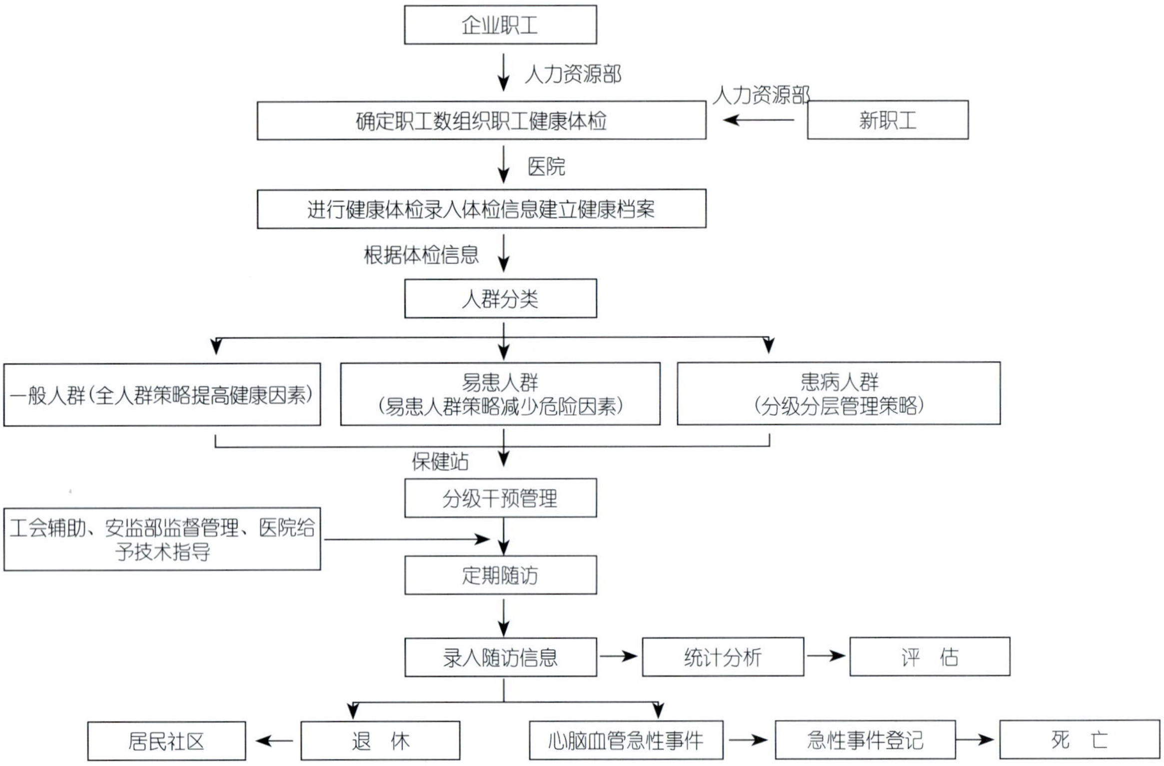

图4.2　开滦煤矿职业人群高血压管理流程图

4.2.4　高血压管理成效

通过近5年的努力，开滦煤矿职业人群高血压管理取得了管理率100%、知晓率100%、治疗率100%、控制率52%的管理效果[2]。管理人群平均收缩压下降了12.29mmHg、平均舒张压下降了9.42mmHg；在岗猝死人群由2008年的37例，下降到2013年的2例。通过数据统

[1] 刘星，吴寿岭，李冬青等.高血压患者对工作场所干预依从性的影响因素分析.中华高血压杂志.2012，19（5）:420-424.
[2] 吴寿岭，刘星，秦天榜，等.工作场所高血压综合干预效果分析.中华高血压杂志.2011，20（5）:425-429.

计分析，发表中华级学术刊物论文50余篇，SCI文章10余篇。在国内首先引入心血管健康行为及因素的概念[1-2]。显著降低管理人群血压水平及心脑血管疾病的发生和发展。同时，通过职工直接影响其家庭成员，使工作场所高血压管理的社会效益得到进一步扩大，降低全人群心脑血管疾病的发病风险，减轻医疗保险负担，使企业生产力和经济能够得到提高和发展。

[1] Zhang Q, Zhou Y, Gao X, et al. Ideal cardiovascular health metrics and the risks of ischemic and intracerebral hemorrhagic stroke. Stroke. 2013，44（9）:2451-2456.

[2] Wu SL, Huang ZR, Yang XC, et al. Prevalence of ideal cardiovascular health and its relationship with the 4-year cardiovascular events in a northern Chinese industrial city. Circ Cardiovasc Qual Outcomes.2012，5（4）:487-493.

第五部分 心脑血管病医疗与费用

5.1 中国医院心脑血管病患者住院服务利用状况

5.1.1 中国医院心脑血管病患者出院总人次数及其变化趋势

2013年中国医院心脑血管病患者出院总人次数为1 599.62万人次，占同期出院总人次数（包括所有住院病种）的12.47%；其中，心血管病患者出院人次数为833.81万人次，占同期出院总人次数的6.50%；脑血管病患者出院人次数为765.81万人次，占同期出院总人次数的5.97%。

2013年，中国医院心脑血管病患者出院人次数中，以缺血性心脏病患者（572.95万人次，其中急性心肌梗死49.36万人次）和脑梗死（471.96万人次）患者为主，其比重分别为35.82%和29.50%；其余依次为高血压患者235.74万人次（其中高血压性心脏和肾脏病患者20.30万人次），颅内出血患者126.80万人次，风湿性心脏病患者25.11万人次。另，2013年糖尿病患者出院人次数为281.42万人次。

1980～2013年间，中国心脑血管病患者出院人次数年平均增长速度为9.51%，快于同期出院总人次数（包括所有住院病种）的年平均增长速度（6.23%）。其中，心脑血管病各病种年平均增长速度排位分别为脑梗死（12.29%）、缺血性心脏病（11.66%）、急性心肌梗死（10.35%）、颅内出血（9.99%）、高血压（8.09%）、高血压性心脏和肾脏病（5.71%），而风湿性心脏病（1.49%）患者出院人次数未发生明显变化。另，1980年至2013年间，糖尿病出院人次数年平均增长速度为14.19%。

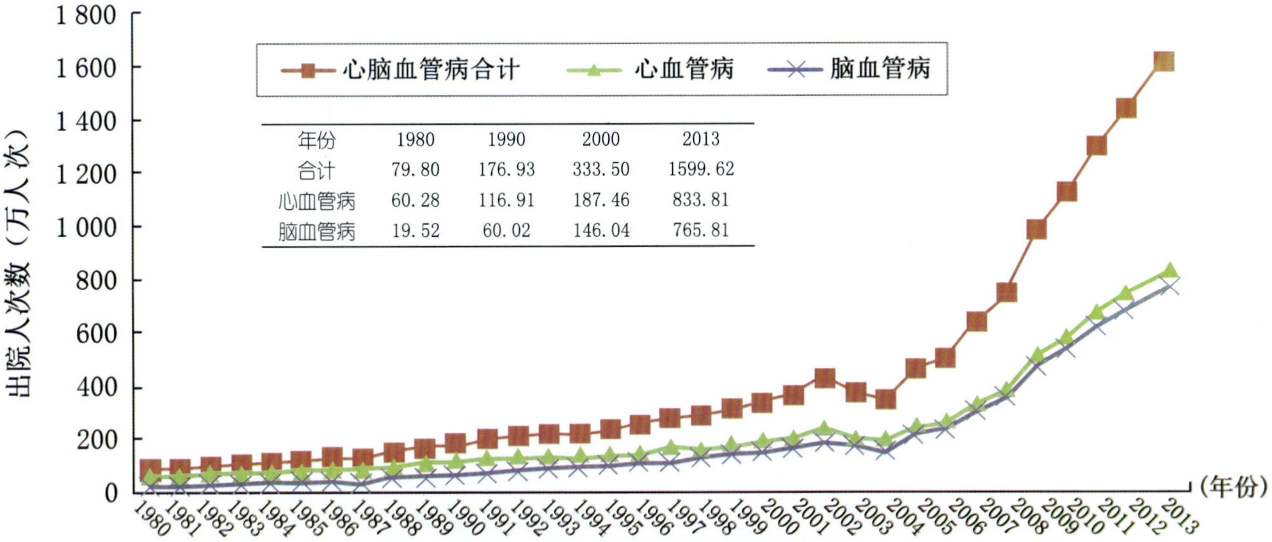

图5-1-1　1980～2013年中国心脑血管病患者出院人次数变化趋势

注：心脑血管病包括缺血性心脏病（心绞痛、急性心肌梗死及其他缺血性心脏病）、慢性风湿性心脏病、肺源性心脏病、高血压病（包括高血压性心脏、肾脏病）及脑血管病（颅内出血和脑梗死），其中2002年以前，缺血性心脏病在卫生统计年报中的名称是冠心病。

数据来源：全国卫生统计年报资料，1980～2001，中华人民共和国卫生部。

中国卫生统计年鉴，2002～2012，中华人民共和国卫生部。

中国卫生和计划生育统计年鉴，2013～2014，国家卫生和计划生育委员会。

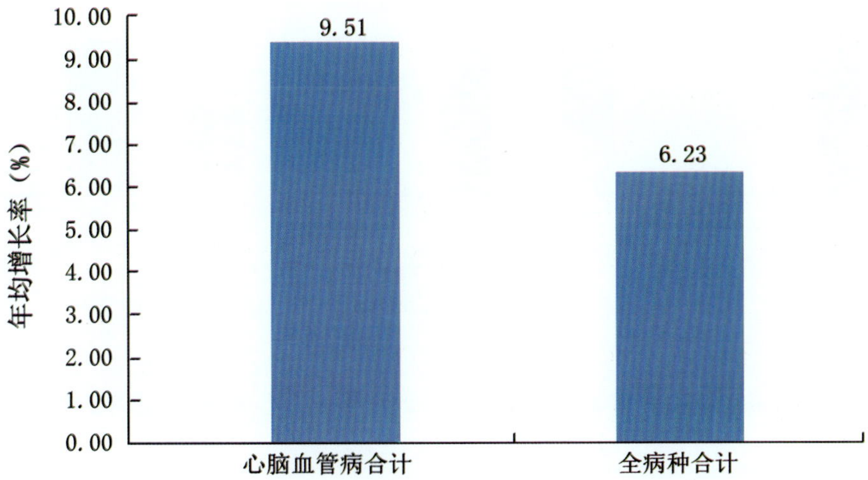

图5-1-2　1980～2013年中国心脑血管病患者出院人次数年均增长速度

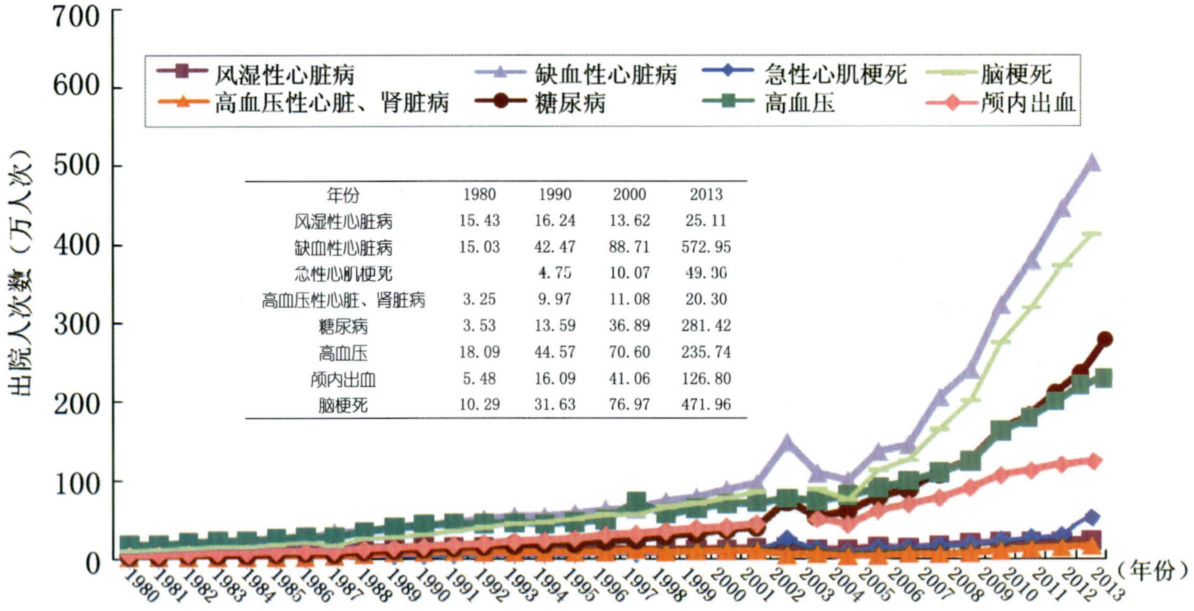

年份	1980	1990	2000	2013
风湿性心脏病	15.43	16.24	13.62	25.11
缺血性心脏病	15.03	42.47	88.71	572.95
急性心肌梗死		4.75	10.07	49.90
高血压性心脏、肾脏病	3.25	9.97	11.08	20.30
糖尿病	3.53	13.59	36.89	281.42
高血压	18.09	44.57	70.60	235.74
颅内出血	5.48	16.09	41.06	126.80
脑梗死	10.29	31.63	76.97	471.96

图5-1-3 1980～2013年中国各类主要心脑血管病和糖尿病患者出院情况

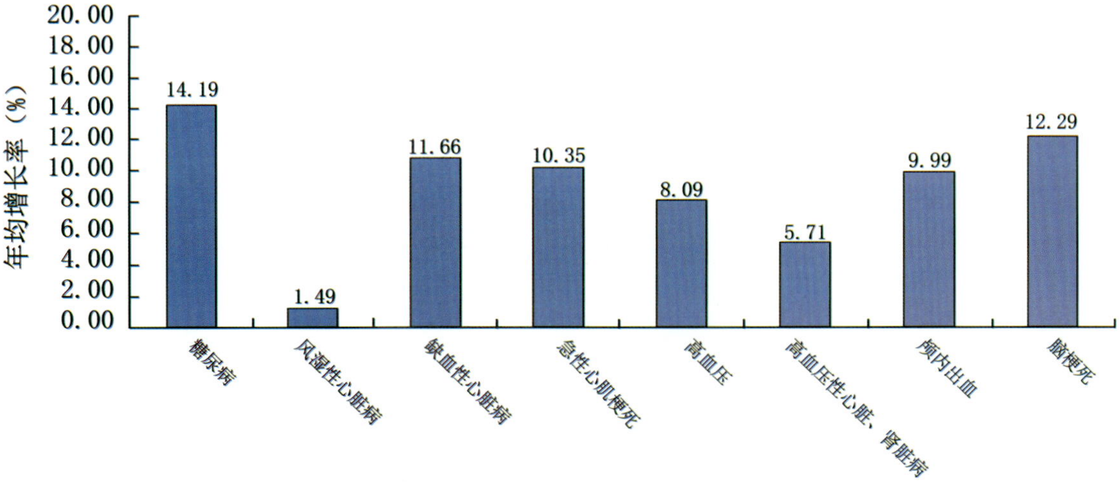

图5-1-4 1980～2013年中国各类主要心脑血管病和糖尿病患者出院人次数年均增长速度

5.2 中国医院心脑血管病住院费用

2013年中国医院心血管疾病中，急性心肌梗死的住院总费用为114.70亿元，颅内出血为192.38亿元，脑梗死为398.08亿元；扣除物价因素的影响，自2004年以来，年均增长速度分别为33.46%、19.86%和25.37%。

2013年中国医院心脑血管疾病中，急性心肌梗塞的次均住院费用为23 236.1元，颅内出血为15 171.8元，脑梗死为8 434.6元；扣除物价影响因素后，自2004年以来，年均增长速度分别为8.67%、6.50%和2.28%。

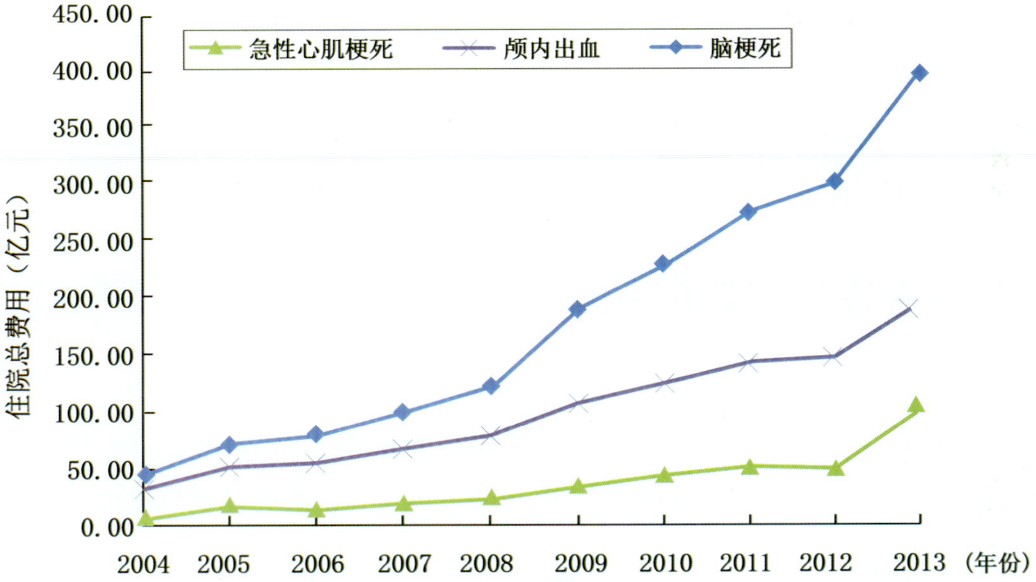

图5-2-1 2004～2013年三种心脑血管病住院总费用变化趋势（当年价格）

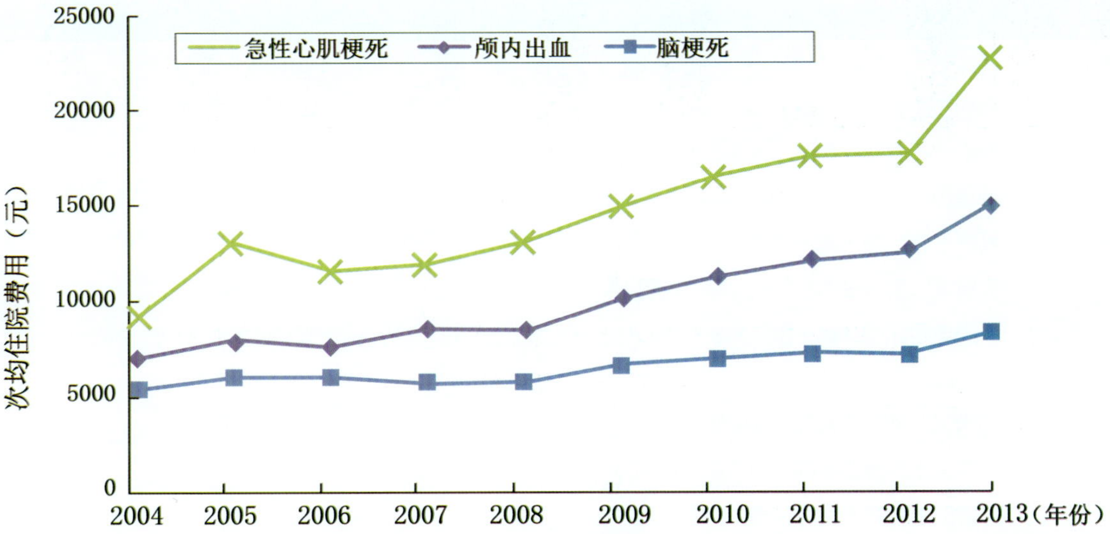

图5-2-2 2004～2013年三种心脑血管病次均住院费用变化趋势（当年价格）

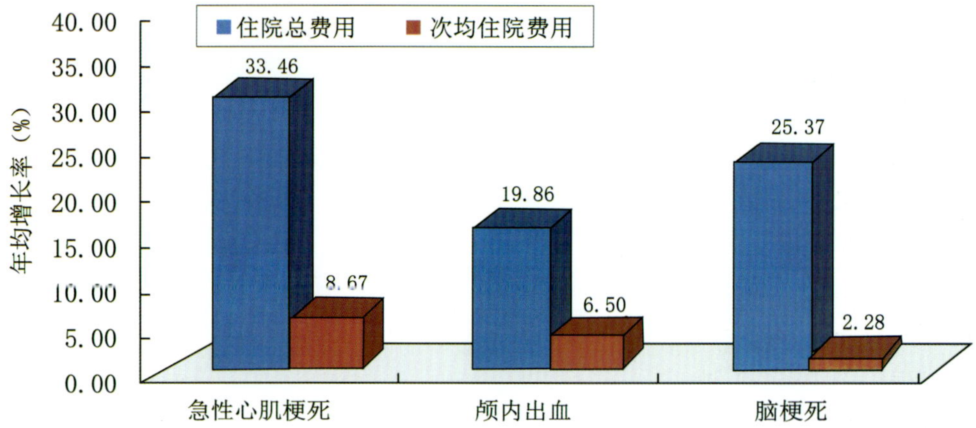

图5-2-3　2004～2013年三种心脑血管病住院总费用和次均住院费用年均增长速度

注：住院总费用＝次均住院费用*住院人次数
数据来源：以上三种心血管疾病的住院总费用和次均住院费用来源于2005～2012年中国卫生统计年鉴，中华人民共和国卫生部；2013～2014年中国卫生和计划生育统计年鉴，国家卫生和计划生育委员会。

5.3　心脑血管病药品市场

2013年中国100张床位以上医院药品总购药额为5 791.92亿元；其中，心脑血管药品总购药额为609.32亿元。前五位药物类别分别为心脑血管循环改善药、心肌营养药及冠脉循环改善药、调脂药、钙离子拮抗剂（单一用药）、血管紧张素II受体拮抗剂（单一用药）。

表5-3-1　2013年中国心脑血管药品销售金额前15位排名（亿元）

药品分类	销售金额（亿元）
合计	609.32
心脑血管循环改善药*	159.81
心肌营养药及冠脉循环改善药	129.52
调脂药	72.16
钙离子拮抗剂（单一用药）	62.04
血管紧张素II受体拮抗剂（单一用药）	44.43
β受体阻滞剂（单一用药）	17.16
亚硝酸盐和硝酸盐	16.68
血管紧张素II拮抗剂（联合用药）	15.25
血管紧张素转换酶抑制剂（单一用药）	14.39
静脉曲张治疗，全身性的	13.50
冠脉治疗（钙离子拮抗剂和亚硝酸盐除外）	9.03

表5-3-1 2013年中国心脑血管药品销售金额前15位排名（亿元）

药品分类	销售金额（亿元）
利尿药	6.22
抗高血压药（非草药）	4.85
正性肌力药物	3.80
心脏兴奋剂，强心甙除外	2.48
其它心血管用药	38.00

注：*心脑血管循环改善药主要包括灯盏细辛、菲克维兹、杏丁、金纳多、银杏天宝、舒血宁、都可喜、西比灵、脉络宁、迪艾洛维等。

数据来源：该数据是由艾美仕市场调研咨询（上海）公司北京分公司从全国2000家100张床位以上的医院的调查结果推算得出，其中包括了化学药品和疗效明确且制剂上已完全西药化的中成药，如复方丹参滴丸、银杏叶制剂和灯盏细辛等。

5.4 对报告内容及引用数据的说明

2013年心脑血管病医疗费用：本着数据选取的代表性和科学性的原则，本报告选取《中国卫生统计年鉴》公布的、以医院病案为依据的全国样本医院30种疾病住院医疗费用数据，描述心脑血管病相关病种（急性心肌梗死、颅内出血和脑梗死）的住院费用及其变化趋势。

出院人次数：由于卫生部统计信息中心分别在1987年和2002年两次调整相关病种统计口径，因此同一病种调整前后的出院人次数数据出现波动，在一定程度上影响了数据的连续性。鉴于此，心脑血管病住院费用2003年的数据未被计入本报告。

缺血性心脏病诊断：鉴于该病的诊断在基层医院存在一定的问题，故出院人次数量存在一定的误差，但其不影响增长趋势的变化。

消除价格影响：为了真实地反映医疗费用的增长，通常需要消除价格因素对费用的影响，即在计算过程中考虑医药价格指数的变化。本报告选取中国统计年鉴中“医疗保健价格指数”数据进行各类医疗费用的可比性处理。

综上，自1980年以来，我国医院心脑血管病和糖尿病患者的出院人次数就在不断增加。尤其是2000以后，呈现加速上升的趋势；相应地，心脑血管病住院总费用也在快速增加，2004年至今，其年均增长速度远高于GDP增长速度。而这种增长主要来自住院服务需求的增长，以及不合理用药占比长期居高不下。